Major M. Ash / Sigurd P. Ramfjord
Okklusion und Funktion – Eine Anleitung

Okklusion und Funktion

Eine Anleitung

von
Prof. Major M. Ash, B.S., D.D.S., M.S.
School of Dentistry
The University of Michigan
Ann Arbor, Michigan

Prof. Sigurd P. Ramfjord, L.D.S., Ph.D.
School of Dentistry
The University of Michigan
Ann Arbor, Michigan

Deutsche Übersetzung:
Prof. Dr. med. dent. Hans Graf, M.S.
Zahnmedizinische Kliniken
Universität Bern

Quintessenz Verlags-GmbH   1990
Berlin, Chicago, London, São Paulo und Tokio

Titel der bei W. B. Saunders Company, Philadelphia, London, Toronto, Sydney, Tokyo, Mexico City erschienenen englischsprachigen Originalausgabe:
An Introduction to Functional Occlusion

CIP-Titelaufnahme der Deutschen Bibliothek

Ash, Major M.:
Okklusion und Funktion : e. Anleitung / von Major M. Ash ; Sigurd P. Ramfjord. Dt. Übers.: Hans Graf. – Berlin ; Chicago ; London ; São Paulo ; Tokio : Quintessenz-Verl.-GmbH, 1988
Einheitssacht.: An introduction to functional occlusion 〈 dt. 〉
ISBN 3-87652-610-8
NE: Ramfjord, Sigurd P.:

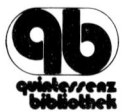

Dieses Werk ist urheberrechtlich geschützt. Jede Verwertung außerhalb der engen Grenzen des Urheberrechtsgesetzes ist ohne Zustimmung des Verlags unzulässig und strafbar. Das gilt insbesondere für Vervielfältigungen, Übersetzungen, Mikroverfilmungen und die Einspeicherung und Verarbeitung in elektronischen Systemen.

2. unveränderte Auflage 1990

Copyright © 1988 by Quintessenz Verlags-GmbH, Berlin

Satz und Druck: Druckhaus Götz KG, Ludwigsburg
Bindearbeiten: Heinz Stein, Berlin
Printed in Germany

Alphabetisches Verzeichnis der Mitarbeiter

George M. Ash, D.D.S., M.S.
Assistant Professor
PreClinical Dentistry

Jeffrey L. Ash, D.D.S., M.S.
Assistant Professor
Department of Endodontics

Charles B. Cartwright, D.D.S, M.S.
Professor of Dentistry
Assistant Dean, Postgraduate Dentistry

Joseph A. Clayton, D.D.S., M.S.
Professor of Dentistry
Department of Crown and Bridge

Sally Holden, R.D.H., R.D.A., M.S.
Associate Professor of Dental Hygiene

William Kotowicz, D.D.S., M.S.
Professor of Dentistry
Partial Denture Department

Walter Kovaleski, III, D.D.S., M.S.
Associate Professor of Dentistry
Department of Occlusion

E. Richard McPhee, D.D.S., M.S.
Professor of Dentistry
Department of Crown and Bridge

Richard A. Reed, D.D.S., M.S.
Associate Professor of Dentistry
Department of Occlusion

Harvey W. Schield, D.D.S., M.S.
Professor of Dentistry
Director of PreClinical Dentistry

alle: School of Dentistry, The University of Michigan, Ann Arbor, Michigan

Vorwort zur deutschen Übersetzung

Eine bedeutende Zahl von Patienten könnten vor Funktionsstörungen des Kausystems bewahrt oder, wenn sie bereits darunter leiden, erfolgreicher behandelt werden, wenn Kandidaten der Zahnmedizin und praktisch tätige Zahnärzte in der Okklusionslehre und deren Anwendung besser ausgebildet wären.

Die vorliegende Einführung in die Konzepte der funktionellen Okklusion faßt die Resultate von über 25 Jahren Lehrtätigkeit der Autoren zusammen und bringt sie für die Okklusionsdiagnostik und -therapie vom Artikulator über das okklusale Einschleifen bis zum Aufwachsen von Restaurationen und Okklusionsschienen zur praktischen Anwendung. Mit Fragen und Antworten am Schluß jedes der 12 Kapitel wird der Inhalt zur Selbstevaluation rekapituliert. Die Übersetzung aus einer sehr dichten und anspuchsvollen englischen Sachbeschreibung sollte es den deutschsprachigen Kollegen erlauben, die Grundlagen der Okklusionskonzepte zu verstehen und mit Hilfe der illustrierten Instruktionen direkt in die Praxis umzusetzen.

Ich möchte es nicht unterlassen, *Irene Moser* für die redaktionelle Überarbeitung und Reinschrift des Manuskripts herzlich zu danken.

Möge diese Anleitung in vielen Universitäten als Lehrmittel Eingang finden und für viele praktisch tätigen Zahnärzte eine unmittelbare Hilfe in der Praxis werden.

Bern, im Januar 1988

Hans Graf

Vorwort der Originalausgabe

Die praktische Anwendung vieler Grundsätze anerkannter Okklusionskonzepte kann mit einer Anleitung für das klinische und technische Vorgehen wesentlich erleichtert werden. Die theoretischen Aspekte treten dabei in den Hintergrund. Der Leser wird auf ausgewählte Literatur als Quelle für zusätzliche Informationen hingewiesen.

In der vorliegenden Anleitung werden die Grundelemente des Gebrauchs eines Artikulators, des Aufwachsens von Restaurationen und einer Okklusionsschiene beschrieben. Die Verwendung eines *Hanau*-H2-PR-Artikulators bedeutet keine Empfehlung für dieses Instrument. Es ist durchaus möglich, andere Modelle oder Typen halbeinstellbarer Artikulatoren einzusetzen (Denar, Whip-Mix, Kondylator, Dentatus etc.).

Der Inhalt dieser Anleitung wurde während mehr als zwei Dezennien im Studenten- und im Nachdiplomunterricht angewendet. Obwohl das Konzept der „Freiheit in der Zentrik" (freedom in centric) in mancher Hinsicht im Vordergrund steht, bestehen die Hauptziele im vorurteilsfreien oder klugen Gebrauch eines Artikulators und in der Prävention okklusaler Dysfunktion durch funktionelles oder diagnostisches Aufwachsen von Restaurationen. Einige Konzepte, die hier beschrieben werden, wurden in zwei Arbeitsheften, Funktionelle Okklusion I und II, gemeinsam von der Abteilung für Okklusion und der Abteilung für Unterrichtsmedien der Universität Michigan, Schule für Zahnmedizin, hervorgebracht. In diesem Zusammenhang möchten wir uns für die Hilfe von Dr. *Dave Starks*, Leiter der Abteilung für Ausbildungsmedien, und *Terisita M. Tchou* bedanken.

Die Anleitung spiegelt die Lehrtätigkeit während 25 Jahren in Okklusionskursen wider. Es wäre sehr schwierig, wenn nicht unmöglich, hier alle Beiträge der einzelnen beteiligten Lehrer zu würdigen. Ihnen allen aber sei Dank für die Ausarbeitung der Kursmaterialien und ihre persönlichen Beiträge.

Wir möchten Prof. *William Brudon* für die vielen Illustrationen, Dr. *Jose dos Santos*, Dr. *James O. Bailey* und *Karen Smith* für ihre Beiträge danken. Die ausgezeichneten fotografischen Leistungen von *Mike Kvicala*, *Keary Campbell* und *Per Kjeldson* möchten wir ebenfalls würdigen. Die Vorbereitung des Manuskripts von *Marian Brockie* und *Norma Staples* wurde mit größter Sorgfalt ausgeführt. Mehrere Videobandaufzeichnungen aus dem Inhalt dieser Anleitung wurden von Drs. *Robert Brodbelt, Christian Stohler, Terrance Timm* und *Joseph Clayton* erstellt. Anfragen betreffend dieser TV-Produktionen können an The University of Michigan, School of Dentistry, Ann Arbor, Michigan, 48103, USA, gerichtet werden.

Ann Arbor, 1982

Major M. Ash, Jr.
Sigurd P. Ramfjord

Inhaltsverzeichnis

Kapitel 1	Okklusionskonzepte	13
	Einführung: Lernziele und Lektüre	13
	Einheitliches Okklusionskonzept	14
	Funktionelle Okklusion: Definition und Rahmenbedingungen	14
	Kieferstellungen und -bewegungen	15
	Zentrische Okklusion	19
	Zentrische Haltepunkte *(Stops)*	21
	Zentrische Relation	21
	Freiheit in der Zentrik	24
	Führung *(Guidance)*	27
	Orientierung	28
	Balancierte Okklusion	29
	Determinanten der Okklusion	30
	Übungen zu Kapitel 1	33
	Test zu Kapitel 1	34
Kapitel 2	Einstellbare Artikulatoren: Teile und Funktionen	37
	Einführung: Lernziele und Lektüre	37
	Artikulatortypen	37
	Scharnierachse *(Hinge Axis)*	39
	Der *Hanau*-H2-PR-Artikulator	40
	Einstellung des Artikulators	45
	Arcon- und Kondylar-Artikulatoren	53
	Übungen zu Kapitel 2	57
	Test zu Kapitel 2	59
Kapitel 3	Halbeinstellbare Artikulatoren: Anteriore Führung	63
	1. Abschnitt	63
	Einführung: Lernziele und Lektüre	63

	Anteriore Führung: Biologische Aspekte	63
	Anteriorer Führungsteller und -stift	64
	Einrichten der einstellbaren anterioren Führung	69
	2. Abschnitt	70
	Individualisierte Führungen	70
	Gebrauch des *Schuyler*-Stifts und Tellers	72
	Übungen zu Kapitel 3	88
	Test zu Kapitel 3	89
Kapitel 4	**Gesichtsbogen: Teile und Funktion**	**91**
	Einführung: Lernziele und Lektüre	91
	Definitionen	91
	Teile eines Gesichtsbogens	93
	Analyse des Vorgehens mit dem Gesichtsbogen	95
	Übungen zu Kapitel 4	99
	Test zu Kapitel 4	101
Kapitel 5	**Einfache Artikulatoren**	**103**
	Einführung: Lernziele und Lektüre	103
	Einschränkungen bei einfachen Artikulatoren	105
	Übungen zu Kapitel 5	111
	Test zu Kapitel 5	112
Kapitel 6	**Okklusaler Untersuchungsbefund und Artikulation der Modelle**	**115**
	Einführung: Lernziele und Lektüre	115
	Informationen aus der Untersuchung	115
	Übungen zu Kapitel 6	122
	Test zu Kapitel 6	123
Kapitel 7	**Das Einartikulieren der Modelle**	**127**
	Einführung: Lernziele und Lektüre	127
	Abdrücke und Modelle	127
	Den Oberkiefer zur Scharnierachse des Patienten in Beziehung bringen	131
	Gesichtsbogenregistrierung	131

Ausrichten des Oberkieferzahnbogenmodells zur Artikulator-Scharnierachse (Gesichtsbogenübertragung)	137
Ausrichten des Unterkieferzahnbogenmodells in die zentrische Relation, zum Oberkiefermodell und zur Scharnierachse des Artikulators	140
Simulationsmethoden für die Gesichtsbogenübertragung und das Einartikulieren der Modelle	143
Funktionelle Registrate zur Einstellung des H2-PR-Artikulators	146
Übungen zu Kapitel 7	153
Test zu Kapitel 7	157

Kapitel 8 Auswertung der einartikulierten Modelle und mögliche Fehler beim Einartikulieren

Auswertung der einartikulierten Modelle und mögliche Fehler beim Einartikulieren	161
Einführung: Lernziele und Lektüre	161
Prüfung des Einartikulierens	161
Mögliche Fehler beim Einartikulieren von Modellen	164
Übungen zu Kapitel 8	171
Test zu Kapitel 8	172

Kapitel 9 Okklusales Einschleifen

Okklusales Einschleifen	175
Einführung: Lernziele und Lektüre	175
Schritte beim okklusalen Einschleifen von Modellen	175
Okklusales Einschleifen: Theoretische Überlegungen	177
Abschluß des Einschleifens	182
Grundsätze des Einschleifens	182
Übungen zu Kapitel 9	184
Test zu Kapitel 9	186

Kapitel 10 Aufwachsen der funktionellen Okklusion – 1

Aufwachsen der funktionellen Okklusion – 1	189
Einführung: Lernziele und Lektüre	189
Aufwachstechniken	190
Einartikulieren der Modelle	191
Ausrüstung und Materialien	191
Ziele des Aufwachsens	193
Vorbereitung für das Aufwachsen	194
Aufwachsen zur Funktion	203
Okklusionsanalyse (aus der zentrischen Okklusion)	213

Okklusionsanalyse (aus der zentrischen Relation) 216

Übungen zu Kapitel 10 220
Test zu Kapitel 10 221

Kapitel 11 Die Okklusionsschiene 225
Einführung: Lernziele und Lektüre 225
Rationale Grundlagen für Okklusionsschienen 226
Ziele der Schienentherapie 226
Die okklusale Bißschiene 227
Anforderungen an die Konstruktion einer Okklusionsschiene 227
Einsatz und Tragen der Schiene 232
Biomechanik einer Okklusionsschiene 233
Vorbereitung zur Wachsmodellierung der Schiene 243
Wachsmodellierung der Schiene 245
Fertigstellung der Schiene im Labor (Kunststoffverarbeitung) 252
Einsetzen und erstes Einschleifen der Schiene 252
Nachsorgetherapie 255
Schienentherapie und andere zahnärztliche Maßnahmen 256
Diagnostische Schienen 257

Übungen zu Kapitel 11 258
Test zu Kapitel 11 259

Kapitel 12 Aufwachsen der funktionellen Okklusion – 2 261
Einführung: Lernziele und Lektüre 261
Vorbereitung für das Aufwachsen 262
Funktionelles Aufwachsen 266

Übungen zu Kapitel 12 276
Test zu Kapitel 12 277

Antworten zu den Übungen und Tests 281

Sachregister 289

Kapitel 1

Okklusionskonzepte

Der Begriff Okklusion wird gewöhnlich in bezug auf die Kontaktflächen der Zähne definiert. Ein Okklusionskonzept sollte aber alle funktionellen, parafunktionellen und dysfunktionellen Aspekte mit einbeziehen, die sich im Kausystem aus den Kontakten zwischen den okklusalen Flächen ergeben. In diesem Sinne wird Okklusion definiert als die Gesamtheit der funktionellen und dysfunktionellen Beziehungen zwischen den Bestandteilen eines integrierten Systems, das aus Zähnen, Parodont, Kiefergelenken und neuromuskulären Komponenten besteht. Die Definition schließt sowohl psychologische als auch physiologische Aspekte der Funktion und der Dysfunktion ein.

Einführung: Lernziele und Lektüre

Zweck und Ziel dieses Kapitels bestehen darin, einige ausgewählte Okklusionskonzepte darzustellen, die für die prinzipielle Anwendung in der klinischen Praxis und für das Verständnis der weiteren Kapitel dieses Handbuches nötig sind.

Lernziele

1. Der Leser sollte folgende Begriffe definieren können:
   a) funktionelle Okklusion
   b) zentrische Okklusion
   c) zentrische Relation
   d) Freiheit in der Zentrik (freedom in centric)
   e) *Bennett*-Bewegung
   f) „normale" Okklusion
   g) terminale Scharnierachse
   h) vertikale Dimension
   i) Gleitbewegung in die Zentrik (slide in centric)
   j) Führung (guidance)
   k) *Spee-Kurve*
   l) balancierte Okklusion
2. Er sollte imstande sein, zu beschreiben:
   a) Grenzbewegungen des Unterkiefers in der sagittalen und horizontalen Ebene
   b) Bewegungsabläufe der stützenden Höcker der ersten Molaren
   c) zentrische Haltepunkte (stops) für alle unterstützenden Höcker aller Zähne
3. Er sollte die entscheidenden Determinanten der Okklusion mit der okklusalen Morphologie in Beziehung bringen können.
4. Er sollte fähig sein, die Bedingungen für die Übertragung der Information vom Patienten auf einen Artikulator zu umreißen.

Lektüre (fakultativ)

Ramfjord, S. P., and *Ash, M. M., Jr.:* Occlusion. 3rd edition. W. B. Saunders Co., Philadelphia 1983, Chapters 4 and 10.

Einheitliches Okklusionskonzept

In der Vielfalt der Okklusionskonzepte ist nur jenes der Freiheit in der Zentrik (freedom in centric) vollständig und für alle Gebiete der zahnmedizinischen Praxis anwendbar. Für die erfolgreiche Behandlung von Patienten braucht man ein System von Ideen, das als einheitliches Okklusionskonzept verstanden und praktisch angewendet werden kann. Das Konzept muß so flexibel sein, daß es bei den vielfältigen okklusalen Problemen in der zahnärztlichen Praxis anwendbar ist. Es sollte es möglich machen, auf eine funktionelle Okklusion hinzuarbeiten oder eine dysfunktionelle Okklusion zu vermeiden. Das System von Ideen, das hier zum Ausdruck kommt, liefert die praktische Grundlage für ein Konzept der funktionellen Okklusion, das mit den relevanten Okklusionsprinzipien der zahnmedizinischen Praxis vereinbar ist.

Ein **praktisches Okklusionskonzept** muß offen sein (open ended), das heißt einsetzbar in der restaurativen Zahnmedizin, in der Kieferorthopädie und bei der Behandlung von Funktionsstörungen, und zwar für einzelne Zähne und für Gesamtrekonstruktionen. Es sollte weder auf einzelne Restaurationen, noch auf eine spezielle zahnmedizinische Praxis beschränkt sein oder durch wissenschaftliche Bedingungen begrenzt werden.

Ein **vollständiges Okklusionskonzept** sollte rationale und praktische Ideen einschließen, die biologisch für die zentrische Okklusion, die zentrische Relation, die vertikale Dimension, die Ruhelage, die Unterkieferführung und die okklusale Stabilität annehmbar sind. Es muß die Beziehungen zwischen dem gesamten Kausystem und dem Individuum samt den Verhältnissen zwischen der Okklusion, dem Schlucken, dem Kauen und den Parafunktionen berücksichtigen.

Funktionelle Okklusion: Definition und Rahmenbedingungen

Der Begriff **funktionelle Okklusion** bedeutet an die Funktion heranführende Okklusion und weist auf einen Zustand hin, bei dem

1. die okklusalen Beziehungsflächen (occlusal interfaces) für ebenmäßig verlaufende Gleitbewegungen interferenzfrei sind,
2. für den Unterkiefer Freiheit besteht, in zentrischer Okklusion und zentrischer Relation in die maximale Interkuspidation geführt zu werden,
3. die okklusalen Kontaktbeziehungen zur okklusalen Stabilität beitragen.

Praktisch bedeutet funktionelle Okklusion einen Zustand harmonischer Funktion, der durch okklusales Einschleifen, durch korrekt durchgeführte einzelne oder mehrfache Restaurationen oder durch beides erreicht werden kann. Obwohl auch kieferorthopädische Maßnahmen dazu gehören können, werden sie hier nicht besprochen. Aus früherer Lektüre sollte der Leser mit den Begriffen **normale Okklusion** und **ideale Okklusion** bereits vertraut sein. Der Begriff der **idealen Okklusion** ist ein konzeptuelles Ziel für einen idealen okklusalen Zustand. Er ist nicht eingeschränkt durch die Grenzen der Behandlungsmöglichkeiten. Eine Okklusion kann funktionell sein, ohne ästhetisch völlig zu befriedigen. Eine funktionelle Okklusion kann auch nur für Teile der okklusalen Beziehungsflächen durch okklusales Einschleifen und sachgemäße Restaurationen erreicht werden, wobei eine gewisse Notwendigkeit der Adaptation bestehenbleiben kann, weil eine Gesamtbehandlung zur Erreichung einer idealen Okklusion nicht durchführbar wäre oder nicht durchgeführt wird.

Die Art und Weise, wie die Zähne zusammenkommen oder bei der Funktion (Kauen, Schlucken usw.) okkludieren, ist für die Gesundheit und den Komfort des Kausystems wichtig. Ein Hauptziel der restaurativen Zahnmedizin besteht darin, die Zähne mit Inlays, Kronen und anderen Rekonstruktionen mit jenen okklusalen Flächen zu versehen, die optimale Kontaktbeziehungen herbeiführen.

Die Ziele dieses Leitfadens bestehen darin, praktische Methoden zur Herstellung funktioneller okklusaler Kontaktbeziehungen für Zähne oder Reste von Zähnen, bei denen krankheitshalber Teile verlorengingen, aufzuzeigen. Wenn die okklusalen Kontakt- oder Beziehungsflächen (occlusal interfaces) funktionelle, also nicht dysfunktionelle Kontaktbeziehungen aufweisen, wird die Okklusion als funktionell betrachtet. Der Aufbau einer funktionellen Okklusion für einzelne oder mehrfache Restaurationen muß in vielen Fällen außerhalb des Patienten erfolgen. Daraus leitet sich die Notwendigkeit eines Simulators für die Kiefer, Zähne und Kieferbewegungen des Patienten ab. Die Simulation wird mit einem **Artikulator** durchgeführt, in dem Modelle der Zahnbogen des Patienten in funktionellen Stellungen zusammengebracht (einartikuliert) werden. Damit man die Zahnmodelle im Artikulator genauso okkludieren lassen kann, wie dies die Zähne bei Patienten tun, muß der Artikulator in seiner Größe den Dimensionen der Kiefer des Patienten entsprechen und Elemente besitzen, die die Kiefergelenke nachahmen. Er muß auch so einstellbar sein, daß sich die Zähne der Modelle praktisch genauso gegeneinanderbringen lassen wie die Zähne im Munde. Die Größe des Artikulators ist wichtig, weil der Unterkiefer um die Gelenke rotiert und eine Translationsbewegung ausführt. Mit einem zu kleinen Artikulator z. B. kann dem Patienten eigene Bogen der Schließbewegung nicht nachgeahmt werden.

Um die Modelle in einem Artikulator so zu orientieren, daß die Bahnen der Schließbewegung die gleichen wie im Munde sind, ist es nötig, die Stellung des Oberkieferzahnbogens in der richtigen Beziehung zu den Kondylen in den Artikulator zu übertragen. Das Einartikulieren des Unterkiefermodells hängt von zwei Positionen ab: der zentrischen Relation und der zentrischen Okklusion. Wenn die Modelle im Artikulator richtig stehen, sollten ihre Zähne in der Lage sein, so zu okkludieren, wie dies die Zähne im Mund tun, das heißt in zentrischer Relation und zentrischer Okklusion und auch in lateralen und protrusiven Exkursionen.

Kieferstellungen und -bewegungen

Beim Studium der funktionellen Okklusion werden gewöhnlich nur wenige Unterkieferpositionen beschrieben: zentrische Okklusion, zentrische Relation und Ruhelage in der Sagitallebene sowie (funktionelle) Arbeits- und (nichtfunktionelle) Balanceseite in der horizontalen oder frontalen Ebene. Kondylenstellungen können ebenfalls als Arbeitsseite (rotating side) und Balanceseite (orbiting side) beschrieben werden.

Grenzbewegungen

Die Bewegungen des Unterkiefers sind sehr komplex und schwierig zu beschreiben. Gleichwohl verlaufen alle Kieferbewegungen innerhalb bestimmter Grenzen. Diese Grenzen bilden eine Hüllkurve (envelope), die für die sagittale Ebene in Abbildung 1–1 dargestellt ist. Eine solche Grenzbewegungsbahn kann als Resultat der Bewegun-

Okklusionskonzepte

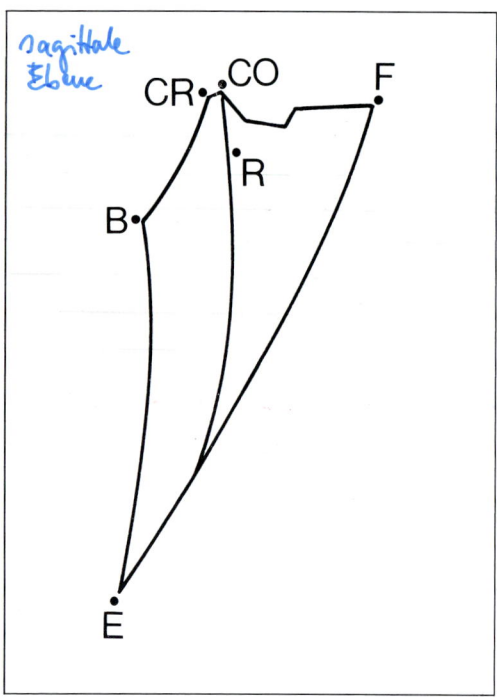

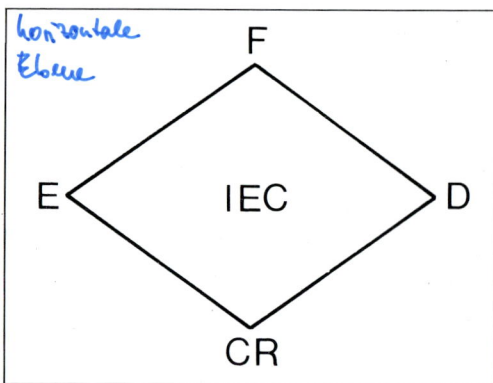

Abb. 1–1 Hüllkurve der Grenzbewegungen in der sagittalen Ebene. CR: zentrische Relation; CO: zentrische Okklusion; B: maximale Scharnierachsenöffnung; E: maximale Öffnung; R: Ruhelage; F: maximale Protrusion.

Abb. 1–2 Hüllkurve (envelope) der Grenzbewegungen in der horizontalen Ebene. CR: zentrische Relation; E: links-lateral; F: protrusiv; D: rechte laterale Bahn; IEC: inzisaler Kantenkontakt.

gen eines Punktes an einem Schneidezahn angesehen werden. Bei einigen der frühesten Experimente mit Unterkieferbewegungen wurde eine kleine Lichtquelle an den Schneidezähnen fixiert. In einer Dunkelkammer wurden dann die Unterkieferbewegungen durch Exposition einer fotografischen Platte aufgezeichnet. Ein Schreibstift, der an den unteren Schneidezähnen befestigt wäre, würde während der Öffnungs- und Schließ-, Protrusions- und Retrusionsbewegungen eine Bahn aufzeichnen, wie sie in Abbildung 1–1 dargestellt ist. Zentrische Okklusion und zentrische Relation befinden sich auf der sagittalen Grenzbewegungsbahn.

Die Figur der Grenzbewegungen in der horizontalen Ebene ist in Abbildung 1–2 aufgezeichnet. Diese Figur grenzt nicht nur funktionelle Kontakte auf der Arbeitsseite ab, sondern umfaßt auch Kontakte, die weit über den Bereich der Kaufunktion hinausreichen. Der Arbeitsseitenkontakt beginnt mit der seitlichen Bewegung aus der maximalen Interkuspidation heraus bis zum Höckerkontakt der bukkalen Höckerspitzen. Fast alle funktionellen Bewegungen finden jedoch innerhalb der ersten 1 bis 2 mm vom vollständigen Kieferschluß aus statt. Arbeits- und Balanceseitenbeziehungen sind in der Abbildung 1–3 dargestellt.

Bewegungsbahnen

Den Bewegungsbahnen, die von den unterstützenden Höckern durchlaufen werden, können Zeichnungen der Zahnform überlagert werden (Abb. 1–4). Die Bahnen werden von einer Anzahl Faktoren beeinflußt, wie

Kieferstellungen und -bewegungen

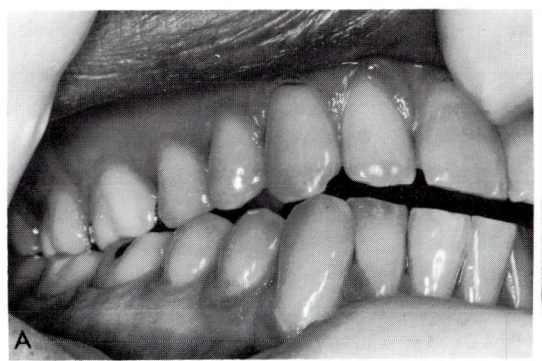
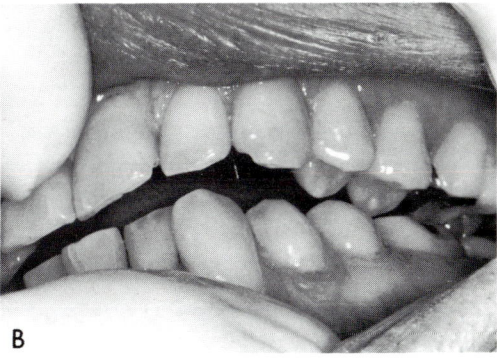

Abb. 1–3 Grenzbewegungen. A: rechte (funktionelle) Arbeitsseite; B: linke (nichtfunktionelle) Balanceseite.

z. B. der Interkondylardistanz. Diese Faktoren sind in diesem Kapitel unter dem Titel **Determinanten der Okklusion** (Seite 30) zusammengefaßt. Die Bewegungsbahnen und ihre Beziehungen zu Restaurationen und okklusalen Therapien müssen für jeden unterstützenden Höcker in Betracht gezogen werden. Die Beziehung zwischen den Unterkieferbewegungen und der Höckerabhang- und -furchenrichtung ist jedoch nicht ausgeprägt. Trotzdem wäre es nicht angemessen, sie als potentielle Ursachen okklusaler Dysfunktion nicht zu beachten.

Interferenzen

Interferenzen beim Schließen in die maximale Interkuspidation werden als **vorzeitige Kontakte** in der Zentrik bezeichnet. Ein Kontakt auf der Balanceseite, der eine Disklusion auf der Arbeitsseite bewirkt oder eine Verschiebung eines Zahnes auf der Balanceseite erzeugt, wird **Balanceinterferenz** genannt. Ein okklusaler Kontakt, der auf der Arbeitsseite gleichmäßige Gleitbewegungen verhindert, wird als **Arbeitsinterferenz** bezeichnet. Eine **Protrusionsinterferenz** ist

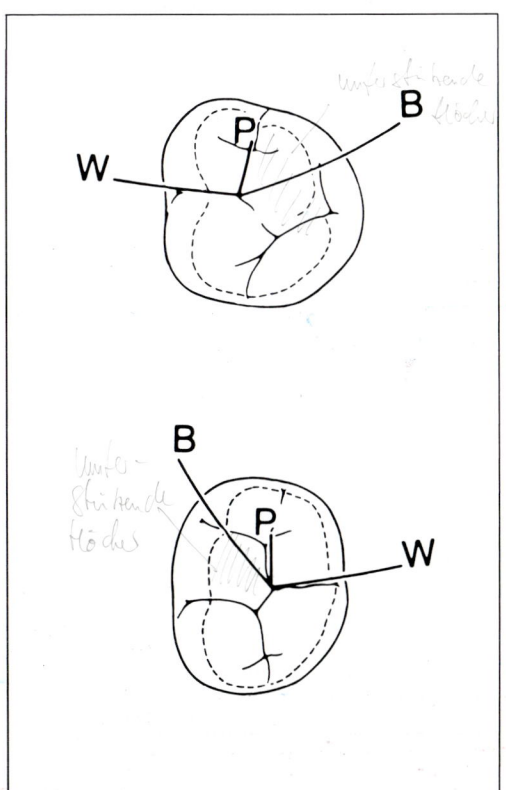

Abb. 1–4 Bewegungsbahnen. Verlauf der Bahnen, erzeugt durch die unterstützenden Höcker auf dem rechten ersten Oberkiefermolar und auf dem rechten ersten Unterkiefermolar. W: Arbeitsseite; P: Protrusion; B: Balanceseite.

17

Okklusionskonzepte

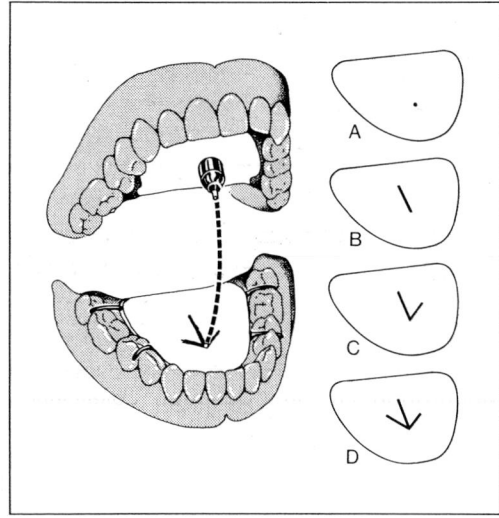

Abb. 1–5 Aufzeichnung des gotischen Bogens. Die eingefärbte Registrierplatte wird durch die untere Zahnreihe und der Stütz- oder Schreibstift durch die obere Zahnreihe gehalten. A: zentrische Relation; B: Protrusion; C: rechte Exkursion ergänzt; D: linke Exkursion ergänzt, gotischer Bogen vollständig.

ein Okklusionskontakt, der eine Disklusion der posterioren Zähne oder übermäßige Beweglichkeit anteriorer Zähne verursacht. Im natürlich bezahnten Gebiß wird bei Protrusionsbewegungen jeder Kontakt der hinteren Zähne als Protrusionsinterferenz bezeichnet, außer in jenen Fällen, bei denen eine anteriore Führung überhaupt nicht möglich ist, nämlich beim offenen Biß der Frontzähne. An den einartikulierten Modellen können okklusale Interferenzen nur anhand ihrer Disklusionswirkung und ihrer störenden Effekte bei gleichmäßigen Gleitbewegungen beurteilt werden.

Aufzeichnung von Unterkieferbewegungen

Bei der Konstruktion von Prothesen werden manchmal intraorale graphische Registriermethoden für den Kontakt in zentrischer Relation und für laterale Grenzbewegungen eingesetzt. Die Registrierung ergibt als Zeichnung einen gotischen Bogen oder einen Pfeilwinkel wie in Abbildung 1–5 dargestellt. Der Stützstift kann entweder am Oberkiefer oder auch am Unterkiefer befestigt werden (in unserem Fall am Oberkiefer). Der Stützstift ist mit einer leichten Öffnung eingestellt, so daß sich der Unterkiefer frei und ohne okklusale Interferenzen bewegen kann. Die Schreibplatte wird mit Tinte, Fettstift oder einer anderen geeigneten Substanz eingefärbt. Beim Kontakt in zentrischer Relation setzt der Stützstift eine Markierung auf der Spitze des gotischen Bogens. Die Aufzeichnung des gotischen Bogens, der Pantograph und andere Registriermethoden werden zur Einstellung oder Programmierung eines Artikulators verwendet, so daß die einartikulierten Modelle die Kieferbewegungen, die okklusalen Beziehungen und die Kieferstellung des Patienten besser simulieren können.

Kondylenbewegungen

Zusätzlich zur Rotation und Translation der

Kondylen während der Unterkieferbewegungen wurde eine unmittelbare und progressive Seitenbewegung (immediate and progressive side shift) des Kondylus beschrieben. Allerdings scheint eine seitliche Bewegung auf der Arbeitsseite mit den Zähnen in Kontakt bedeutend kleiner zu sein, als wenn keine Führung besteht. Obwohl die exakte Seitverschiebung schwierig zu bestimmen ist, kann der Einbau von etwas Lateralbeweglichkeit in den Artikulator mit geringem Aufwand erfolgen. Wegen des möglichen Nutzens und des geringen Aufwandes scheint es zweckmäßig, diese Bewegung in das Programm eines Artikulators aufzunehmen.

Zentrische Okklusion

Wenn der Patient die Zähne so zusammenbringt, daß eine maximale Interkuspidation zustande kommt (zentrische Okklusion), wird die Anzahl Kontakte antagonistischer Zähne größer sein, als wenn der Patient die Kiefer leicht und ohne zu pressen und ohne fest zuzubeißen zusammenbringt. Dieser Unterschied der Kontakte kann nachgewiesen werden, wenn man eine dünne Kunststoffolie (0,001 mm, sog. Shim stock) zwischen die Okklusalflächen bringt und mit verschieden großen muskulären Kräften zubeißen läßt. Bei der Abdrucknahme der Zähne des Patienten zur Herstellung von Gipsmodellen werden die Zähne nicht den gleichen okklusalen Kräften ausgesetzt, wie sie auftreten, wenn der Patient die zentrische Okklusion selbst einnimmt. Deshalb entspricht die zentrische Okklusion, die mit Modellen erlangt werden kann, nicht der identischen und vollständigen Interkuspidation, die im Munde erreicht wird. Solche Fehler sind nicht groß, müssen aber bei der Analyse okklusaler Kontakte an den Modellen im Artikulator berücksichtigt werden.

Die zentrische Okklusion, auch Interkuspidallage genannt (IK), ist wahrscheinlich die wichtigste okklusale Stellung der Zähne. Sie ist die Endlage des letzten Stadiums des Kauens und wird häufig als Stabilisationsstellung des Unterkiefers für das Schlucken gebraucht. In mehrfacher Hinsicht ist die Beschreibung der zentrischen Okklusion schwierig, besonders deshalb, weil es keine Meßgrößen zu ihrer genauen Lokalisation in bezug auf Referenzpunkte gibt. So geht etwa die zentrische Okklusion mit der Extraktion aller Zähne für die natürliche Okklusion verloren, oder sie wird gewöhnlich mit einer umfassenden kieferorthopädischen Behandlung verändert. Wenn auch die zentrische Okklusion nicht genau gemessen werden kann, hat sie doch vertikale und horizontale Komponenten. Für den klinischen Gebrauch können jedoch nur die horizontalen (lateralen und antero-posterioren) Komponenten in Beziehung zur zentrischen Relation gemessen werden.

Die zentrische Okklusion kann als die Endposition des Öffnungs-Schließ-Preß-Zyklus (open-close-clench), der Schließbewegung beim Kauen, des Schluckens und des Gähnens betrachtet werden. Gleichwohl ist diese terminale Stellung nicht eigentlich die zentrische Okklusion nach ihrer Definition. Sie könnte sie aber sein, wenn sie die gleiche Position wäre wie jene, die sich mit maximaler Interkuspidation ergibt. Abgesehen von einem kleinen Fehler ist die Endstellung des initialen Kontakts einer Öffnungs-Schließ-Preß-Bewegung diejenige Position, die bei maximaler Interkuspidation gefunden wird. Der kleine Stellungsunterschied zwischen der Schlußstellung in der Funktion und der zentrischen Okklusion hängt von verschiedenen Variablen ab.

Wenn die zentrische Okklusion als Stellung des Unterkiefers und der Zähne betrachtet wird, die durch drei Koordinaten bestimmt wird (eine dreidimensionale Position), könnte eine bedeutende Variable die Kraft des Zusammenpressens sein. Maximale Interkuspidation heißt nicht unbedingt maximale Beißkraft, aber es gibt eine Beziehung zwischen dem Grad des Pressens und dem Grad der Interkuspidation.

Eine andere Variable bezieht sich auf den Zustand der Gelenke und Muskeln. Mit nur einem ganz kleinen Vorbehalt kann die zentrische Okklusion mit zentrischen Haltepunkten (centric stops) auf unterstützenden Höckern, Gruben und Randwülsten in Beziehung gebracht werden. Die kollektive Position aller dieser Kontaktgebiete steht funktionell in Beziehung zu den Stellungen der Kondylen, wenn die Zähne in maximaler Interkuspidation sind. Jede Abnormität der Gelenke und Muskeln kann mit der Kondylenstellung interferieren (vertikal, lateral und antero-posterior) und das Erreichen der zentrischen Okklusion verhindern.

Wenn eine Vollgußkrone für einen Molaren hergestellt wird, wird sie mit einer Zementschicht von mindestens 20 nm Dicke eingesetzt. Nimmt man an, daß sich die Stellung gegenüber den Gegenzähnen in zentrischer Okklusion durch die Präparation nicht verändert, werden die neuen Kontakte in der zentrischen Okklusion 20 nm zu hoch sein. Wird dies so belassen, kann die Überhöhung psychologische Reaktionen bewirken, da viele Patienten Höhendifferenzen von viel weniger als 20 nm zwischen ihren Zähnen entdecken können. Als Antwort auf die zu hohe Krone kann eine gewisse natürliche Anpassung der Funktion und/oder des Gewebes erfolgen. Es können aber auch Gelenk-Muskel-Störungen auftreten. Wenn die Stellung der Zähne mit erhöhter Restauration nicht angepaßt wird, kann ein okklusales Trauma in den Parodontalgeweben auftreten. Solche Veränderungen können zu einer Verschiebung der Zähne und der zentrischen Okklusion führen. Die Herstellung von inadäquaten provisorischen Füllungen kann ebenfalls eine Veränderung der zentrischen Okklusion verursachen. Zu den Einflüssen auf die zentrische Okklusion gehören: Pressen, Knirschen, Abrasion, Eruption, okklusale Instabilität, Zahnverlust und Restaurationen. Wenn die zentrische Okklusion als Bezugspunkt für das Kausystem verlorengeht, können sowohl psychologische als auch physiologische Probleme auftreten, wie zum Beispiel der „Phantombiß", d. h. multiple dysfunktionelle Symptome, die mit Beschwerden über die Unfähigkeit, sich der Veränderung der zentrischen Okklusion anzupassen, einhergehen.

Wenn die zentrische Okklusion bei einer totalen Rekonstruktion verändert wird oder verlorengeht, müssen die vertikalen Kontaktdimensionen und die horizontale Komponente der zentrischen Okklusion angenähert werden. Alles was dabei möglich ist, ist eine arbiträre vertikale, laterale oder antero-posteriore Einstellung der zentrischen Okklusion, für die Hoffnung besteht, daß sie biologisch akzeptiert wird, weil es keine wissenschaftliche Methode gibt, die zentrische Okklusion zu bestimmen. Auf der Grundlage indirekter Evidenz kann angenommen werden, daß alle erwähnten Faktoren die zentrische Okklusion beeinflussen oder verändern können. Jene Faktoren aber, die zur okklusalen Stabilität beitragen, wirken solchen Einflüssen entgegen und erhalten die zentrische Okklusion aufrecht.

Zentrische Haltepunkte *(Stops)*

Der Begriff zentrische Haltepunkte (centric stops) bezieht sich auf die okklusalen Kontakte zwischen unterstützenden Höckern und Fossae oder Randwülsten bei zentrischer Okklusion der Zähne. Zu den unterstützenden Höckern gehören die bukkalen Höcker der Unterkieferprämolaren und -molaren und die lingualen Höcker der Oberkieferprämolaren und -molaren. Die Spitzen der Unterkiefereckzähne und die Unterkieferschneidezähne werden wie unterstützende Höcker behandelt. Okklusale Kontakte zwischen unterstützenden Höckern und Fossae oder Randwülsten können mit einer als annehmbar geltenden Anordnung der Zähne in Verbindung gebracht werden, und die Okklusion kann gemäß kieferorthopädischer Terminologie als Klasse I (normal) gelten. Sie dient als praktischer Referenzstandard, von dem aus eine Okklusion mit Hilfe der Stellung der Zähne und der zentrischen Haltepunkte beschrieben werden kann (Abb. 1–6).

Das Vorhandensein, die Stellung und die morphologischen Charakteristika der Höcker, Gruben und Randwülste, die zentrische Haltepunkte sind, beeinflussen die vertikale Kontaktdimension und die okklusale Stabilität sehr wesentlich. Unterläßt man es, adäquate zentrische Haltepunkte zu schaffen, kann dies die Ursache für okklusale Instabilität sein, die zu Zahnwanderungen und Störungen in Muskeln und Gelenken führt. Zum Beispiel sollten zentrische Haltepunkte einer Füllung nicht in der Form eines unterstützenden Höckers auf einem einzelnen Abhang eines dreieckigen Höckers aufgebaut werden. Die Kontaktbeziehungen müssen für jeden unterstützenden Höcker visualisiert werden. Zum Beispiel okkludiert der distobukkale Höcker der ersten Unter-

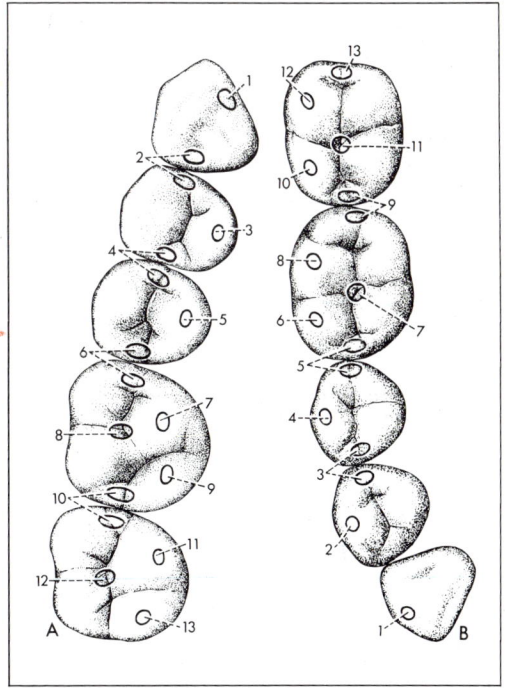

Abb. 1–6 Zentrische Haltepunkte (stops). Lokalisation dieser Punkte in einer normalen Okklusion (*Angle*-Klasse I). Die korrespondierenden Zahlen auf den Unter- und Oberkieferzähnen beziehen sich auf Kontakte von unterstützenden Höckern mit Fossae und Randwülsten der Antagonisten in zentrischer Okklusion.

kiefermolaren in der zentralen Fossa des ersten Oberkiefermolaren.

Zentrische Relation

Die zentrische Relation ist eine Stellung des Unterkiefers zum Oberkiefer, in die der Kliniker den Unterkiefer führt, wenn die Kaumuskeln entspannt und die Kondylen in ihrer obersten Position sind. In der zentrischen Relation ergibt sich bei der Öffnungs- und Schließbewegung des Unterkiefers über eine kleine Distanz eine Rotation um

Okklusionskonzepte

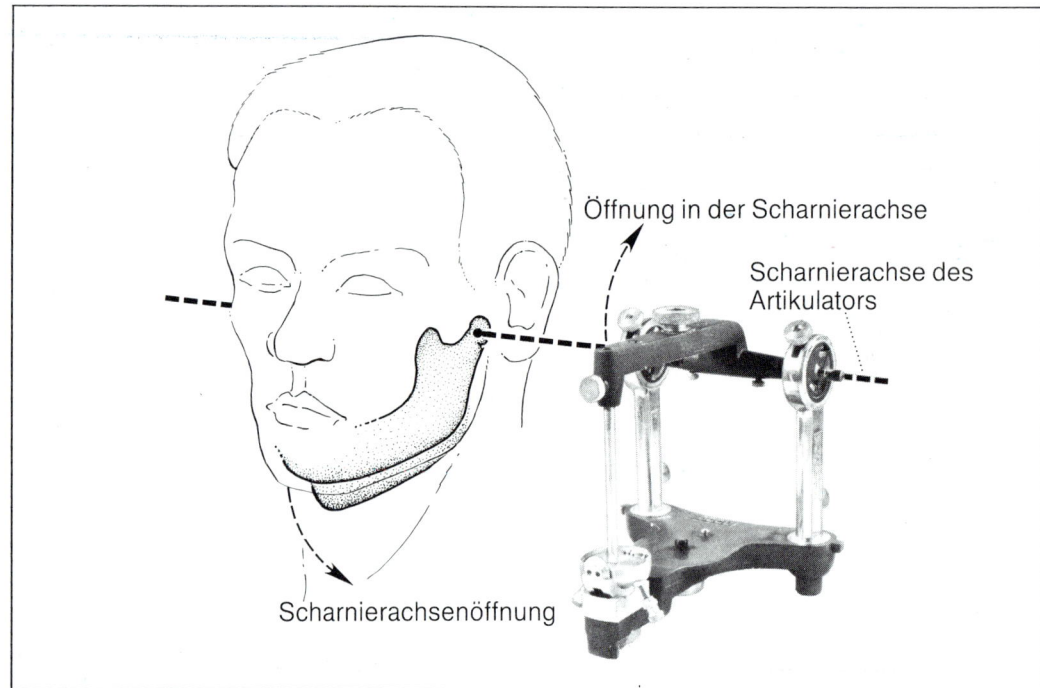

Abb. 1–7 Scharnierachse. Die terminale Scharnierachse (hinge axis) des Patienten und die Scharnierachse des Artikulators bilden ein gemeinsames Bezugssystem für Patient und Artikulator.

eine Achse durch die Kondylen (B bis CR in Abb. 1–1). Wie bei einer Türe, die an Scharnieren nur um ihre Angel rotiert, rotiert der Unterkiefer um die Querachse durch die Kondylen, die deshalb terminale Scharnierachse genannt wird. Diese Achse ist recht stabil. Ihre Lage kann mit Hilfsgeräten ziemlich genau festgestellt oder auch ungefähr bestimmt werden. Das Zweitgenannte ergibt die sogenannte arbiträre Scharnierachse (arbitrary hinge axis).

Indem der Unterkiefer und die Zähne zur Scharnierachse des Patienten in Beziehung gebracht werden, kann die Relation des Unterkiefermodells zur Scharnierachse des Artikulators hergestellt werden. In der Praxis wird diese Informationsübertragung auf den Artikulator erreicht, indem man den Unterkiefer in die zentrische Relation führt und dann die Beziehung zwischen den Unterkiefer- und Oberkieferzahnreihen mit warmem weichen Wachs auf den Okklusalflächen festhält. Das Wachs wird abgekühlt, und damit ist die Stellung des Unterkiefers relativ zum Oberkiefer in zentrischer Relation registriert. Dieser Checkbiss in zentrischer Relation wird dann für die Orientierung des Unterkiefermodells zum Oberkiefermodell im Artikulator verwendet. Auf diese Weise wird das Unterkiefermodell in bezug auf die Scharnierachsenbewegung des Patienten einartikuliert. Damit haben der Patient und der Artikulator die gleiche Scharnierachse (Abb. 1–7).

Mit geeigneter Einstellung sollten im Artikulator alle Kontakte, die beim Patienten in zentrischer Okklusion und zentrischer Relation, aber auch bei Lateral- und Protrusionsbewegungen bestehen, ebenfalls herstellbar sein. Wenn die Modelle jedoch in der zentrischen Okklusion und nicht in der zentrischen Relation einartikuliert werden, können retrusive Kontakte distal der zentrischen Okklusion nicht reproduziert werden. Einige Artikulatoren sind nicht einstellbar, und etliche besitzen keine lateralen oder protrusiven Bewegungsmöglichkeiten. Der Fehler, der durch den Gebrauch von einfachen Artikulatoren entsteht, kann bis zu einem gewissen Grad mit klinischen und labormäßigen Methoden kompensiert werden. Der verwendete Artikulator sollte aber zu dem für die Restaurationen gesetzten Ziel führen. Ein einfacher Artikulator kann für eine kleine einzelne Restauration adäquat, aber für mehrfache Rekonstruktionen ungenügend sein.

Die zentrische Relation ist die Stellung des Unterkiefers, bei der die Kondylen in der höchsten hintersten Position stehen. In dieser Position haben die Kondylen grundsätzlich sehr begrenzte Möglichkeiten für eine unmittelbare laterale Bewegung. Eine laterale Verschiebung als Folge einer störenden Interkuspidation der Zähne kann nicht hingenommen werden, da sich eine Funktionsstörung entwickeln kann. Die Bedeutung der räumlichen Vereinbarkeit zwischen den Kontakten in zentrischer Relation und zentrischer Okklusion hängt mit der begrenzten Kapazität der Kiefergelenke für seitliche und posteriore Stellungsveränderungen zusammen.

Theoretisch wurde das Problem, die zentrische Relation zu erreichen, von jedem Verfechter einer bestimmten Methode gelöst. Gleichwohl können erfahrene Kliniker die zentrische Relation innerhalb eines kleinen Fehlers (ca. 0,5 mm) mit jeder Methode, die sich mit dem neuromuskulären System verträgt, bestimmen. In dieser Hinsicht weiß ein erfahrener Praktiker – oder er sollte es wissen –, wann die Bedingungen optimal sind. Aber es ist eine Sache, die zentrische Relation zu erreichen, und eine andere, die Beziehung festzuhalten und die Unter- und Oberkiefermodelle korrekt gegeneinander zu orientieren. Da in diesem Handbuch für keine der Übungen die zentrische Relation eines Patienten praktisch gewonnen werden kann, muß eine simulierte zentrische Relation in allen Übungen verwendet werden. Eine solche simulierte zentrische Relation hat aber nur einen sehr geringen zukünftigen klinischen Wert. Sie sollte in der Klinik allgemein vermieden werden. Sie ist kein Ersatz für das Erlernen der Bißnahme in zentrischer Relation (CR). Manchmal wird die simulierte zentrische Relation verwendet, wenn Kiefergelenk-Muskel-Dysfunktionen die Registrierung der zentrischen Relation unmöglich machen.

Okklusale vertikale Dimension

Die vertikale Dimension bei Zahnkontakt als Maß des unteren Gesichtsdrittels findet wenig praktische Verwendung bei einzelnen oder mehrfachen Restaurationen. Andererseits hat die okklusale vertikale Dimension als Bestandteil der okklusalen Interkuspidallage eine biologische Bedeutung für die Aufrechterhaltung der zentrischen Haltepunkte und die Stabilität der Okklusion. Veränderungen der okklusalen vertikalen Dimension durch Bißerhöhungsapparaturen, die die posterioren Zähne überdecken, können eine Intrusion dieser Zähne und eine Extrusion der anterioren Zähne bewirken und/oder funktionelle Störungen des Kausystems wie Kiefergelenk-Muskel-Schmerz-

Dysfunktion verursachen. Ein allgemeines Prinzip in der restaurativen Zahnmedizin besteht darin, die vertikale Kontaktdimension bei einzelnen und mehrfachen Restaurationen aufrechtzuerhalten. Dies gilt auch bei vollständigen Rekonstruktionen, wenn nicht nachgewiesen ist, daß früher ein Verlust der vertikalen Dimension eingetreten ist.

Die okklusale vertikale Dimension wird für ein einartikuliertes Modellpaar durch die Kontaktbeziehungen der Zähne in der Interkuspidallage bestimmt. Diese vertikale Beziehung sollte unabhängig von Veränderungen an den Okklusalflächen durch den Inzisalstift und die kondylären Stützelemente des Artikulators aufrechterhalten werden. Das Gegeneinanderreiben der Modelle bewirkt eine Abnutzung des Gipses und damit einen Verlust der vertikalen Dimension. Es muß sichergestellt werden, daß der Artikulator in die Nullstellung gebracht oder so eingestellt werden kann, daß bei der Verwendung seiner Teile (z. B. eines Inzisaltellers) die vertikale Dimension nicht verändert wird. Will man die vertikale Dimension verändern, muß das Unterkiefermodell mit einer Registrierung der zentrischen Relation einartikuliert und der Inzisalstift so eingestellt werden, daß er in der erhöhten vertikalen Dimension im Zentrum des Inzisaltellers zu stehen kommt.

Abgleitbewegung in die Zentrik
(slide in centric)

Entsprechend dem Freiheit-in-der-Zentrik-Konzept der okklusalen Therapie muß die vertikale Dimension in zentrischer Relation die gleiche sein wie in zentrischer Okklusion, wenn alle okklusalen Interferenzen beim Schließen in die zentrische Relation entfernt worden sind. In Abbildung 1–8 ist die vertikale Dimension in der Schneidezahnregion mit A, B und C dargestellt. In Abbildung 1–9 wird die Lage eines Punktes an den Zähnen (in diesem Fall am ersten Molar) bei einem vorzeitigen Kontakt in zentrischer Relation als b dargestellt. Der Kontakt in zentrischer Relation nach der Entfernung des vorzeitigen Kontaktes ist mit c bezeichnet, die Position der zentrischen Okklusion mit a. Die Faktoren, die die vertikale Komponente der Abgleitbewegung in die Zentrik beeinflussen (die Bewegung von b nach a oder von B nach A in den Abb. 1–8 und 1–9), sind die Höhe des vorzeitigen Kontaktes, seine antero-posteriore Lokalisation und die *Spee*-Kurve (CS). Die Diskrepanz zwischen der zentrischen Relation und der zentrischen Okklusion hängt von der Lage des Kondylus in zentrischer Relation und zentrischer Okklusion beim Patienten ab. Im Artikulator steht sie mit der Lage der Scharnierachse (HA) oder der arbiträren Scharnierachse, wie sie übertragen wurde, im Zusammenhang. Vom praktischen Standpunkt aus sollte der Inzisalstift am Artikulator mit dem Inzisalteller in der Nullstellung sowohl in zentrischer Relation als auch in zentrischer Okklusion in Kontakt stehen. Falls ein solcher Kontakt nicht erreichbar ist – gewöhnlich durch okklusales Einschleifen –, ist es unmöglich, den Long-centric-Stift und -Teller zu verwenden, um eine Freiheit in der Zentrik zu entwickeln. Dies gilt für einzelne oder mehrfache Restaurationen, aber nicht für vollständige Rekonstruktionen.

Freiheit in der Zentrik

Die Freiheit in der Zentrik ist ein Okklusionskonzept, bei dem der Unterkiefer die Frei-

Abb. 1–8 Abgleitbewegung in die Zentrik (slide in centric). Mit dem Unterkiefer in zentrischer Relation (CR) endet die Bewegung um die Scharnierachse (HA) auf einer natürlichen Interferenz bei b. Mit dem Unterkiefer in dieser Position beträgt die vertikale Dimension B. Wenn der vorzeitige Kontakt (PC) in zentrischer Relation entfernt wird, wird die Abgleitbewegung in die Zentrik eliminiert, und die vertikale Dimension wird dieselbe wie in A (zentrische Okklusion). A bis C und a bis c stellen die Freiheit in der Zentrik oder die lange Zentrik (long centric) dar. Die vertikale Dimension ist in zentrischer Relation und zentrischer Okklusion die gleiche.

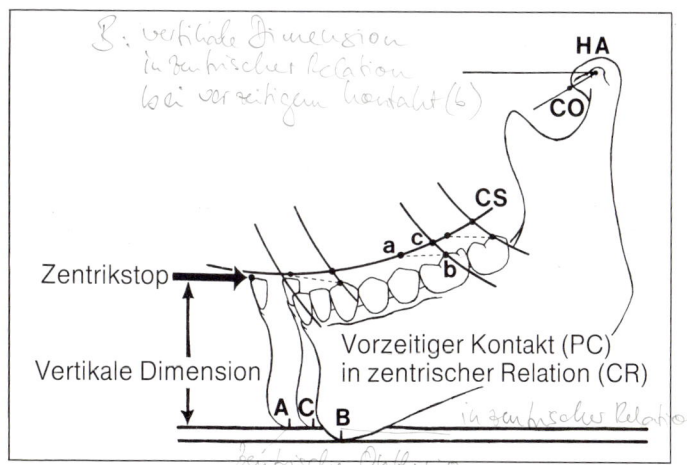

Abb. 1–9 Abgleitbewegung in die Zentrik. Vergrößerte Ansicht der Beziehungen von a, b und c aus Abb. 1–8. Oben: Der vorzeitige Kontakt (PCR) oder die okklusale Interferenz in zentrischer Relation findet sich an der Randleiste eines Oberkiefermolaren. Unten: Mit der Entfernung der PCR-Interferenz ist auch die Abgleitbewegung von b nach a eliminiert. Damit entsteht die Freiheit in der Zentrik oder die lange Zentrik (von c nach a).

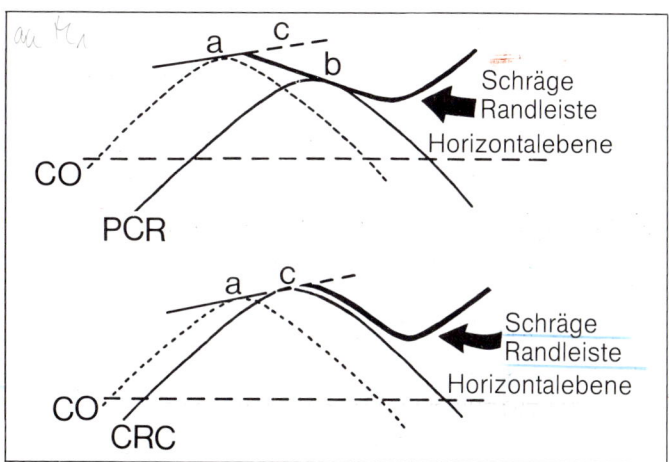

heit hat, ohne Interferenz den Kontakt in der zentrischen Relation, der zentrischen Okklusion und dazwischen, aber auch leicht anterior und seitlich der zentrischen Relation und der zentrischen Okklusion zu schließen. Die Freiheit in der Zentrik oder die weite Zentrik (wide centric), wie sie bisweilen auch genannt wird, kann durch okklusales Einschleifen oder restaurative Maßnahmen erreicht werden. Dabei wird dem Unterkiefer ermöglicht, ohne starke neuromuskuläre Reaktionen auf okklusale Interferenzen in die Zentrik zu schließen. Diese Zentrik dient dazu, die okklusalen Kräfte eher auf die Längsachse der Zähne zu orientieren.

Es gibt mindestens zwei Konzeptvariationen der Freiheit in der Zentrik:

1. Zentrischer Kontakt, bei dem die vertikale Dimension in der zentrischen Relation die gleiche ist wie in der zentrischen Okklusion und bei dem es keine Veränderung der antero-posterioren Beziehungen zwi-

Okklusionskonzepte

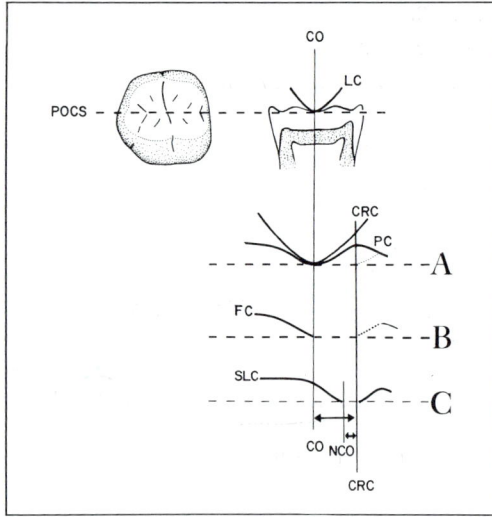

Abb. 1–10 Freiheit in der Zentrik. Lingualer unterstützender Höcker (LC), der auf einen zentrischen Haltepunkt (centric stop) in zentrischer Okklusion okkludiert. POCS ist die Okklusionsebene auf der Höhe des zentrischen Haltepunktes in der Fossa. Die vertikalen Linien für CO (zentrische Okklusion) und CRC (Kontakt in zentrischer Relation) beziehen sich auf die Situationen A, B und C. Mit der Elimination des vorzeitigen Kontakts (PC) auf einem Höckerkamm entsteht die Freiheit in der Zentrik (FC) von CRC nach CO, wie in der Situation B dargestellt. Wenn die Okklusion wie in der Situation C rekonstruiert wird, so daß eine neue zentrische Okklusion (NCO) geschaffen wird, ist die Distanz von CRC nach NCO eine verkürzte lange Zentrik (SLC), die 0,5 mm oder weniger mißt.

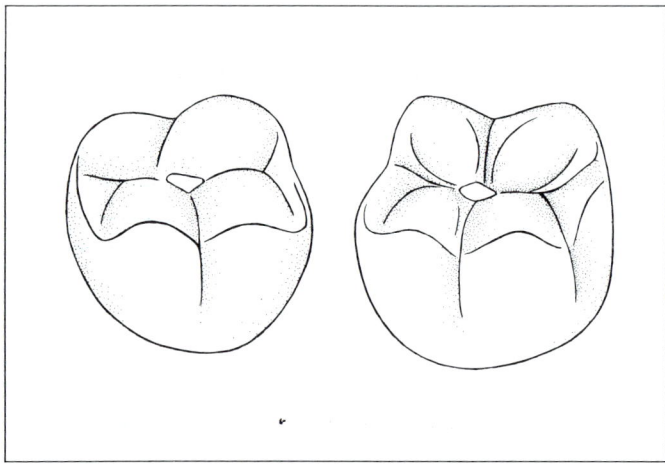

Abb. 1–11 Freiheit in der Zentrik. Relativ flacher Bezirk in der Fossa für den Kontakt des stützenden Höckers. Die Form steht in Beziehung zu 1. Eckzahnführung und Führung durch bukkale Höcker des Seitenzahngebiets (Gruppenkontakt), falls vorhanden, 2. okklusalem Einschleifen und 3. Restaurationen.

schen der zentrischen Okklusion und der zentrischen Relation gibt.
2. Veränderung der Distanz zwischen der zentrischen Relation und der zentrischen Okklusion bei einer Gesamtrekonstruktion, indem die zentrische Okklusion an die zentrische Relation angenähert wird (<0,5 mm). (Die nachgenannte wird manchmal als lange Zentrik oder Long centric bezeichnet.)

Freiheit in der Zentrik (Abb. 1–10 und 1–11) oder lange Zentrik gibt es im natürlichen Gebiß nicht. Freiheit in der Zentrik wird durch okklusales Einschleifen und/oder einzelne oder mehrfache Restaurationen erreicht. Die lange Zentrik wird bei Gesamtrekonstruktionen geschaffen, bei denen mindestens alle posterioren okklusalen Flächen verändert werden.

Führung *(Guidance)*

Die Kieferbewegungen, die durch die Kaumuskeln erzeugt werden, werden von sensorischen Systemen kontrolliert, zu denen das Parodont, die Zunge, die Kiefergelenke, die Muskeln, die Sehnen und die Schleimhäute gehören. Außerdem begrenzen die okklusalen Flächen der Zähne nicht nur physisch die Schließbewegung, sondern führen die Zähne auch in die zentrische Okklusion. Indem die okklusalen Flächen aneinander gleiten, bestimmen sie durch ihre morphologische Beschaffenheit die Führung. Jene Führung, die durch den Eckzahn entsteht, wird häufig als Eckzahnführung bezeichnet, die Führung durch die Inzisiven als Frontzahnführung (anterior guidance) und diejenige, die durch die Gelenke bedingt ist, als Kondylenführung.

Die Führungen durch die Elemente eines Artikulators sind je nach Typ des Instruments unterschiedlich. Die Palette reicht von einfachen bis zu sogenannten voll einstellbaren Modellen. Heute gibt es keinen Artikulator, der so programmiert werden kann, daß alle Komponenten des Kausystems berücksichtigt werden. Was als Kondylarführung oder Inzisalführung bezeichnet wird, ist für die Simulierung der Führungselemente des Patienten sehr unterschiedlich programmierbar. Die Kondylenbahn ist komplex, und tägliche biologische Variationen machen es sehr schwierig, eine Bewegungsbahn im Artikulator zu simulieren. In Wirklichkeit entspricht die Kondylarführung eines Artikulators nie genau der Bewegungsbahn des Kondylus.

Es wäre unnütz anzunehmen, daß eine Formel oder eine Anzahl physikalischer Größen ein richtiges Bild der okklusalen Führung liefern könnte. Dennoch zeigt sich die große Bedeutung von Führungselementen oder -faktoren in den vielen existierenden Okklusionskonzepten. Die Behandlung der Okklusion kann also auf denjenigen Faktoren aufbauen, die die Unterkieferbewegungen auf ideale oder harmonischste Weise beeinflussen. Über ein Okklusionskonzept kann eine spezifische Aussage gemacht werden, wenn die folgende Frage beantwortet wird: Was beeinflußt die Bewegungsbahn des Unterkiefers aus der zentrischen Okklusion heraus? Die Okklusion (Zähne und Parodont), die Kiefergelenke und das neuromuskuläre System beeinflussen sie alle in verschiedenen Graden. Kondylarführung versus Zahnführung ist ein Beispiel.

Eine andere Möglichkeit, feine Unterschiede von Ideen in Okklusionskonzepten aufzuzeigen, bietet die Fragestellung: Welche Einflüsse **sollten** die Bewegungsbahn des Unterkiefers aus der zentrischen Okklusion heraus steuern? Ein Konzept z. B. setzt voraus, daß jede Führung von Eckzähnen ausgehen sollte, die sogenannte eckzahngeschützte Okklusion (cuspid-protected occlusion). Ein anderes Konzept nimmt an, daß alle Zähne oder mindestens Gruppen vieler Zähne bei lateralen Exkursionen des Unterkiefers in Kontakt sein sollten. Dieses Konzept der Gruppenfunktion betont die multiple Zahnführung. Die Befolgung solcher Alles-oder-nichts-Konzepte der Führung oder der Okklusion ist nicht notwendig und auch nicht wünschenswert. Am wichtigsten ist die Gesundheit und das Wohlbefinden des Patienten.

Für die Steuerung der mandibulären Bewegungen sind die sensorischen Signale der Gelenke mit den Zähnen außer Kontakt wichtiger als der sensorische Einfluß des Parodonts mit den Zähnen in Kontakt. Gleichwohl kann Disharmonie zwischen den anatomischen und physiologischen Gegebenheiten der Zähne, Kiefer und Muskeln

Okklusionskonzepte

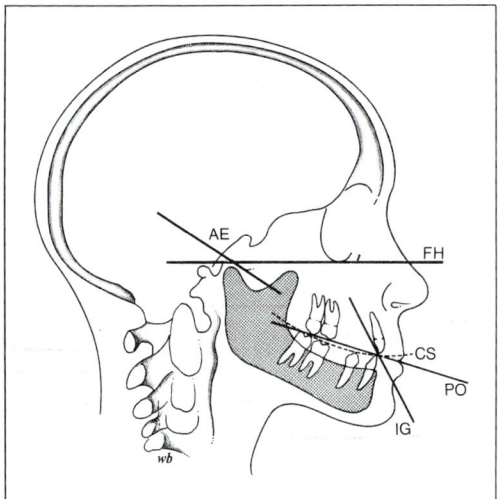

Abb. 1–12 Orientierung. PO: Okklusionsebene; CS: *Spee*-Kurve; IG: Inzisalführung; FH: Frankfurter Horizontale; AE: Winkel der Eminentia.

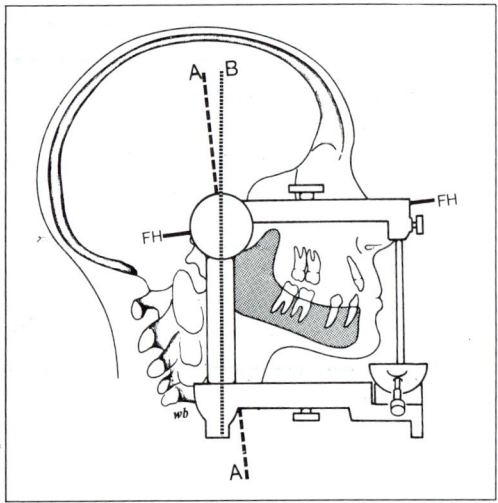

Abb. 1–13 Verhältnis des Artikulators zum Patienten. Zwischen der Okklusionsebene der Modelle und dem oberen Teil des Artikulators sowie zwischen der Okklusionsebene des Patienten und der Frankfurter Horizontalen (FH) können Beziehungen festgestellt werden. Auf diese Weise können die vertikale Achse des Patienten (A) und diejenige des Artikulators (B) in Beziehung gebracht werden, wenn das Orbitale und das Porion als Orientierungspunkte benutzt und auf den Artikulator übertragen werden (siehe Text).

die Kieferbewegungen wesentlich beeinflussen. Falls keine Disharmonie vorhanden ist, scheint es vernünftig, daß die Hauptdeterminanten der Okklusion für einzelne oder mehrfache Restaurationen die Zähne sein sollten.

Orientierung

Die *Spee*-Kurve, in der Totalprothetik auch als Kompensationskurve bekannt, beschreibt einen Bogen von der Spitze des Unterkiefereckzahns zu den distobukkalen Höckern des zweiten Unterkiefermolaren. Sie schließt die Frontzähne nicht ein und kann für jede Seite der Mundhöhle getrennt beschrieben werden.

In der Abbildung 1–12 bezeichnet FH die Standard-Horizontale oder die Frankfurter horizontale Ebene. Sie ist lediglich eine Orientierungsebene. Die Modelle hingegen werden nicht in der Frankfurter Horizontalen orientiert, außer wenn die beiden knöchernen Bezugspunkte Orbitale (anterior) und Porion (posterior) in den Artikulator übertragen werden. Dies wird gewöhnlich nicht getan, nicht einmal mit einem Infraorbitalezeigestift (siehe Abb. 4–8, Seite 96), der in Wirklichkeit eine Scharnierachsen-Orbitalebene auf den Artikulator überträgt. Der Gebrauch des Zeigestifts ergibt häufig eine zu steile Einartikulation des Oberkiefermodells. Am häufigsten wird vielmehr eine arbiträre Artikulatorebene verwendet.

Wie die Abbildung 1–13 zeigt, können die vertikalen oder sagittalen Achsen oder beide beim Patienten und im Artikulator recht verschieden sein. Auch der in Abbildung 1–12 gezeigte Neigungswinkel der artikulären Eminentia steht in keiner absoluten Beziehung zur Neigung im Artikulator. Darüber hinaus folgt der Kondylus nicht notwendigerweise der knöchernen Eminenz oder steht mit ihr in Kontakt. Irgendein Winkel, der im Röntgenbild gemessen wird, hat kaum eine Bedeutung für die wirkliche Kondylenbahn. Die Führung durch die Kiefergelenke existiert, und der Kondylus läuft auf einer Bahn. Die Neigung der Eminentia aber hat wenig oder nichts damit zu tun. Beim Einstellen des Artikulators sollte man sich des Begriffs der Kondylenführung am Patienten erinnern und ihn mit demjenigen der Kondylenneigung vergleichen.

Balancierte Okklusion

Für die Artikulatorbewegungen mit den Okklusalflächen in Kontakt wurde das Beziehungssystem von fünf Faktoren als *Hanau-Quinte* oder *Thielemann*-Formel beschrieben. Mit Ausnahme der Kondylenbahn können diese Faktoren in Totalprothesen realisiert werden, so daß sie im Artikulator harmonisch aufeinander abgestimmt sind. Damit wird eine **balancierte Okklusion** geschaffen. Balancierte Okklusion bedeutet bilateraler, posteriorer und anteriorer Kontakt ohne Interferenz in allen Bewegungen. Sie wird entwickelt, um ein Kippen der Prothesenbasis in der Funktion oder Parafunktion zu verhindern. Im natürlichen Gebiß ist eine balancierte Okklusion nicht nötig und auch nicht erwünscht.

Die Beziehungen zwischen den fünf Faktoren wurden in der *Thielemann*-Formel folgendermaßen beschrieben:

$$\text{Balancierte Okklusion (eine Konstante)} = \frac{\text{Kondylenführung} \cdot \text{Inzisalführung}}{\text{Okklusalebene} \cdot \textit{Spee}\text{-Kurve} \cdot \text{Höckerhöhe}}$$

Wenn zum Beispiel die Kondylenführung erhöht wird, muß die Inzisalführung niedriger eingestellt werden. Wenn die Okklusionsebene erhöht wird, müssen die *Spee*-Kurve oder die Höckerhöhe abnehmen. Man muß beachten, daß dies Veränderungen sind, die über oder unter dem Teilungsstrich stehen (aber nicht als Zähler oder Nenner, weil die Formel keine mathematische Gleichung ist). Wenn die Kondylenführung im Artikulator erhöht wird (dies kann am Menschen nicht erfolgen), dann muß die Okklusionsebene (unter dem Teilungsstrich) erhöht werden.

Das Konzept des Gleichgewichts der fünf okklusalen Faktoren wird auf Totalprothesen und auf die Artikulation von Prothesen im Artikulator angewandt. Für die natürliche Bezahnung und die Kieferbewegungen sind der Diskussion der fünf Faktoren Grenzen gesetzt. Wenn der Unterkiefer zum Beispiel von der zentrischen Okklusion aus mit den Zähnen in Kontakt nach vorne bewegt wird (Protrusionsbewegung), sollten im natürlich bezahnten Gebiß nur die Frontzähne in Kontakt stehen. Die Führung des Unterkiefers durch Eckzähne und Schneidezähne ist in bezug auf die Steilheit (Neigungswinkel) für die neuromuskuläre Harmonie nicht kritisch, solange bei der Protrusionsbewegung keine Kontakte zwischen den hinteren Zähnen entstehen.

Die Wörter „müssen", „sollen", „können" und „dürfen" zeigen die Unterschiede zwischen den Anforderungen an die Vollprothesenokklusion und an die Okklusion der natürlichen Bezahnung, mindestens bei Modellen im Artikulator. Bei Totalprothesen zum Beispiel **muß** die Höckersteilheit für die balancierte Okklusion mit der Okklusalebene in Einklang gebracht werden, wenn das Konzept der balancierten Okklusion angewandt wird. Wenn die Okklusionsebene flacher gestellt wird, **müssen** die Höcker höher gestaltet werden, damit bei der Protrusionsbewegung die balancierte Okklusion beibehalten werden kann. Im natürlichen Gebiß sagt das Konzept des Vermeidens von posterioren Kontakten bei der Protrusion folgendes aus: Wenn die Okklusionsebene steiler wird, **kann** die Höckerhöhe erhöht werden, vorausgesetzt, daß sich aus der Erhöhung keine posterioren Kontakte ergeben.

Wenn man die Bedeutung des neuromuskulären Systems, der Gelenke und des Parodonts bei Unterkieferbewegungen betrachtet, genügen die fünf Faktoren der Okklusion nicht, um alles, was mit der Okklusionsführung zu tun hat, zu beschreiben. Immerhin helfen die fünf Faktoren tatsächlich, einige der physikalischen oder mechanischen Okklusionsbeziehungen zu verstehen, speziell bei der Analyse von einartikulierten Modellen, der Artikulatormechanik und der Herstellung von Totalprothesen in einem Artikulator.

Determinanten der Okklusion

Die Faktoren, die die Gestaltung der okklusalen Morphologie in Restaurationen bestimmen, wurden **Determinanten der Okklusion** genannt (siehe Tab. 1–1). In der Totalprothetik ist man übereingekommen, für eine balancierte Okklusion die Kondylarführung, die Inzisalführung, die Okklusionsebene, die Höckerhöhe und die *Spee*-Kurve (oder Kompensationskurve) als voneinander abhängig zu betrachten. Für die natürliche Bezahnung jedoch hat man Parameter wie Interkondylardistanz, Seitbewegung des Kondylus und andere kondyläre Faktoren als die Gelenkdeterminanten der Okklusion bezeichnet. Das heißt, daß mehreren kondylären Faktoren eine Bedeutung für die Gestaltung der Okklusion von Restaurationen zugeschrieben wird. Das Konzept der kondylendeterminierten Okklusion ist für Gesamtrekonstruktionen relevanter als für Einzelrestaurationen. Bei Einzel- oder Mehrfachrestaurationen ist die Okklusion der übrigen Zähne oft die wichtigere Determinante. Gleichwohl müssen alle Komponenten des Kausystems samt den Gelenken und der Okklusion harmonieren.

Um die Ziele der Zahndeterminanten der Okklusion zu erreichen, können Füllungen ganz im Munde hergestellt werden, wenn eine direkte Ausformung des Materials möglich ist (Amalgam, Komposits). Die Füllungen werden mit derjenigen Okklusion gestaltet, die die okklusalen Kontakte während der Kieferbewegung berücksichtigt. Um sicherzustellen, daß die anatomische Form auf das Funktionsmuster (oder die Parafunktion) der nichtbehandelten Zähne abgestimmt ist, kann man weichgemachtes Wachs in die Kavitätenpräparation geben und den Patienten die Bewegungsbahnen der Höcker im Wachs registrieren lassen. Dieses Wachskaumuster wird dann dazu verwendet, die Wachsmodellation der Füllung im einartikulierten Modell zu vervollständigen.

Eine andere Art, der vorhandenen Okklusion zu erlauben, die anatomischen Gegebenheiten für die Füllung zu bestimmen, besteht darin, Artikulatoren zu verwenden, bei denen die kondylären Elemente den Bahnen der Modellokklusion passiv folgen (Abb. 2–1E). Aber nur wenige Artikulatortypen sind so konstruiert, daß man diese Methode vollständig anwenden kann. Ohne adäquate Führung für die Okklusion, was der Fall sein kann, wenn der Patient keine Molaren hat oder unbezahnt ist, wären Artikulatoren ohne Halt für das Oberkiefermodell für den allgemeinen Gebrauch allzu be-

Tabelle 1–1   Einige Determinanten der okklusalen Morphologie

	Höckerhöhe	Kamm- und Grubenrichtung OK	Kamm- und Grubenrichtung UK	Linguale Konkavität der OK-Frontzähne
Interkondylardistanz				
größer		→	←	
kleiner		←	→	
Arbeitsseitenbewegung nach außen und				
zurück		←	→	↓
vorwärts		→	←	↑
oben	↓			↑
unten	↑			↓
Kondylenneigung – lateral *(Bennett)*				
größer	↓	←	→	↑
flacher	↑	→	←	↓
Kondylenneigung – horizontal				
steiler	↑			↓
flacher	↓			↑
***Spee*-Kurve**				
größerer Radius	↑			
kleinerer Radius	↓			
Frontzahnüberbiß				
horizontal				
größer	↓			
kleiner	↑			
vertikal				
größer	↑			
kleiner	↓			
Okklusalebene versus Kondylenneigung				
↑ Parallelität	↓			
↓ Divergenz	↑			

← mehr distal, → mehr mesial, ↑ vergrößert, ↓ verkleinert

grenzt. Sie müssen darüber hinaus auch eine sich anpassende Gelenkführung aufweisen. Je besser einstellbar ein Artikulator ist, um so eher besteht die Möglichkeit, die vollständige Artikulation der bestehenden Okklusion zu erreichen und die vorhandene Okklusion für die Programmierung des Artikulators zu benutzen.

In der Regel wird die Wirkung von anatomischen Komponenten (wie Interkondylardistanz, *Bennett*-Bewegung etc.) auf die Höckerhöhe, die Kamm- und Fissurenrichtung und auf den Grad der Konkavität der lingualen Flächen der oberen Schneidezähne im Hinblick auf restaurative Arbeiten betrachtet. Die Wirkung dieser Komponenten auf Restaurationen muß in Beziehung gesetzt werden zu:

1. dem Okklusionskonzept, das man anwendet,
2. dem verwendeten Instrument (Mittelwert- oder genauer einstellbarer Artikulator),
3. der Frage, ob eine anatomische Komponente verändert werden kann oder nicht.

Das Hauptziel ist die Herstellung einer Okklusion, die mit dem neuromuskulären System in Einklang steht.

Übungen zu Kapitel 1

Anweisung: Die korrekte Antwort eintragen oder markieren.

1. Die zentrische Okklusion wird nicht als eine stabile Position betrachtet, weil _____
   _____
   _____

2. Die zentrische Okklusion ist mit einer dreidimensionalen Position von zentrischen Haltepunkten (stops) verbunden und diktiert so _____

3. Die zentrische Relation ist eine ungezwungene Position, die um die terminale _____ auftritt. Sie ist eine Bezugsgröße, die für das _____ verwendet wird. Eine stabile Kieferstellung in zentrischer Relation wird gefördert, wenn es keine vorzeitigen Kontakte in der _____ gibt.

4. Die Ruhelage ist definiert als eine _____-Position, die eine Beziehung zur _____ Dimension hat und zur _____ Distanz. Die vertikale Dimension beim Kontakt hängt ab von _____.

5. Bei der Herstellung von Prothesen im Artikulator stehen im Konzept der _____ Okklusion fünf physikalische Faktoren zueinander in Beziehung.

6. Die Frankfurter Horizontalebene verläuft durch den _____ und den _____. Der Winkel der Eminentia, wie er auf dem Fernröntgenbild von der Frankfurter Horizontalen aus gemessen werden kann, ist (ist nicht) der Kondylarwinkel an einem Artikulator.

7. Der Winkel der Eminentia beschreibt die Bahn des _____ in protrusiven oder lateralen Bewegungen nicht genau.

8. Die *Thielemann*-Formel mit den verschiedenen Faktoren der Okklusion bezieht sich eher auf _____ Faktoren als auf neuromuskuläre Faktoren, eher auf die _____-Okklusion als auf die _____ Okklusion und ist nützli-

cher an einem _Teilbezahnten_ als in der _vollen_ Bezahnung.

9. Der Begriff normale Okklusion weist auf eine _Klasse I – Position Neutral_ der _bei_ hin, die man nicht überall findet. Sie ist nicht die Norm, nicht notwendigerweise ohne okklusale Interferenzen und nicht unbedingt ideal, aber häufig ein kieferorthopädisches Ziel.

10. Alle Unterkieferbewegungen verlaufen innerhalb bestimmter _Bewegungsbahnen_.

11. Wo okkludiert der mesiopalatinale Höcker des ersten Oberkiefermolaren bei normaler Okklusion?

    in der fossa des unteren 6 ers.

12. Die Bahn, die der distobukkale Höcker des rechten unteren ersten Molaren von der zentrischen Okklusion aus auf den oberen ersten Molaren bei einer Arbeitsbewegung der rechten Seite projiziert, verläuft gegen den (mesialen, distalen, bukkalen) Höcker.

Test zu Kapitel 1

1. Die Ruhelage verändert sich mit der Kopfhaltung,
   a) aber die vertikale Kontaktdimension reagiert auf Veränderungen der Ruhelage.
   b) und sie sollte dazu verwendet werden, das Unterkiefermodell zum Oberkiefermodell zu orientieren, weil sie eine funktionelle Lage ist.
   c) a und b
   d) und sie sollte auch für einzelne Füllungen berücksichtigt werden.
   e) a, b und d.
2. Freiheit in der Zentrik:
   a) Sie hat eine antero-posteriore und eine laterale Ausdehnung.
   b) Sie tritt praktisch bei jedermann auf.
   c) Sie würde die Zahngesundheit der meisten Erwachsenen verbessern.
   d) Sie hat am besten eine Länge von ca. 0,5 mm.
   e) alles oben Erwähnte.
3. Zentrische Okklusion:
   a) Sie kann dazu verwendet werden, den Unterkiefer zum Oberkiefer ohne Fehler in Beziehung zu setzen.
   b) Sie kann dazu gebraucht werden, Modelle einzuartikulieren, die in zentrischer Okklusion keine Interferenzen, aber in zentrischer Relation Interferenzen haben.
   c) Sie liegt nicht immer anterior der zentrischen Relation.
   d) Es gibt sie bei Tieren nicht.
   e) alles oben Erwähnte.

4. Wenn Modelle in zentrischer Okklusion einartikuliert werden, wird der Gebrauch von Wachs für die Registrierung
   a) Fehler durch Kompressionskräfte nicht verhindern.
   b) das neuromuskuläre System nicht beeinflussen.
   c) okklusale Interferenzen in zentraler Okklusion vermeiden.
   d) gewöhnlich keine Fehler in antero-posteriorer Richtung erzeugen.
   e) alles oben Erwähnte
5. Zentrische Okklusion
   a) ist die maximale Interkuspidation der Zähne.
   b) ist die initiale Kontaktstellung des Öffnungs-Schließ-Preß-Zyklus.
   c) wird am besten mit Gipsmodellen bestimmt.
   d) ist fast immer korrekt, wenn Modelle in zentrischer Relation einartikuliert werden.
   e) alles oben Erwähnte.
6. Zentrische Okklusion:
   a) Sie kann durch die Kraft des Bisses beeinflußt werden.
   b) Sie kann an einartikulierten Modellen nicht korrekt registriert werden, wenn hartes Wachs für die Bißnahme verwendet wird.
   c) Sie kann auf Modellen bei unsachgemäßer Verwendung von Abdruckmaterial nicht korrekt erreicht werden.
   d) Sie kann durch die Kiefergelenke beeinflußt werden.
   e) alles oben Erwähnte.
7. Freiheit in der Zentrik kann
   a) in der natürlichen Bezahnung, wenn überhaupt, nur selten gefunden werden.
   b) bei okklusalem Einschleifen entwickelt werden.
   c) bei Füllungen geschaffen werden.
   d) in Totalprothesen entwickelt werden.
   e) alles oben Erwähnte.
8. Ein Zahn mit erhöhter Beweglichkeit
   a) kann sich in einem Zustand der Adaptation an eine okklusale Interferenz befinden.
   b) kann eine Reaktion auf eine Interferenz an einer anderen Stelle der Mundhöhle sein.
   c) a und b.
   d) wird progressive Schädigung und damit eine traumatisierte Okklusion aufweisen.
   e) a, b und d.
9. Eine Krone wird einzementiert. Sie wird als zu hoch empfunden und erfordert ein Einschleifen. Der Grund für die Interferenz kann sein:
   a) die Dicke der Zementschicht.
   b) Der Fall wurde in zentrischer Okklusion einartikuliert.
   c) eine schlechte provisorische Füllung und etwas Extrusion des Zahnes.
   d) Die Abdrücke wurden nach Pressen oder nach einer halben Stunde der Mundöffnung bei der Präparation genommen.
   e) alles oben Erwähnte.

10. Okklusale Interferenzen können beeinträchtigen:
    a) Schlucken und Sprechen
    b) Kauen
    c) a und b
    d) Funktion in der zentrischen Okklusion
    e) a, b und d.
11. Was das Kauen von Nahrung betrifft, gilt:
    a) Zahnkontakte treten in zentrischer Relation selten auf.
    b) Zahnkontakte treten häufig und regelmäßig in zentrischer Relation auf.
    c) Eine ideale Okklusion ist eine Voraussetzung für einen guten Kaueffekt.
    d) Es wird normalerweise in einer Grenzbewegungsstellung gekaut.
    e) nichts des oben Erwähnten.
12. Je größer die auswärts-aufwärts-Richtung des rotierenden Kondylus in der Vertikalebene, je größer die *Bennett*-Bewegung und je größer die Interkondylardistanz ist,
    a) um so größer ist die linguale Konkavität der oberen Frontzähne.
    b) um so weniger hoch sind die Höcker.
    c) a und b
    d) um so mehr nach distal ist die Höckerabhang- und Fissurenrichtung der Oberkieferzähne gerichtet.
    e) a, b und d
13. Je kleiner die *Bennett*-Bewegung,
    a) um so höher die Höcker.
    b) um so stärker nach distal die Höcker- und Grubenrichtung.
    c) a und b
    d) um so größer die anteriore linguale Konkavität der Zähne im Oberkiefer.
    e) a, b und d
14. Welche der folgenden Faktoren werden 1. die Höckerhöhe, 2. die Höckerabhang- und Grubenrichtung und 3. die linguale Konkavität der oberen Frontzähne beeinflussen (oder alle drei)?
    a) die Richtung des rotierenden Kondylus (Horizontalebene).
    b) die *Bennett*-Bewegung
    c) die Interkondylardistanz
    d) die Richtung des rotierenden Kondylus (vertikale Ebene).
    e) alle oben Erwähnten.
15. Eine ideale Okklusion
    a) bezieht sich auf eine bestimmte Anordnung der Zähne und ästhetische und funktionelle Ziele.
    b) verlangt, daß die Anordnung der Zähne auf okklusale Stabilität hinwirkt.
    c) a und b
    d) ist dasselbe wie die normale Okklusion (*Angle*-Klasse I).
    e) a, b und d.

Kapitel 2

Einstellbare Artikulatoren: Teile und Funktionen

Ein Artikulator ist ein mechanisches Gerät, mit dem Modelle der Zahnreihen eines Patienten so zusammengebracht werden, daß diagnostische und restaurative Maßnahmen außerhalb des Patienten durchgeführt werden können. Die Auswahl reicht von einfachen, scharnierartigen Klappartikulatoren bis zu weit entwickelten, in hohem Grade einstellbaren Instrumenten. Leider kann kein einziger Artikulator die komplexen Bewegungen des Unterkiefers genau simulieren. In jedem Fall sollte das zur Anwendung kommende Instrument mit den Zielen der okklusalen Therapie vereinbar sein.

Das Instrument, das hier verwendet wird, ist der *Hanau* H2–PR, ein halbeinstellbarer Artikulator, der auf den Mittelwertdimensionen von ca. 110 Millimetern basiert. Es wird angenommen, daß die Größe dieses Artikulators für den durchschnittlichen Patienten geeignet ist. Die PR-Einstellung (Protrusiv-retrusiv-Einstellung) erleichtert das Einartikulieren der Modelle in der zentrischen Relation.

Lernziele

1. Der Leser sollte alle Teile des Artikulators und deren Funktionen bestimmen können.
2. Er sollte die Grenzen von Artikulatoren kennen und diskutieren können.
3. Er sollte den Gebrauch der Inzisalführung diskutieren können.
4. Er sollte long-centric-Inzisalstift und -Platte gebrauchen können.
5. Er sollte die Unterschiede zwischen Arcon- und Non-Arcon-Typen von Artikulatoren kennen.

Lektüre (fakultativ)

Beck, H. O.: A clinical evaluation of the arcon concept of articulation. J Prosthet Dent 9, 409 (1959).

Weinberg, L. A.: An evaluation of basic articulators and their concepts: Part I, Basic concepts. J Prosthet Dent 13, 622 (1963).

Weinberg, L. A.: An evaluation of basic articulators and their concepts: Part II, Arbitrary, positional, semiadjustable articulators. J Prosthet Dent 13, 645 (1963).

Einführung: Lernziele und Lektüre

Zweck und Ziel dieses Kapitels bestehen darin, die Funktionsteile eines halbeinstellbaren Artikulators zu identifizieren. Die Fähigkeit zu verschiedenen praktischen Tätigkeiten sollte ebenfalls erlangt werden.

Artikulatortypen

Es gibt zahlreiche einstellbare Artikulatoren, die für einzelne oder mehrere Anforderun-

Einstellbare Artikulatoren: Teile und Funktionen

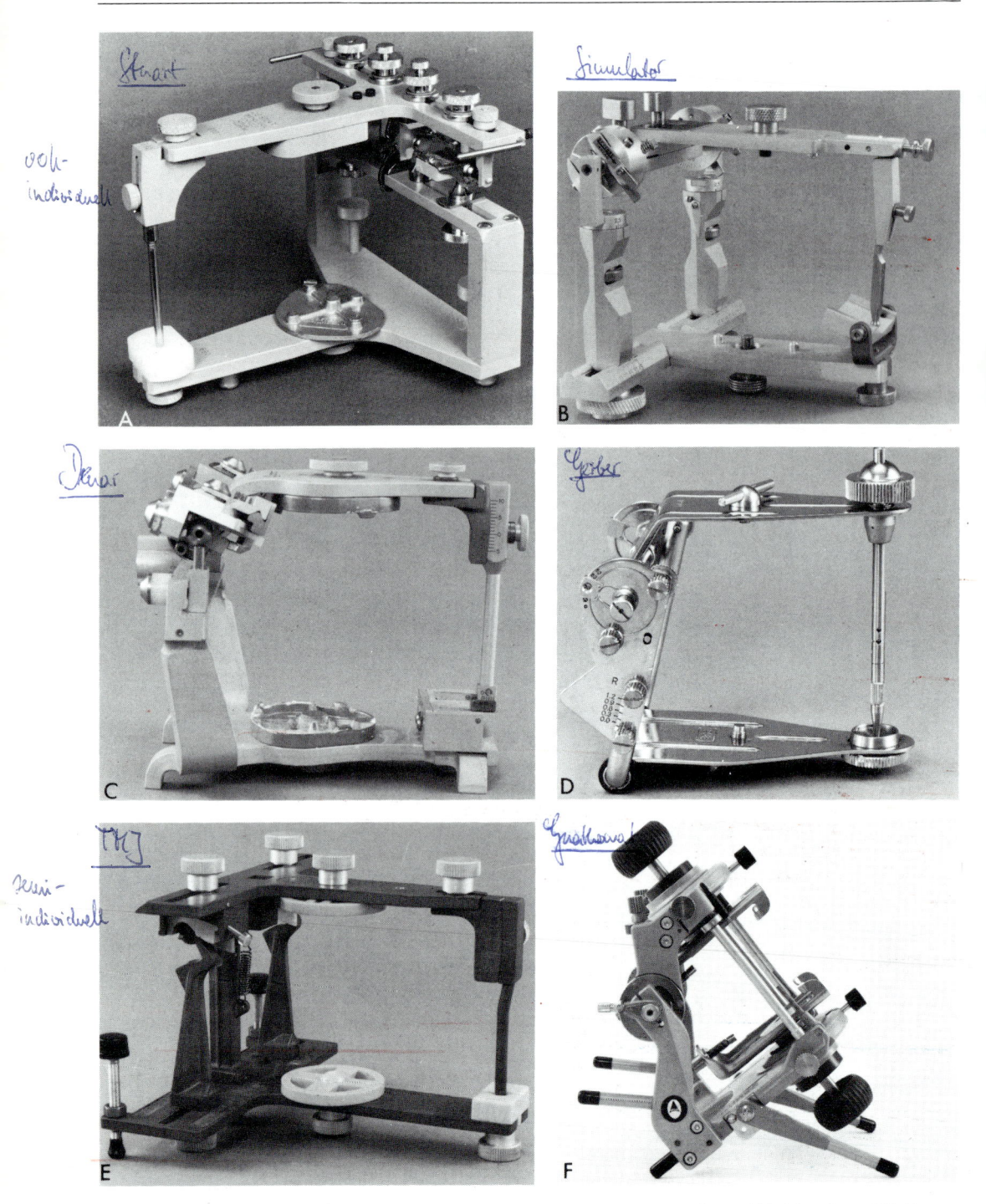

Abb. 2–1   Einstellbare Artikulatoren. „Volleinstellbare" Artikulatoren: *Stuart* (A), Simulator (B), Denar (C). Semieinstellbare Artikulatoren: *Gerber* Condylator (D), TMJ (E), Gnathomat (F).

gen konstruiert sind (Abb. 2–1). Man kann Artikulatoren nach verschiedenen Gesichtspunkten einteilen. Ein praktisches und einfaches Klassifikationssystem unterscheidet:

1. einfache oder geradlinige,
2. Mittelwert-,
3. halbeinstellbare und
4. „volleinstellbare" Artikulatoren.

Die Klassifikationen 3 und 4 werden in der Kategorie der einstellbaren Artikulatoren zusammengefaßt, da im Grunde kein Artikulator vollständig einstellbar ist. Eine andere Klassifikation teilt Artikulatoren in Arcon- und Non-Arcon-Typen ein. Der Begriff Arcon stammt von einem Artikulator, der von *Bergström* konstruiert wurde (**A**rtikulator **Con**dylus).

Die einstellbaren Artikulatoren, die in den Vereinigten Staaten gebräuchlich sind, sind 1. *Hanau* H2, 2. *Whip-Mix*, 3. *Denar*, 4. *TMJ*. In Europa verbreitete Artikulatoren sind der *Dentatus* (sehr ähnlich dem *Hanau* H2) und der *Gerber*-Condylator. Beim Arcon-Typ ist das Bauteil des Kondylus auf der vertikalen Achse und das kondyläre Führungselement am oberen (maxillaren) Teil angebracht. Der *Hanau* H2, der Dentatus und der Condylator sind Non-Arcon-Typen und werden manchmal als Achsen-Typ-Artikulatoren bezeichnet.

Alle gebräuchlichen Artikulatoren bestehen aus einem oberen und einem unteren Teil. Mit dem oberen Teil wird das Oberkiefermodell gehalten. Da der obere Teil beweglich ist, verhält sich das Oberkiefermodell reziprok zum Patienten, bei dem sich der Unterkiefer bewegt. Dieser Umstand ist anfänglich für den Studenten verwirrend, wird aber in kurzer Zeit ein immer kleineres Problem.

Alle gebräuchlichen einstellbaren Artikulatoren benutzen eine Stellung auf der terminalen Scharnierachse als Position zum Einartikulieren der unteren Modelle (Checkbiß in zentrischer Relation) und erlauben eine Gesichtsbogenübertragung, mit der die Oberkiefermodelle in Beziehung zu den Gelenkelementen des Artikulators orientiert werden können.

Der Artikulator und der Gesichtsbogen dienen dazu, die Patientenmodelle so zusammenzubringen, daß Unterkieferbewegungen und okklusale Kontakte simuliert werden können. Die Simulation der Kieferbewegungen und Kontaktbeziehungen erfordert 1. den Gebrauch eines stabilen, reproduzierbaren Referenzrahmens, 2. den Gebrauch eines Artikulators, der die Bewegungen adäquat simuliert.

Scharnierachse *(Hinge Axis)*

Die Scharnierachse bildet die Grundlage des Bezugssystems zwischen Artikulator und Patient. Sie kann 1. durch Palpation, 2. mechanisch mit einem Gerät, das man kinematischen Gesichtsbogen nennt, und 3. arbiträr durch manuelle oder Richtwertmessung, d. h. zum Beispiel 12 bis 13 mm anterior des Tragus, eruiert werden. Die Fehler, die bei diesen Bestimmungsmethoden auftreten, werden in Kapitel 8 und auch andernorts* besprochen. Das Vorgehen bei der Scharnierachsenbestimmung wird in Kapitel 7 beschrieben.

Die Registrierung der Achse besteht darin, die Scharnierachsenpunkte auf jeder Seite des Gesichts zu lokalisieren. Diese zwei Punkte müssen zum Oberkieferzahnbogen in Beziehung gesetzt werden. Darauf wird das Oberkiefermodell nach den Scharnier-

---

* *Bosman, A. E.:* Hinge Axis Determination of the Mandible. Stafleu & Thorlen B. V., Leiden 1974.

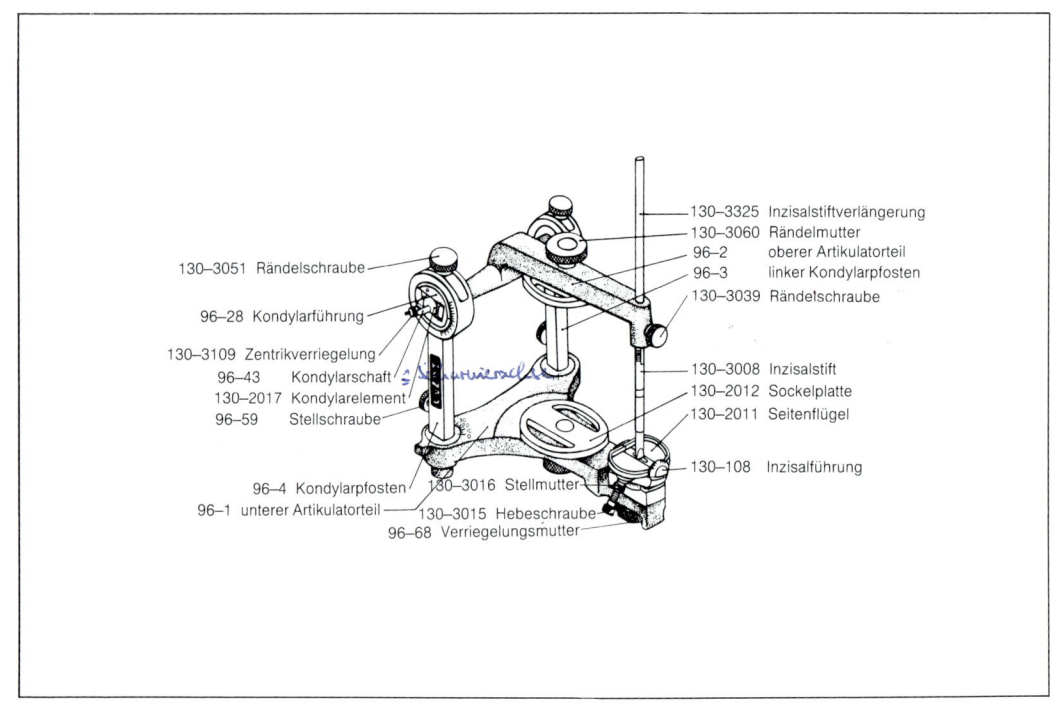

Einstellbare Artikulatoren: Teile und Funktionen

130–3051 Rändelschraube
96–28 Kondylarführung
130–3109 Zentrikverriegelung
96–43 Kondylarschaft
130–2017 Kondylarelement
96–59 Stellschraube
96–4 Kondylarpfosten
96–1 unterer Artikulatorteil
130–3016 Stellmutter
130–3015 Hebeschraube
96–68 Verriegelungsmutter

130–3325 Inzisalstiftverlängerung
130–3060 Rändelmutter
96–2 oberer Artikulatorteil
96–3 linker Kondylarpfosten
130–3039 Rändelschraube
130–3008 Inzisalstift
130–2012 Sockelplatte
130–2011 Seitenflügel
130–108 Inzisalführung

Abb. 2–2 *Hanau*-H2-Artikulatorteile.

achsenpunkten des Artikulators ausgerichtet. Diese Übertragung wird mit Hilfe eines Gesichtsbogens vorgenommen, einem Gerät, das die räumliche Beziehung zwischen der Scharnierachse des Patienten und dem Oberkieferzahnbogen beim Einsetzen des Oberkiefermodells in den Artikulator überträgt (siehe „Ein schneller Blick auf den Gebrauch des Gesichtsbogens" in Kapitel 4).

Der *Hanau*-H2-PR-Artikulator

Der obere Teil des *Hanau* H2-PR hat zwei Kondylarelemente (Abb. 2–2). Durch diese Elemente und den oberen Teil verläuft quer hindurch ein Schaft oder eine Achse, die der Scharnierachse entspricht. Die Kondylenelemente gleiten in schlitzartigen Aussparungen in einer Scheibe durch die **Kondylenführung** (Abb. 2–3). Diese als horizontal bezeichnete Führung kann geneigt werden, um die Bewegungsbahn des Kondylus zu simulieren (nach vorne und unten). Wie in Kapitel 1 erwähnt, entspricht die Neigung der Kondylenführung in Graden weder dem Steilheitsgrad der knöchernen Eminentia noch der wirklichen Kondylenbahn in Winkelgraden. Die Neigung am Artikulator in Graden ist ein relatives Maß, nicht ein absoluter Wert, der direkt zu einem anderen Winkel, z. B. zum Winkel der Eminentia, in Beziehung steht.

Der obere Teil des Artikulators kann in einer Vorwärtsstellung gegen einen mechanischen Anschlag in der „Zentrik", im soge-

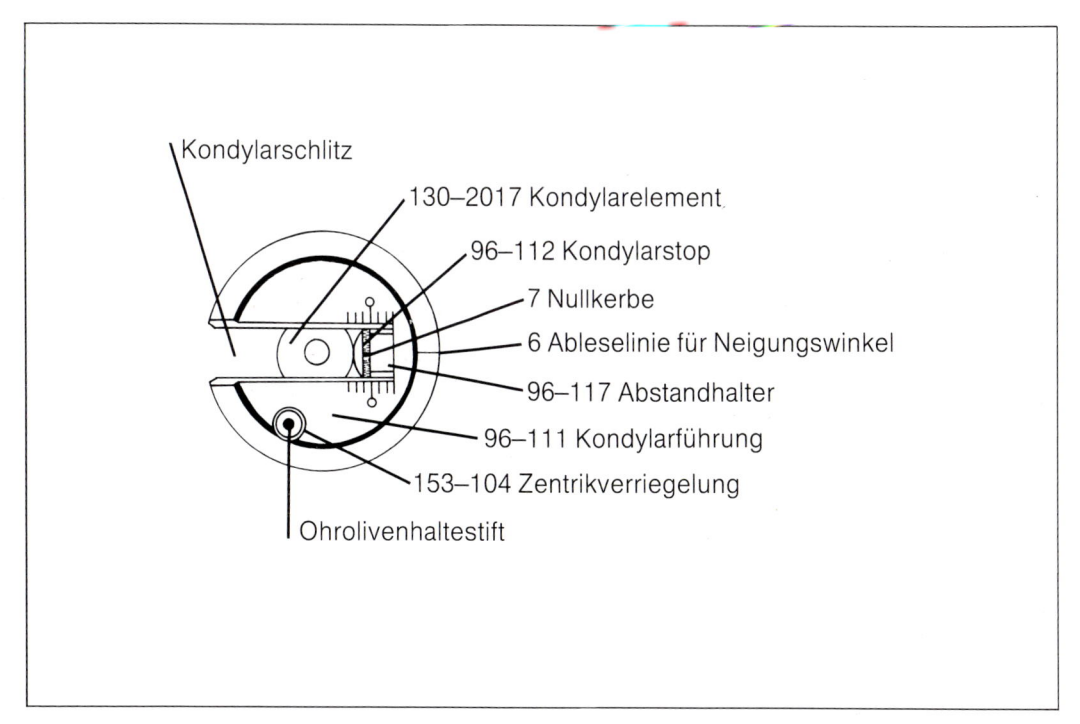

Kondylarschlitz
130–2017 Kondylarelement
96–112 Kondylarstop
7 Nullkerbe
6 Ableselinie für Neigungswinkel
96–117 Abstandhalter
96–111 Kondylarführung
153–104 Zentrikverriegelung
Ohrolivenhaltestift

Abb. 2–3   Kondylenführungsteile.

nannten zentrischen Kondylenstop, verriegelt werden. Wenn das Unterkiefermodell in der zentrischen Relation einartikuliert ist und der obere Teil mit den zentrischen Riegeln gegen den Anschlag verriegelt ist, ist der obere Artikulatorteil in zentrischer Relation beidseitig fixiert. Wenn das Unterkiefermodell in zentrischer Okklusion einartikuliert wird, ist der obere Artikulatorteil in zentrischer Okklusion verriegelt.

Wenn der obere Artikulatorteil in der Zentrik (zentrische Relation oder zentrische Okklusion) verriegelt ist, d. h., wenn die Kondylenelemente gegen die zentrischen Kondylenstops fixiert sind, bewirken Bewegungen der Kondylarführung keine Stellungsveränderung des oberen Teils. Wenn die Abstandhalter und die Kondylenstops am *Hanau* H2-PR in Nullstellung sind und die Kon-

dylarelemente an den Kondylarstops anschlagen, ist der Kondylenschaft des oberen Artikulatorteils in der Kondylenführung zentriert (Abb. 2–3).

Weil am *Hanau*-H2-PR-Artikulator kein kinematischer Gesichtsbogen oder Scharnierachsenlokalisator angebracht werden kann, ist es nicht möglich, die wahre Scharnierachse des Patienten auf den Artikulator zu übertragen. Die Scharnierachse des *Hanau*-H2-PR-Artikulators ist im Zentrum des Kondylarschafts, wenn die Kondylenelemente an den Kondylenstops anliegen (Abb. 2–3). Wie später gezeigt wird, führt die Benutzung einer arbiträren Scharnierachse nur zu kleinen Fehlern, die für die meisten Behandlungsvorgehen annehmbar sind.

Wenn das Unterkiefermodell in zentrischer Relation einartikuliert ist (und beim Patien-

Horizontale
Führung = 30°

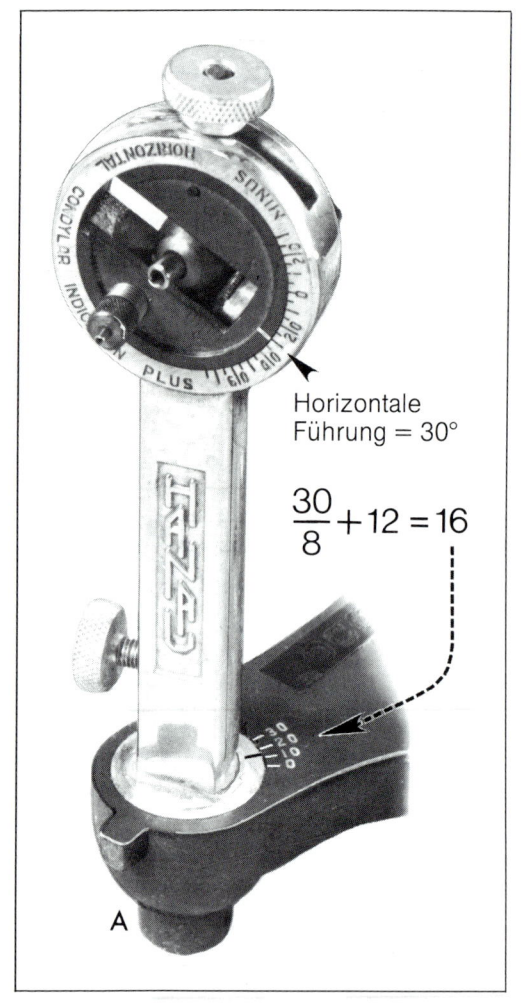

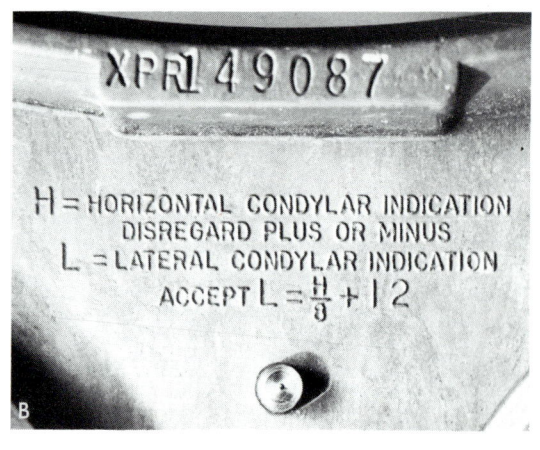

$\frac{30}{8} + 12 = 16$

Abb. 2–4 Einstellen der lateralen Kondylenneigung. A: Korrelation zwischen horizontal eingestelltem Neigungswinkel und der lateralen Neigung; B: Formel auf der Unterseite des Artikulators zur Einstellung der lateralen Neigung.

ten eine Abgleitbewegung in die Zentrik möglich ist), wird der Kondylarschaft beim Schließen der Modelle nicht zentriert (die Zentrikverriegelung ist dabei lose).

Der *Hanau* H2-PR hat eine Vorrichtung für die *Bennett*-Bewegung, d. h. für eine mögliche Lateralverschiebung des Unterkiefers. Sie ist eine Art Mittelwertbewegung, die keine unmittelbare Seitverschiebung (immediate side shift) erzeugt. Die *Bennett*-Bewegung wird am *Hanau* H2-PR als laterale Kondylarneigung bezeichnet und anhand der horizontalen Kondylenneigung bestimmt (Abb. 2–4A). Die Formel findet sich auf der Unterseite der Artikulatorbasis (Abb. 2–4B).

Die Formel für die laterale Kondylenführung am *Hanau* H2-PR ist nie auf ihre Gültigkeit geprüft worden. Ob eine solche Beziehung zwischen horizontaler Kondylenführung und der *Bennett*-Bewegung (der lateralen Kondylenführung) existiert, ist eine umstrittene

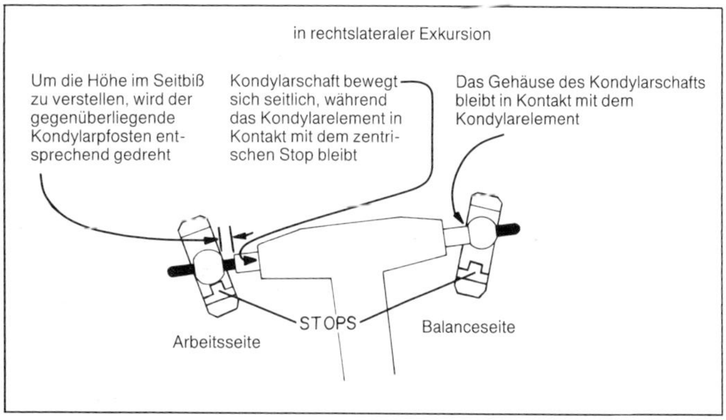

Der *Hanau*-H2-PR-Artikulator

in rechtslateraler Exkursion

Um die Höhe im Seitbiß zu verstellen, wird der gegenüberliegende Kondylarpfosten entsprechend gedreht

Kondylarschaft bewegt sich seitlich, während das Kondylarelement in Kontakt mit dem zentrischen Stop bleibt

Das Gehäuse des Kondylarschafts bleibt in Kontakt mit dem Kondylarelement

Arbeitsseite   STOPS   Balanceseite

Abb. 2–5 Laterale Bewegungsfunktion. Richtige Lateralbewegung des oberen Artikulatorteils erfordert, daß das Kondylarschaftgehäuse während der Lateralbewegung auf der Balanceseite in Kontakt mit dem Kondylarelement bleibt.

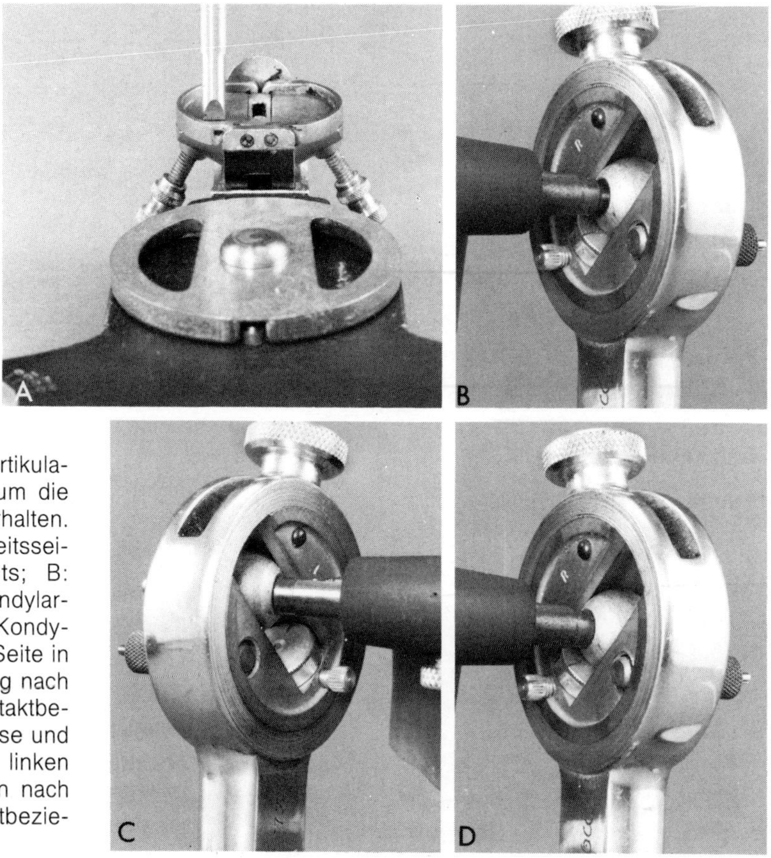

Abb. 2–6 Stellung der Artikulatorteile des *Hanau* H2, um die *Bennett*-Bewegung zu erhalten. A: Inzisalstift in einer Arbeitsseitenexkursion nach rechts; B: korrekte Stellung des Kondylarschaftgehäuses und des Kondylarelements der rechten Seite in einer Arbeitsseitenstellung nach rechts; C: korrekte Kontaktbeziehung zwischen Gehäuse und Kondylarelement auf der linken Seite bei einer Exkursion nach rechts; D: falsche Kontaktbeziehung.

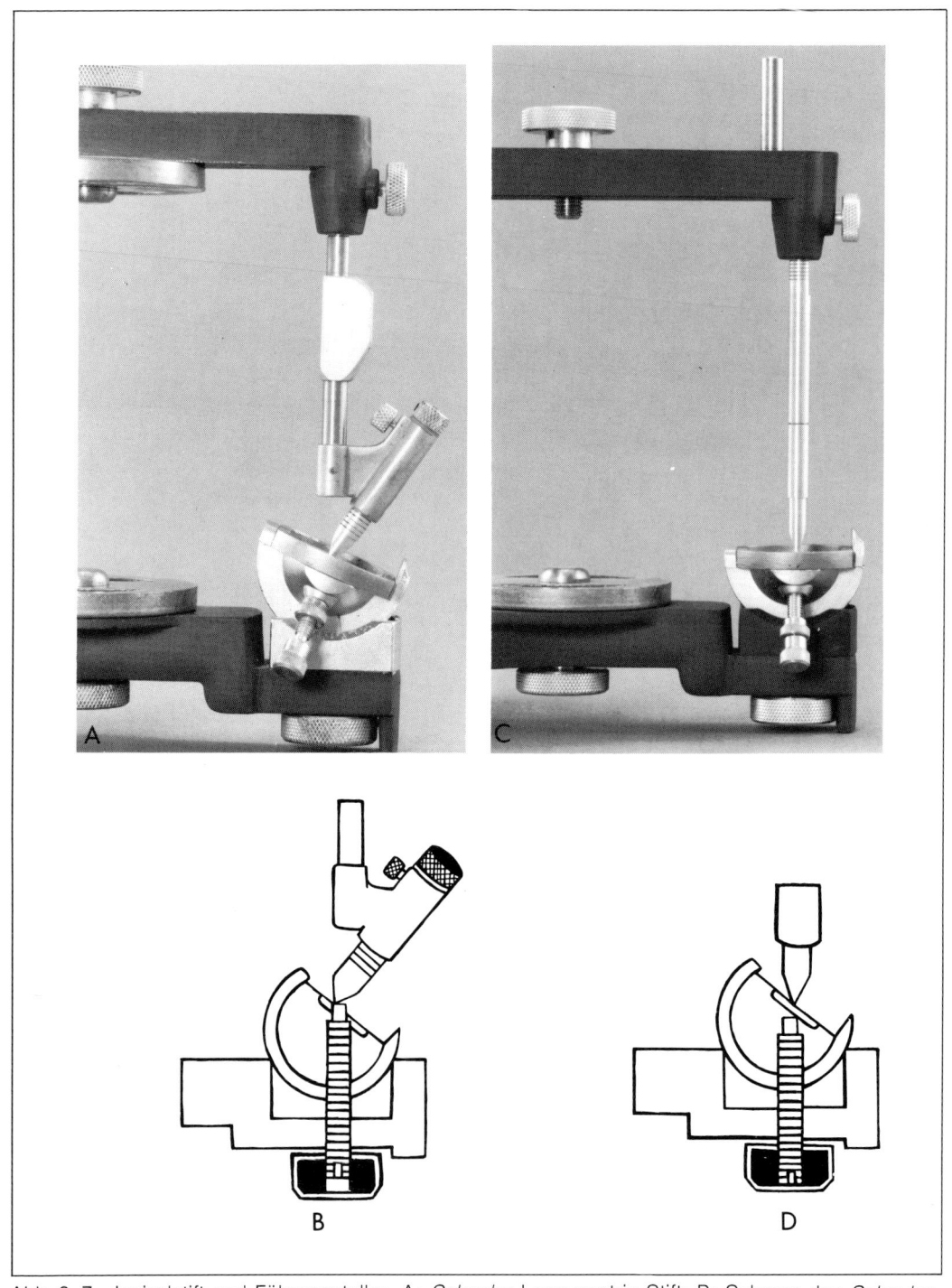

Abb. 2–7   Inzisalstift und Führungsteller. A: *Schuyler*-Long-centric-Stift; B: Schema des *Schuyler*-Inzisalstifts und -Tellers; C: gerader Inzisalstift; D: Freiheit in der Zentrik, Inzisalstift außer Funktion.

Frage. Die *Bennett*-Bewegung scheint jedoch am *Hanau* H2-PR auf etwa 30° begrenzt zu sein, im Gegensatz zum Dentatus mit 40°.

Beim *Hanau* H2-PR ist die korrekte Handhabung des oberen Artikulatorteils für die Erzeugung der *Bennett*-Bewegung von besonderer Bedeutung. Bei der Exkursion nach rechts (Abb. 2–5) bewegt sich der Kondylarschaft (die Achsenführung, das Achsenrohr) seitlich, während das Kondylarelement in Kontakt mit dem Arbeitsseiten-Kondylarstop bleibt. Gleichzeitig bleibt das Ende des Kondylarschaftrohres auf der Balanceseite mit dem Kondylarelement in Berührung. Das Balanceseitenelement entfernt sich bei seitlicher Bewegung vom Kondylarstop (Abb. 2–6).

In einem „volleinstellbaren" Artikulator ist die *Bennett*-Bewegung auf spezielle Art programmiert, und zwar mit den Zähnen außer Kontakt, so daß von ihnen aus keine Führung erfolgt. Im Gegensatz dazu wird beim TMJ-Artikulator mit Hilfe der Führungsinformation der Zähne des Patienten eine Kondylarfossa aus weichem Kunststoff erzeugt.

Der inzisale Führungsteller am *Hanau*-Instrument wird dazu verwendet, die Frontzahnführung nachzuahmen. Die Frontzahnführung kann bis zu einer positiven Neigung von 60° und einer negativen Neigung von 20° eingestellt werden. Den Artikulator kann man mit einem Führungsteller für Long centric (Abb. 2–7A, B) und einem justierbaren Inzisalstift (Abb. 2–7A, B) versehen. Der gerade Führungsstift kann auch verwendet werden (Abb. 2–7C), wenn der Stift im Long-centric-Teller unter die Tellerebene zurückgeschraubt wird. Die Inzisaltellerneigung und die Neigung der Seitenflügel werden so eingestellt, daß sie die Zahnführung ersetzen, um die Abnutzung der Gipsmodelle zu vermeiden oder die Führung zu übernehmen, wenn Zahnsubstanz oder Zähne als Führungselemente fehlen.

Einstellung des Artikulators

Bevor der Artikulator *Hanau* H2-PR eingestellt werden kann, müssen alle Teile sauber geölt und frei beweglich sein. Wachs- und Gipsreste, ausgetrocknetes Öl und Schmutz verhindern, daß die Kondylarelemente sich frei in den Führungen bewegen können. Achten Sie darauf, daß das Kondylarelement sich frei bewegen kann und die Zentrikverriegelung (Abb. 2–8D) die Bewegung in die lateralen und protrusiven Stellungen nicht hemmt. Die Kondylenführung sollte frei von 0° nach 70° und wieder nach 0° bewegt werden können.

Protrusiv-retrusive Komponenten

Der *Hanau*-H2-PR-Artikulator besitzt eine protrusiv-retrusive Einstellung, die es erlaubt, das Oberkiefermodell nach vorne und nach hinten zu bewegen. Damit ist es möglich, eine zentrische Relation zu simulieren und die Modelle in zentrischer Okklusion zu verriegeln, wenn das Unterkiefermodell in zentrischer Relation einartikuliert wurde.

Vor dem Gebrauch muß der Protrusiv-retrusiv-Mechanismus auf eine „Null-Zentrik" eingestellt werden. Vor dem Zentrikstop ist ein Abstandhalter eingesetzt (Abb. 2–8A). Damit kann das Kondylarelement nicht in eine retrusive, sondern nur in eine zentrische oder protrusive Position bewegt werden. Für retrusive Justierung muß der Abstandhalter entfernt werden. Er wird bei keiner Prozedur in dieser Anleitung entfernt, sondern bleibt immer eingesetzt.

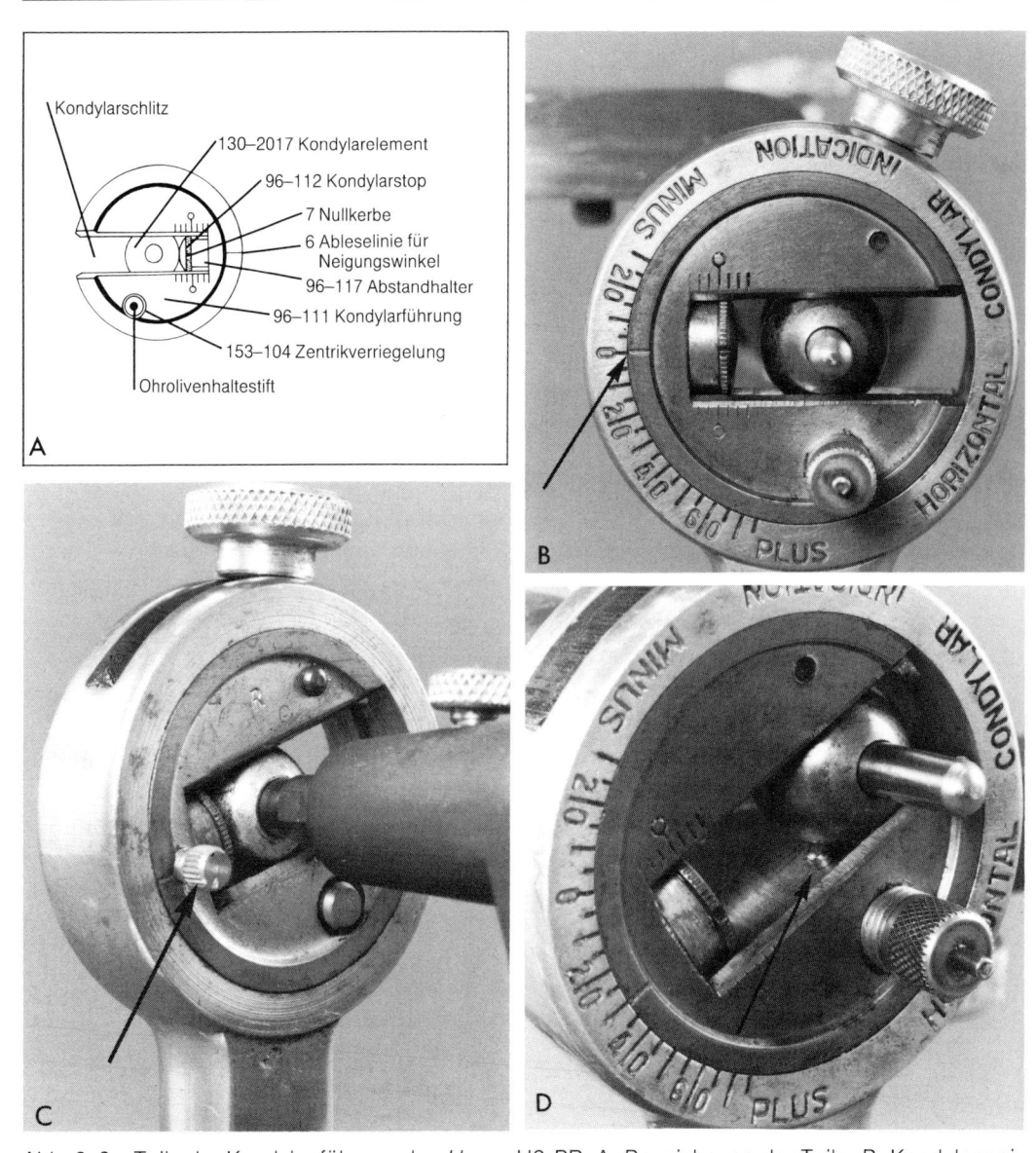

Einstellbare Artikulatoren: Teile und Funktionen

Abb. 2–8 Teile der Kondylenführung des *Hanau* H2-PR. A: Bezeichnung der Teile; B: Kondylenneigung auf Null gestellt; C: Verriegelungsschraube; D: Stift im Kondylarschlitz, er wird durch den Zentrikriegel im Kondylarelement betätigt.

Die PR-Einstellung ist in „Null-Zentrik", wenn der Abstandhalter eingesetzt ist und der Kondylarstop im Uhrzeigersinn gedreht ist, bis die Rückseite des Kondylarstops gegen den Abstandhalter stößt und die Kerbe (7 in Abb. 2–8A) auf dem gezähnten Rand des Zentrikstops mit der Nullinie (6 in Abb. 2–8A) auf der Kondylenführung übereinstimmt (Abb. 2–8B). Der Zentrikstop wird mit der Verriegelungsschraube auf der Innenseite der Kondylenführung fixiert (Abb. 2–8C).

Wenn das Kondylarelement am Zentrikstop anliegt und die Unterkante des gezähnten Randes des Zentrikstops mit der Null der PR-Kalibrierung übereinstimmt, ist der Kondylarschaft in der Kondylenführung zentriert. Weil das Kondylenelement zentriert ist, wird nun bei Veränderung der Kondylenneigungsführung keine Bewegung des Artikulatoroberteils stattfinden. In irgendeiner anderen Stellung der Kondylarelemente außer in Null, also in Protrusiv- oder Retrusivstellung, wird sich das Oberkiefermodell bewegen, wenn die Kondylenführung verstellt wird.

Jeder Abstandhalter und Zentrikstop wurde dem Schlitz der Kondylenführung individuell angepaßt. Lösen Sie die Abstandhalter nicht und versuchen Sie nicht, die Stops und die Abstandhalter auszuwechseln. Wenn sie nicht gebraucht werden, sollten sie in der Artikulatorschachtel, mit Klebeband am Deckel fixiert, aufbewahrt werden.

Jede ganze Umdrehung des Zentrikstops ergibt 1 mm Vorschub, und jede Linie auf dem gezähnten Rand zeigt 1/4 mm an. Die Kalibrierung auf der Kondylarführung für die protrusiv-retrusive Führung ist in Millimetern markiert.

Ausrichten des Artikulators in der Nullstellung

Bevor man die Modelle in einem *Hanau* H2-PR einartikuliert, ist es nötig, den Artikulator in eine korrekte Anfangsstellung zu bringen. Es gibt am Artikulator einstellbare Komponenten, die sich während des gewöhnlichen Gebrauchs zufällig lösen oder die bewußt verstellt werden können, z. B. für die Herstellung einer Restauration. Dann wird es nötig, diese verstellbaren Komponenten in ihre korrekte Ausgangslage zurückzubringen, damit Modelle für eine Arbeit richtig einartikuliert werden können.

Der Artikulator muß auf antero-posteriore („Null-Zentrik") und laterale Fehlstellungen überprüft werden. Weil die Höhe des Inzisalstifts die anteriore Stellung des Artikulatoroberteils beeinflußt, muß er so eingestellt werden, daß das obere Ende bündig mit der oberen Fläche des Artikulatorteils zu liegen kommt. Der Stift muß so gedreht werden, daß die Kante des unteren Endes quer zur Längsachse des Artikulators steht. Korrekturen der Stiftstellung werden durch Lösen und Festdrehen der Inzisalstift-Rändelschraube vorgenommen. Die Inzisalteller- und -flügeleinstellung auf 0° erleichtert die Kontrolle allfälliger Artikulator-Fehleinstellungen. Diese Maßnahme wird mit Hilfe der entsprechenden Schraubenmuttern getroffen.

Wenn die PR-Einstellung nicht in der „Null-Zentrik" fixiert wird, muß die Rändelschraube auf der Innenseite der Kondylenführung gelöst und der Zentrikstop bis zur Nullanzeige gedreht werden. Wenn die PR-Einstellung nicht auf beiden Seiten des Artikulators auf Null steht, ist der Inzisalstift in seitlicher Richtung nicht zentriert. Diese Asymmetrie muß man von derjenigen unterscheiden, die durch einen verbogenen Inzisalstift, einen verbogenen Kondylarschaft oder durch einen unkorrekt zentrierten Kondylarschaft im Rohr erzeugt wird.

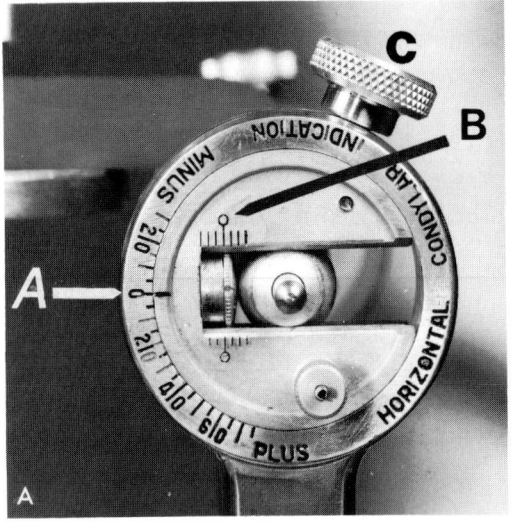

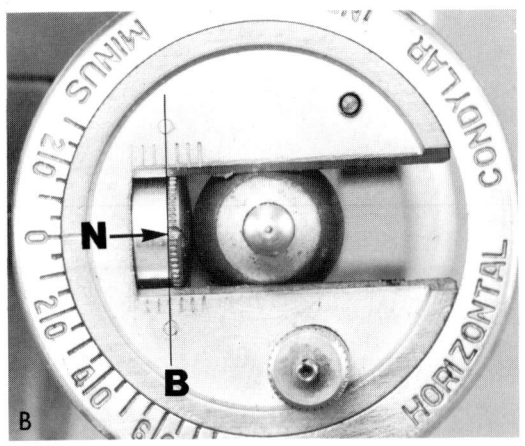

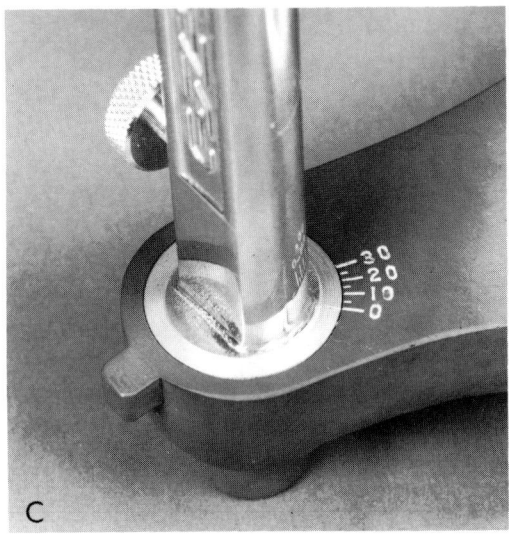

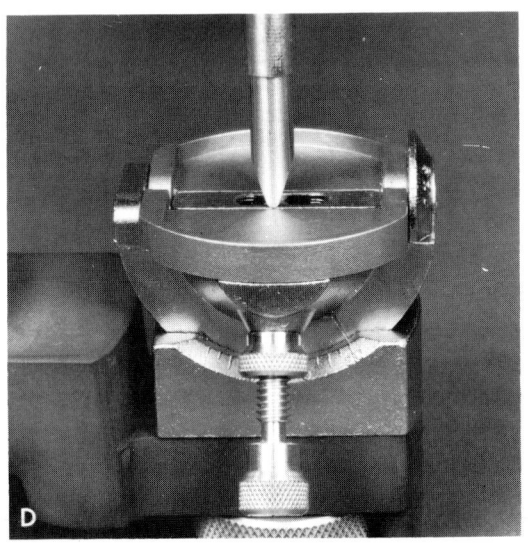

Einstellbare Artikulatoren: Teile und Funktionen

Abb. 2–9A bis G Schnellprüfung der Nulleinstellung des *Hanau*-H2-PR-Artikulators

1. Die horizontale Kondylarneigung auf 0 stellen (Abb. 2–9A). Die Rändelschraube (C) lösen und die Kondylarführung drehen, bis die Neigungswinkelmarke (A) auf Null steht.
2. Den Kondylarstop auf 0 stellen (Abb. 2–9A und B). Die Feststellschraube lösen und den Kondylarstop so stellen, daß die flache Seite des Zentrikstops bündig mit der Nullinie der PR-Skala steht (B). Die Kerbe (N) auf dem Rand des Kondylarstops auf 0 stellen (Abb. 2–9B).
3. Die laterale Kondylarneigung auf 0 stellen (Abb. 2–9C). Die Rändelschrauben der Kondylarpfosten lösen und die Kondylarpfosten drehen, bis die Seitenmarken am Pfosten und an der Artikulatorbasis auf 0 stehen.
4. Die Inzisaltellerneigung auf 0 stellen (Abb. 2–9D und E). Den Inzisalteller auf 0 stellen (Abb. 2–9D) und die Flügelstellschraube im Gegenuhrzeigersinn drehen, bis die Seitenflügel auf 0 stehen (Abb. 2–9E).

Einstellung des Artikulators

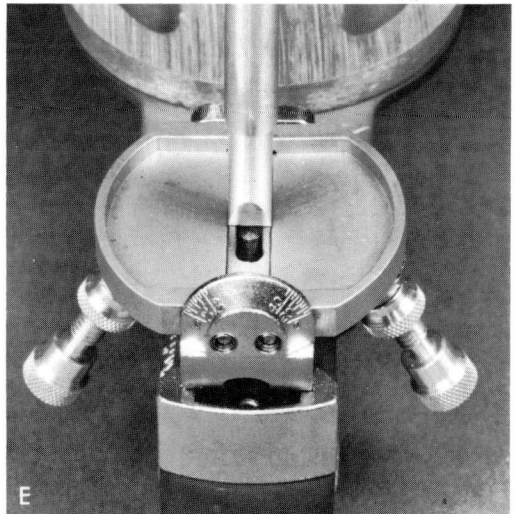

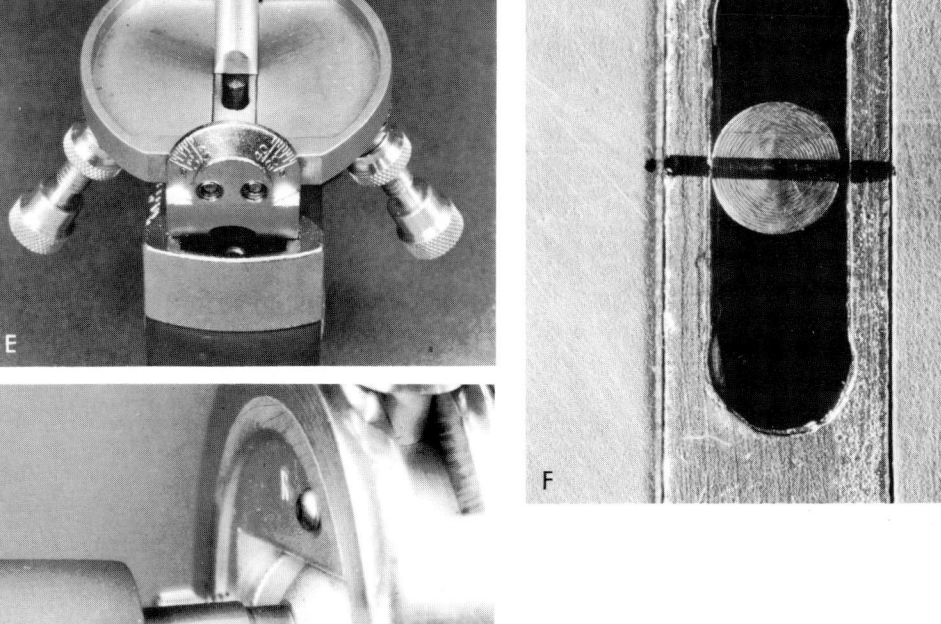

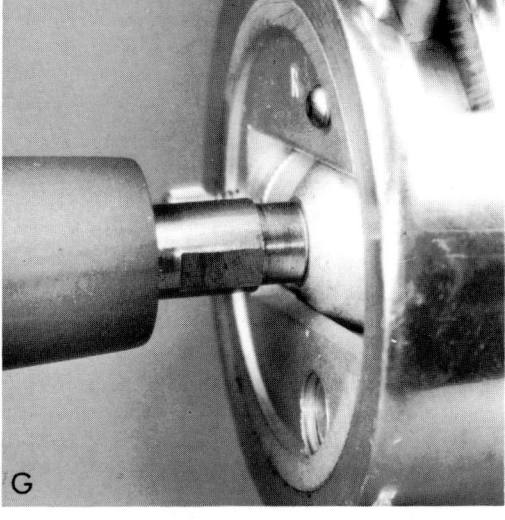

5. Überprüfen, ob der Inzisalstift zentriert ist (Abb. 2–9D bis F). Das obere Ende des Inzisalstifts muß bündig mit dem oberen Artikulatorteil fixiert sein. Das untere blattartige Ende sollte sowohl seitlich (Abb. 2–9E) als auch antero-posterior (Abb. 2–9D) auf dem Inzisalteller zentriert sein. Mit Artikulatorpapier kontrollieren (Abb. 2–9F).

6. Prüfen, ob der obere Artikulatorteil zentriert ist (Abb. 2–9G). Falls eine Seitwärtsbewegung des oberen Artikulatorteils möglich ist, wenn er in der Zentrik verriegelt ist und/oder der Inzisalstift lateral nicht zentriert ist, muß das Kondylarschaftgehäuse (Röhre) neu eingestellt werden.

Nulleinstellung des *Hanau*-H2-PR-Artikulators

Soll der H2-PR-Artikulator auf Null eingestellt werden, müssen neun Gradmarken auf Null stehen. Der Inzisalstift muß antero-posterior und seitlich zentriert und alle Rändelschrauben angezogen sein.

Die Rändelschraube an der Kondylarführung lösen. Die Kondylarführung vorwärts und rückwärts rotieren, um zu sehen, ob sie von 0°–70° frei beweglich ist. Die Strichmarke auf Null stellen und die Rändelschraube wieder anziehen.

Den Zentrikriegel lösen. Ebenfalls die Zentrikstop-Schraube auf der Innenseite der Kondylenführung lösen. Falls der zentrische Stop noch nicht eingestellt ist, ihn in der richtigen Richtung rotieren, bis seine flache Rückseite (mesialer Aspekt) mit der Nullmarke auf der PR-Skala übereinstimmt. In dieser Stellung sollte die Rückseite mit dem Abstandhalter im Kondylarschlitz in Kontakt stehen. Die tiefe Kerbe auf dem Zentrikstop sollte mit der Null auf der horizontalen Neigungsskala übereinstimmen. Nach dieser Einstellung den oberen Artikulatorteil nach vorne ziehen und die Verriegelungsschrauben anziehen. Die Kondylarelemente müssen den zentrischen Stops anliegen, bevor die Verriegelungsschrauben festgedreht werden.

Die Rändelschrauben auf den Kondylarpfosten lösen. Die Pfosten nach links und rechts drehen. Bewegen sie sich frei? Die Marken auf Null stellen und die Rändelschrauben wieder anziehen.

Die Stellmutter an der Basis des Inzisaltellers lösen. Den Teller drehen, um zu sehen, ob er frei beweglich ist. Die Strichmarke auf 0 stellen und die Stellmutter anziehen.

Die seitlichen Hebeschrauben der lateralen Flügel so weit zurückdrehen, bis sie in ihrer Nullstellung sind. Die Feststellmutter an der Hebeschraube anziehen. Die Länge des Inzisalstifts kontrollieren. Sie sollte 108 mm betragen.

Die antero-posteriore Zentrierung des Inzisalstifts folgendermaßen nachprüfen: Die Rändelschraube auf der Vorderseite des oberen Artikulatorteils lösen. Den Stift so verschieben, daß seine obere Endfläche auf dem Artikulatoroberteil eben aufliegt. Den Stift so drehen, daß die Rändelschraube gegen den flachen Bereich am oberen Teil des Stifts angezogen wird. Den oberen Artikulatorteil mit dem fixierten Inzisalstift gegen den Inzisalteller schließen. Die antero-posteriore Zentrierung mit Artikulationspapier prüfen (Abb. 2–9E). Wenn die Farbmarke nicht im antero-posterioren Zentrum des Tellers liegt, kann dies ein Fabrikationsfehler sein, der Stift kann zu lang oder verbogen sein, der Teller kann zu hoch sein oder die Zentrikstops stehen nicht auf Null. In jedem Fall muß der Stift höher oder niedriger gestellt werden, bis er mit dem antero-posterioren Zentrum Kontakt hat. Die Distanz zwischen dem oberen und unteren Artikulatorteil sollte 108–110 mm betragen, wenn sie hinter dem Inzisalteller mit dem korrekt eingesetzten Inzisalstift gemessen wird. Die Höhe des Inzisaltellers über dem unteren Artikulatorteil sollte etwa 12 mm betragen.

Der Inzisalstift muß auch seitlich zentriert sein. Wenn er trotz korrekter Länge und ohne verbogen zu sein seitlich nicht zentriert ist, muß das Kondylarschaftgehäuse neu eingestellt werden. Die beiden Feststellschrauben für die Kondylarschäfte (die Achsen) finden sich auf der Unterseite des oberen Artikulatorteils (Abb. 2–10A). Das Spiel (die seitliche Verschiebungsmöglichkeit) des oberen Artikulatorteils und die seitliche Beweglichkeit des Inzisalstifts auf dem Teller prüfen. Das Spiel sollte weniger als

Einstellung des Artikulators

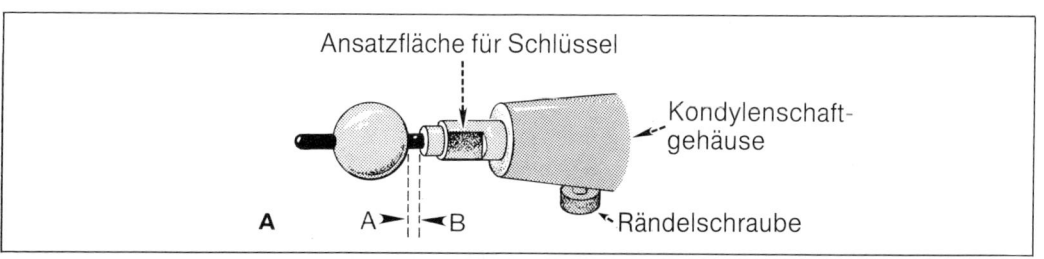

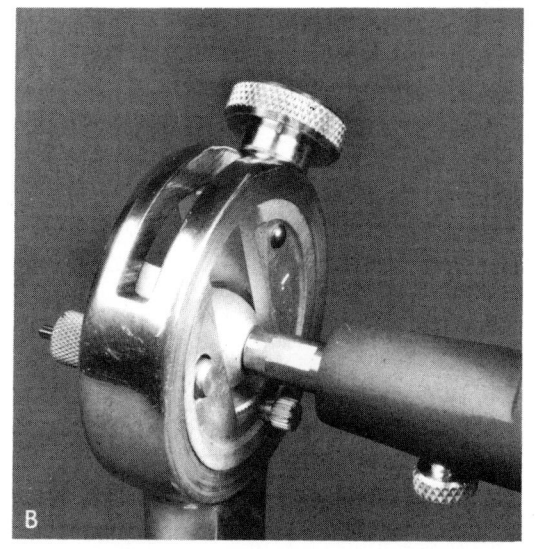

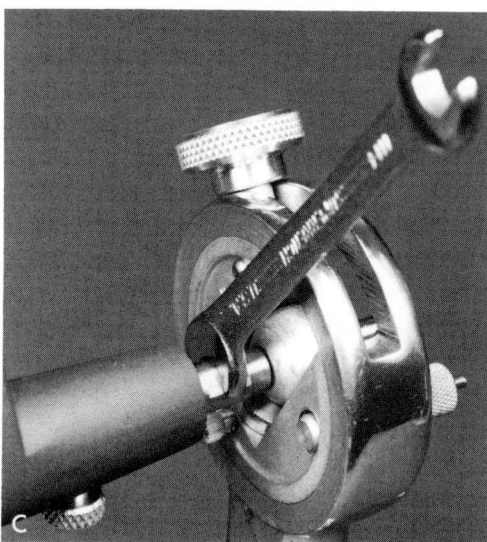

Abb. 2–10 Nulleinstellung des H2-PR-Artikulators. A: Schematische Zeichnung der Teile (Kondylarelement, Schaft und Feststeller für Gehäuse). Die Endfläche des Gehäuses (B) sollte gerade mit dem Kondylarelement Kontakt haben (A), wenn die Kondylarelemente mit den zentrischen Haltepunkten in Kontakt sind. B: Gehäuse in Zentrikkontakt; C: Gebrauch des Schraubenschlüssels zur Veränderung der Gehäuseeinstellung, wenn die Stellschrauben gelöst sind.

0,1 mm, aber größer als Null sein, und der Inzisalstift sollte zwischen den inneren Rändern der Seitenflügel der Inzisalführung in Kontakt stehen (Abb. 2–10B). Um zu großes Spiel zu korrigieren oder eine unkorrekte laterale Stellung zu kompensieren, können die Kondylenschäfte durch Drehen mit einem 7/32-Inch-Schraubenschlüssel justiert werden (Abb. 2–10C). Mit der richtigen Justierung wird der Inzisalstift auf dem Teller zentriert stehen, und das Kondylarschaftgehäuse wird das Kondylarelement kaum berühren. Jetzt die zwei Feststellschrauben anziehen und die laterale Zentrierung des Inzisalstifts und das Spiel im oberen Artikulatorteil erneut überprüfen.

Wenn der Artikulator in seiner Grund- und Nullstellung nicht richtig eingestellt wurde, entstehen Probleme mit der vertikalen Dimension* bei einartikulierten Modellen. Die folgenden Fehler sind die häufigsten:

---

* Eine Veränderung der Distanz zwischen dem oberen und unteren Artikulatorteil und Verlust einiger oder aller zentrischer Kontakte zwischen den einartikulierten Modellen.

51

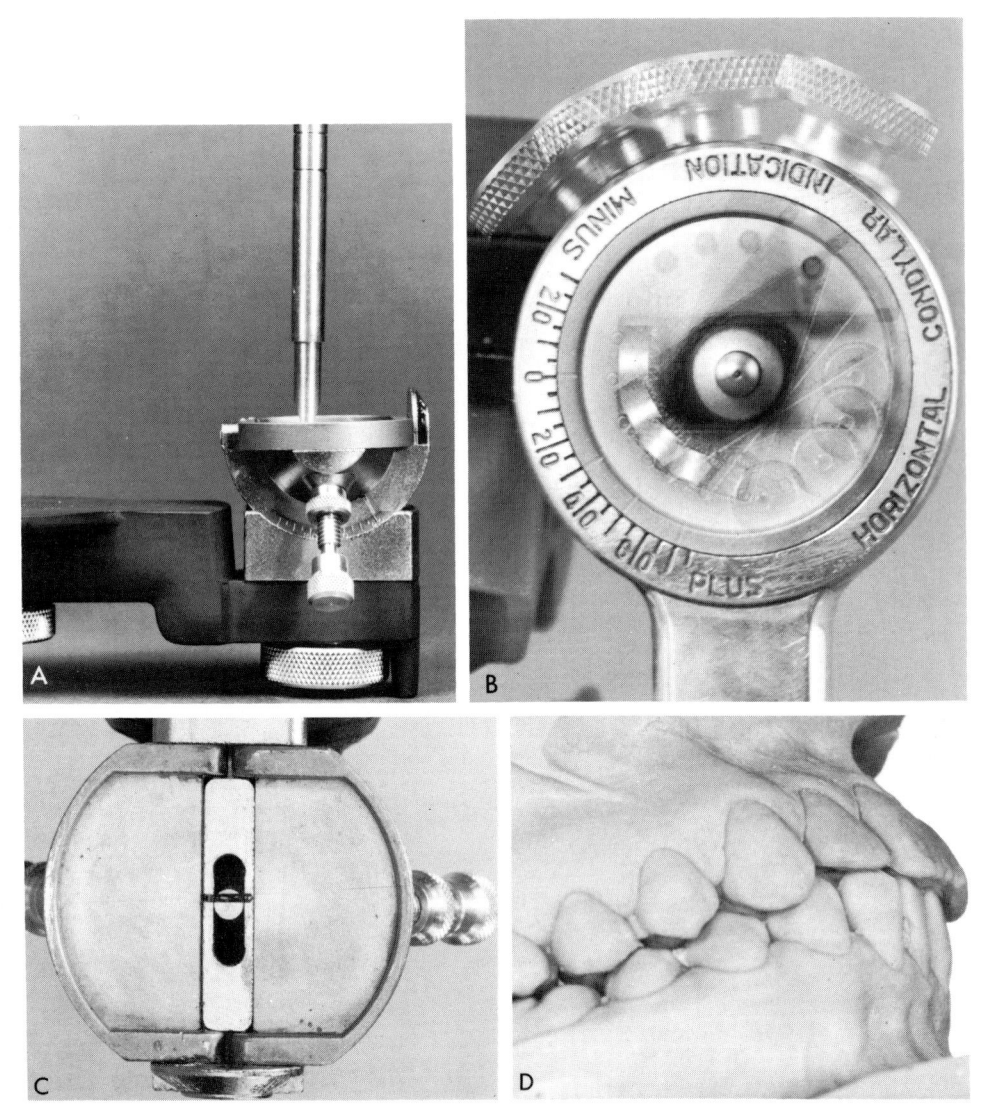

Einstellbare Artikulatoren: Teile und Funktionen

Abb. 2–11 Unkorrekte Artikulatornullstellung und ihre Auswirkung auf die vertikale Dimension. A und C: Antero-posteriore Einstellung des Inzisalstifts ist unkorrekt. B: Das Loch am Ende der Artikulatorachse steht still, wenn das Kondylarelement korrekt eingestellt ist. Wenn das Kondylarelement nicht auf Null gestellt ist, wie in B, hebt sich der obere Artikulatorteil wie in D und bewirkt eine Disklusion der Zähne (vergrößerte vertikale Dimension).

1. Wenn der Inzisalstift in antero-posteriorer Richtung nicht zentriert ist, wird eine Veränderung der vertikalen Dimension eintreten, falls der Inzisalteller aus seiner Nullposition heraus bewegt wird.
2. Wenn der Inzisalstift seitlich zwar zentriert, aber in antero-posteriorer Richtung zu weit distal steht und eine positive Neigung des Inzisaltellers eingestellt werden muß, kann das Stiftende mit dem vorstehenden Rand in Kontakt kommen, bevor eine genügend große Protrusionsbewegung ausgeführt werden kann.
3. Wenn der Stift lateral nicht zentriert ist, bewirkt die Hebung der Seitenflügel eine Veränderung der vertikalen Dimension.
4. Wenn die Kondylarschäfte und Kondylarelemente nicht in den Zentren der Kondylarelemente stehen, wie in Abb. 2–11B gezeigt, wird eine Veränderung der vertikalen Dimension auftreten, wenn verschiedene Neigungen der Kondylarführung eingestellt werden. (Wenn die Zentrikstops nicht korrekt in die Nullage gebracht werden können, ist dies ein Herstellungsfehler am Artikulator).

Arcon- und Kondylar-Artikulatoren

Es gibt eine ganze Anzahl von Arcon- und Non-Arcon-Artikulatortypen. Drei der am meisten gebrauchten sind der *Hanau* H2-PR, der Whip-Mix und der Denar. Der Denar, in Abbildung 2–12A und B gezeigt, ist ein semieinstellbarer Arcon-Typ, während der *Hanau* H2 ein Kondylar-Typ und ebenfalls semijustierbar ist (Abb. 2–12C). Ein anderer *Hanau*-Artikulator, der *Hanau* 158-4, ist ein Arcon-Instrument (Abb. 2–12E, F). Auf dem Arcon-Artikulator sind die Kondylarführungen am oberen Artikulatorteil angebracht und die Kondylarelemente an den vertikalen Pfosten des unteren Teils. Ein Hauptunterschied zwischen den zwei Artikulatortypen betrifft die Entfernung des oberen Teils. Beim Arcon-Typ ruht der obere Artikulatorteil auf den Kondylenelementen, während beim Kondylar-Typ (H2-PR) der obere Artikulatorteil im Schlitz der Kondylarführung gefangen ist. Der Anwender eines Arcon-Artikulators muß darauf achten, daß die Führungsflächen des Artikulatoroberteils immer mit dem Kondylarelement in Kontakt bleiben. Einige Arcon-Instrumente wie z. B. der Whip-Mix (Abb. 2–13A) haben Vorrichtungen zur Veränderung des Interkondylarabstandes. Auf dem Whip-Mix ist die Einstellung mit klein (small), mittel (medium) und groß (large) bezeichnet.

Die Kondylarführung am Kondylar-Typ, dem *Hanau* H2-PR, wird mit einem protrusiven interokklusalen Wachsbiß eingestellt, weil der Artikulator keinen lateralen Checkbiß zuläßt.

Wie bereits erwähnt, wird die laterale Neigung auf dem H2-PR mit der Formel bestimmt, die auf der Unterseite der Artikulatorbasis eingraviert ist. Mit dem Dentatus (Abb. 2–13B), einem anderen Kondylar-Typ, kann die seitliche Kondylarneigung mit lateralen Checkbissen eingestellt werden. Am Dentatus kann sie bis zu 40° steil gestellt werden. Auf dem Arcon-Typ (Whip-Mix) können die horizontale Kondylenneigung und der *Bennett*-Winkel mit Hilfe von Wachsregistrierungen mit dem Unterkiefer in rechts- und links-protrusiver Stellung eingestellt werden.

Wie in den Abbildungen 2–14 und 2–15 gezeigt wird, existieren Unterschiede zwischen Arcon- und Kondylar-Artikulatoren. Offensichtliche Unterschiede gibt es bei den Winkeln, z. B. zwischen der Kondylenführung und dem Schaftgehäuse oder der

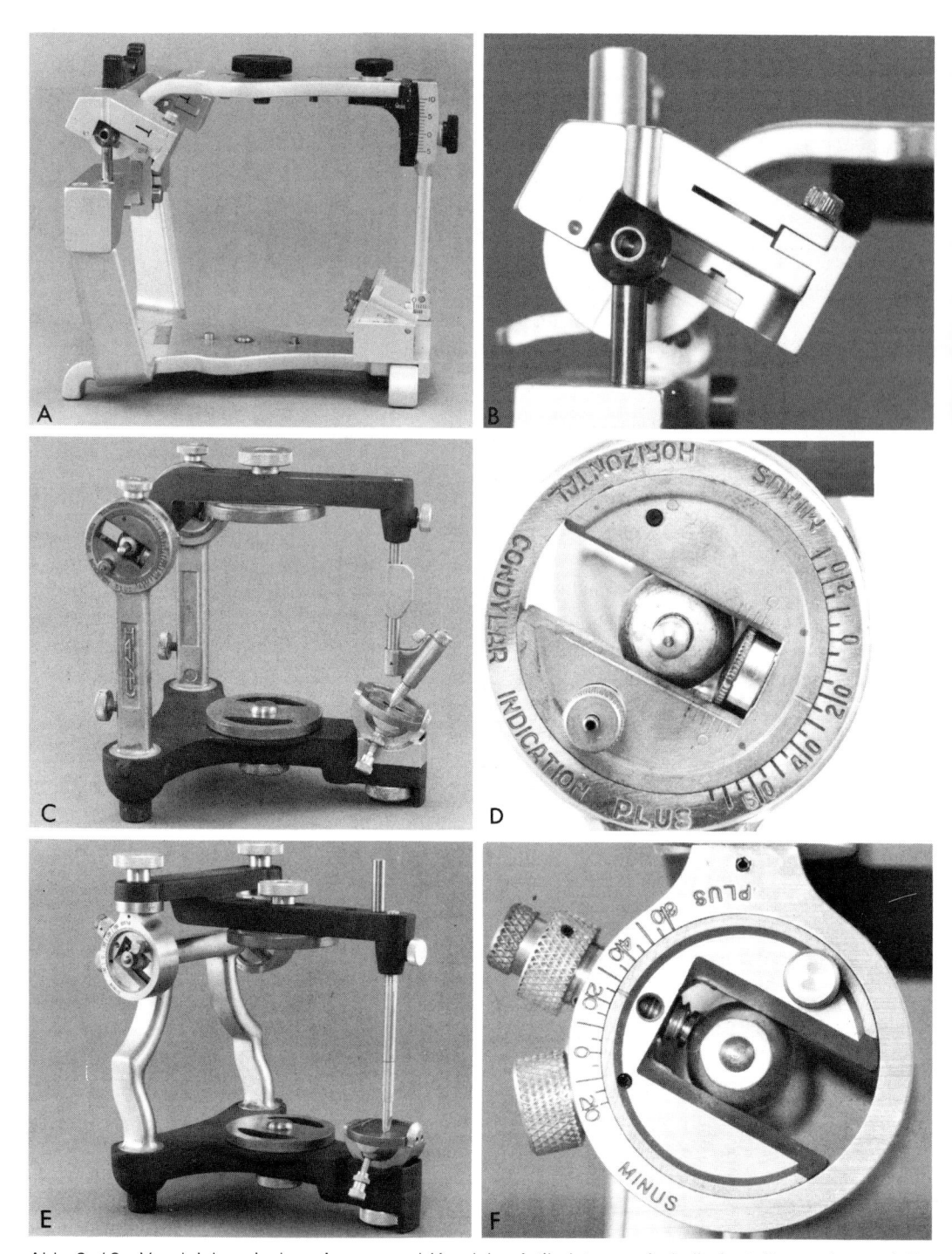

Abb. 2–12 Vergleich zwischen Arcon- und Kondylar-Artikulatoren. A: halbeinstellbarer Arcon-Artikulator (Denar); B: Der obere Artikulatorteil ruht auf dem Kondylarelement. C: *Hanau*-H2-PR-Kondylar-Artikulator; D: Das Kondylarelement ist am oberen Artikulatorteil befestigt. E: *Hanau*-Arcon-Artikulator; F: Der obere Artikulatorteil ruht auf dem Kondylarelement innerhalb des Kondylarschlitzes.

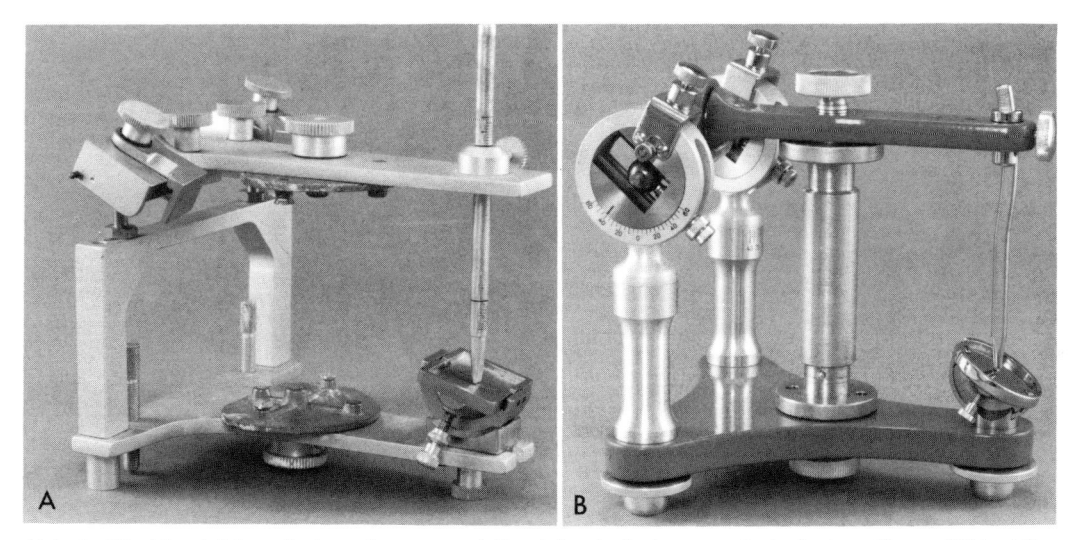

Abb. 2–13 Vergleich zwischen Arcon- und Kondylar-Artikulatoren. A: halbeinstellbarer Whip-Mix-Artikulator; B: halbeinstellbarer Dentatus-Artikulator.

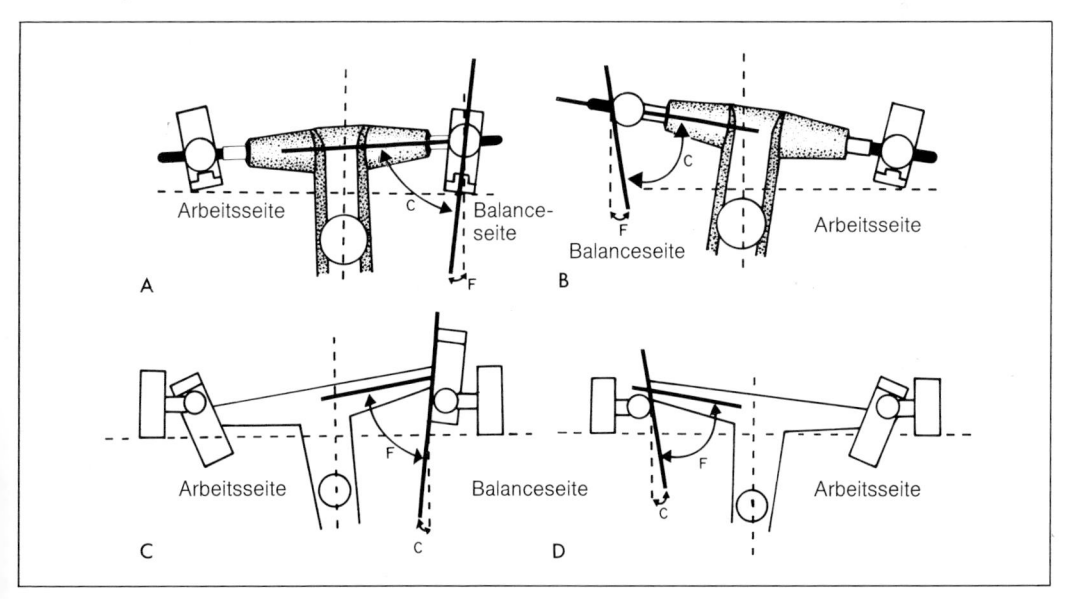

Abb. 2–14 Vergleich zwischen Arcon- und Kondylar-Artikulator. A und B: Kondylar-Artikulator; C und D: Arcon-Artikulator (siehe Text).

Scharnierachse des oberen Artikulatorteils. In einem Instrument ist ein Winkel vorgegeben, im anderen ist er veränderbar. In den Abbildungen weist F auf gegebene Winkel hin; das bedeutet, daß der Winkel zwischen der Achse und der Kondylarführung sich in einem gegebenen Moment nicht verändert. C weist auf einen veränderbaren Winkel hin

55

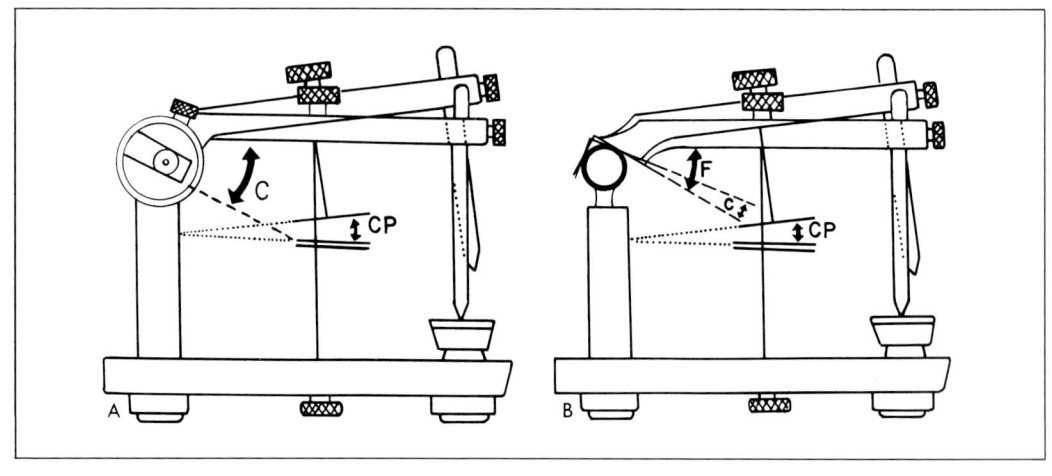

Abb. 2–15 Vergleich zwischen Arcon- und Kondylar-Artikulator. A: Kondylar-Typ, B: Arcon-Typ (siehe Text).

und CP auf eine veränderbare Okklusalebene. Die Instrumente erzeugen auf der Basis der Kondylenführung die gleichen Bewegungen, und zwar als Resultat der Wechselwirkung zwischen einer Kondylarkugel und einer schiefen Ebene. Man muß sich daran erinnern, daß sich in einem Arcon-Artikulator die **Kondylarführung** mitsamt dem oberen Artikulatorteil bewegt. Beim Non-Arcon-Artikulator bewegt sich die **Kugel** mit dem oberen Artikulatorteil.

In den Abbildungen 2–15A und 2–15B wird der Unterschied zwischen einem Arcon- und einem Kondylar-Artikulator in der sagittalen Ebene aufgezeigt. Wenn das Kondylar-Instrument geöffnet wird (d. h. die vertikale Dimension vergrößert wird), ändert sich die Okklusalebene (CP), aber die Kondylarführung bleibt fixiert. Beim Arcon-Artikulatortyp verändert sich der Kondylarführungswinkel, wenn der Artikulator geöffnet wird.

Bei restaurativen Arbeiten, die eine sogenannte „Bisserhöhung" oder „Bissöffnung" (Vergrößerung der vertikalen Dimension mit Zahnkontakt) einbeziehen, sind halbeinstellbare Kondylar-Instrumente nicht geeignet, weil die meisten von ihnen offensichtliche Beschränkungen für Gesamtrekonstruktionen aufweisen. Für die Totalprothesenkonstruktion wurden für Arcon-Instrumente keine Vorteile aufgezeigt, obwohl volleinstellbare Artikulatoren für Veränderungen der vertikalen Dimension eher günstiger sind. (Die meisten sogenannten volleinstellbaren Artikulatoren mit dreidimensionalem Bewegungspotential sind gewöhnlich Arcon-Instrumente.)

Einigen Autoren zufolge gibt der Arcon-Artikulatortyp die physiologischen Bedingungen vollständiger wieder als der Kondylar-Typ. Allerdings ist die klinische Überlegenheit des Arcon-Instruments nicht nachgewiesen worden. Viele Kliniker sehen keine Unterschiede von praktischer Konsequenz zwischen Arcon- und Kondylar-Artikulatortypen, weder für die semi- noch für die volleinstellbaren.

Übungen zu Kapitel 2

1. Welches Problem tritt beim Einstellen des Inzisaltellers auf, wenn der Inzisalstift in antero-posteriorer Richtung nicht zentriert ist?

2. Welches Problem tritt beim Einstellen der lateralen Stützstifttellerflügel auf, wenn der Stützstift in seitlicher Richtung nicht zentriert ist?

3. Welche Wirkung könnte laterales Spiel des Oberkieferteils des Artikulators auf im Instrument hergestellte Restaurationen haben?

4. Welche Artikulatoreinstellungen beeinflussen die antero-posteriore Lage des Stützstiftes?

5. Welche Artikulatoreinstellungen beeinflussen die seitliche Lage des Stützstiftes?

6. Eine Molarenrestauration wird auf einem Arcon-Artikulator, z. B. dem Whip-Mix, aufgewachst. Was wäre die Konsequenz, wenn das Kondylarelement nicht in Kontakt mit seiner Führungsfläche stehen würde?

7. Warum kann ein Artikulator mit einer variablen Interkondylardistanz theoretisch als genauer angesehen werden als ein Artikulator mit einer Mittelwertdistanz zwischen den Kondylen?

8. Identifizieren Sie die Teile A bis H in Abbildung 2–16.

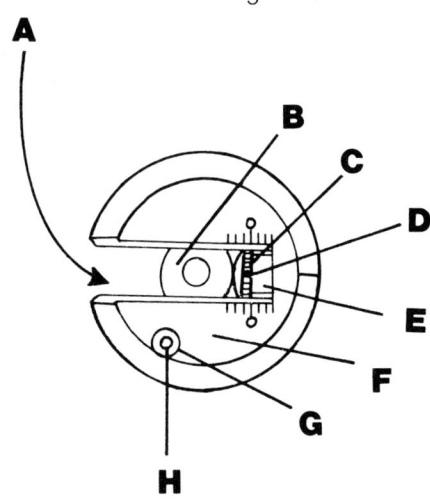

Abbildung 2–16

9. Nennen Sie zwei Fehler, die die vertikale Dimension einartikulierter Modelle verändern können.

10. Nennen Sie zwei Möglichkeiten, die die laterale Lage des Inzisalstiftes verändern können.

11. Geben Sie drei mögliche Erklärungen für eine Änderung der antero-posterioren Lage des Inzisalstifts.

12. Welcher Fabrikationsfehler kann eine Veränderung der vertikalen Dimension hervorrufen, wenn eine Verstellung der Kondylarneigung nötig wird, um das Unterkiefermodell einzuartikulieren?

Test zu Kapitel 2

1. Der *Hanau* H2-PR
   a) sollte auf Null gestellt werden, indem der Inzisalteller auf Null gebracht wird.
   b) sollte mit den Lateralflügeln auf Null zentriert werden.
   c) a und b
   d) sollte zentriert werden, indem man den Zentrikstop des Kondylarelements auf beiden Seiten auf Null stellt.
   e) a, b und d
2. Die Modelle sind in zentrischer Okklusion im H2-PR einartikuliert, und der Artikulator ist auf Null gestellt. Wenn nun die Abstandhalter entfernt werden und der Zentrikstop nach vorne bewegt wird,
   a) wird der Inzisalstift antero-posterior nicht mehr auf dem Inzisalteller zentriert sein.
   b) ergibt die Veränderung eine simulierte zentrische Relationsstellung für die Kondylarelemente, aber die Kondylarführung wird nicht gleich bleiben.
   c) wäre die rückwärtigste Stellung des Unterkiefermodells 3 mm weiter hinten.
   d) bleibt die zentrische Okklusion dieselbe.
   e) alle genannten Punkte
3. Wenn der H2-PR-Artikulator richtig eingestellt ist, sind alle folgenden Punkte erfüllt, außer:
   a) Das Kondylarschaftgehäuse liegt fest an der Fläche des Kondylarelementes.
   b) Das Kondylarelement steht in direktem Kontakt mit dem zentrischen Stop bei zentriertem Inzisalstift.
   c) Das Oberkiefermodell hat normalerweise genügend Platz, um in eine Vorwärtsstellung bewegt werden zu können.
   d) Die Kondylarelemente sollten am Schaft des Achsengehäuses nicht klemmen.
   e) Die laterale Kondylenführung kann von 0° bis 30° eingestellt werden.
4. Welche der folgenden Faktoren können die laterale Lage des Inzisalstiftes beeinflussen?
   a) Zentrikstop-Einstellung
   b) Seitliche Führung
   c) Kondylenführungseinstellung
   d) Art des Kontakts des Kondylenelements und des Schaftgehäuses
   e) alle genannten Punkte
5. Der Whip-Mix und der *Hanau* H2-PR sind in folgenden Punkten ähnlich:
   a) Ein Ohrstabgesichtsbogen wird dazu verwendet, das Oberkiefermodell einzuartikulieren.
   b) Eine interokklusale Registrierung (Wachsbiß) wird dazu verwendet, die Kondylenführung einzustellen.
   c) a und b
   d) Beide haben eine Vorrichtung zur Einstellung der Interkondylardistanz.
   e) a, b und d

6. Vergleich zwischen dem Arcon- und dem Kondylar-Artikulator:
   a) Auf dem *Hanau* H2-PR bleibt die Neigung des Kondylarschlitzes bei Protrusionsbewegung zum Unterkiefermodell konstant.
   b) Während der Protrusionsbewegung verändert sich der Neigungswinkel zwischen dem oberen Artikulatorteil und dem Kondylarschlitz des *Hanau* H2-PR.
   c) a und b
   d) Auf einem Arcon-Artikulator (Whip-Mix) bleibt der Unterkieferteil des Artikulators in bezug auf den Kondylarschlitz bei der Protrusionsbewegung konstant.
   e) a, b und d
7. Die Unterschiede der klinischen Ergebnisse, bei Gebrauch des *Hanau* H2-PR und des Whip-Mix-Artikulators
   a) sind für die meisten zahnärztlichen Arbeiten klinisch nicht signifikant.
   b) sind sehr bedeutungsvoll für extreme Interkondylardistanzen.
   c) a und b
   d) sind nicht von Bedeutung für die Anfertigung der meisten Prothesen.
   e) a, b und d
8. Der Artikulator in Abbildung 2–17 ist:
   a) ein Kondylar-Typ
   b) ein Arcon-Instrument
   c) voll einstellbar
   d) a und c
   e) b und c

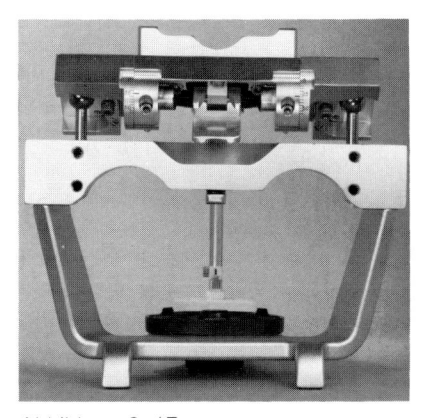

Abbildung 2–17

Abbildung 2–18

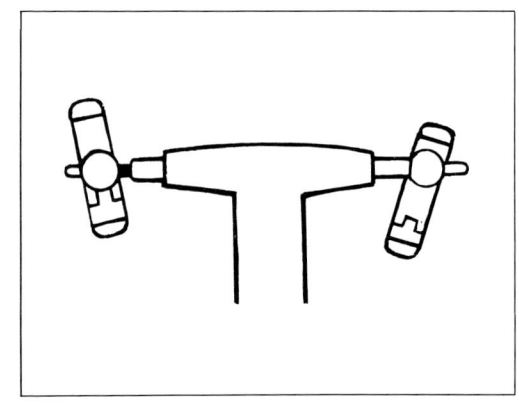

9. In Abbildung 2–18 bewegt sich das Oberkiefermodell auf die:
   a) rechte Arbeitsseite, unkorrekt
   b) rechte Arbeitsseite, korrekt
   c) linke Arbeitsseite, unkorrekt
   d) linke Arbeitsseite, korrekt
   e) unmöglich zu beantworten, ungenügende Information

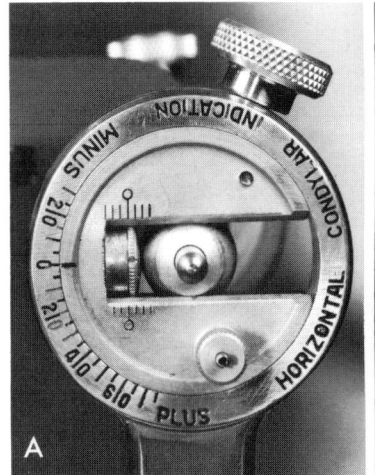

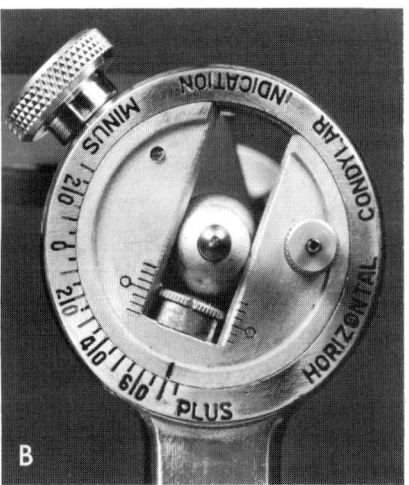

Abbildung 2–19

10. Die Veränderung der Kondylenneigung von 0° auf 70° (Abb. 2–19A und B) würde ergeben:
   a) eine Aufwärtsbewegung des Oberkiefermodells
   b) eine Abwärtsbewegung des Oberkiefermodells
   c) Aufwärts- und Vorwärtsbewegung des Oberkiefermodells
   d) Abwärts- und Vorwärtsbewegung des Oberkiefermodells
   e) keines der Genannten

Kapitel 3

Halbeinstellbare Artikulatoren: Anteriore Führung

Es wurde bereits darauf hingewiesen, daß die Inzisalführung eines Artikulators (Inzisalteller und Inzisalstift) eine Simulationsvorrichtung der eigentlichen Führung durch die Frontzähne ist. Sie wird bisweilen als mechanisches Äquivalent bezeichnet. Obwohl der Name nur auf die Führung durch Schneidezähne hinweist, kann die Inzisalführung auch Eckzähne einbeziehen, wenn dafür Vorrichtungen am Inzisalteller des Artikulators vorhanden sind. Eine treffendere Bezeichnung für Inzisalführung ist anteriore Führung, besonders dort, wo eine lateroprotrusive Führung möglich ist. Weil das Einartikulieren von Modellen nicht vor dem Kapitel 7 dieses Handbuches besprochen wird und das Einschleifen erst im Kapitel 11, sollten die praktischen Aspekte des 2. Abschnitts dieses Kapitels bis zu diesem Zeitpunkt aufgeschoben werden.

1. Abschnitt

Einführung: Lernziele und Lektüre

Zweck und Ziel dieses Kapitels bestehen darin, die Theorie der Inzisalführung einzuführen und ihren Gebrauch und ihre Grenzen zu besprechen. Praktische Fähigkeiten sollen ebenfalls vermittelt werden.

Lernziele

1. Der Leser sollte imstande sein, die Teile der Inzisalführung zu identifizieren.
2. Er sollte die Funktion des Inzisaltellers und -stifts für den allgemeinen Gebrauch beschreiben können (1. Abschnitt) und den Gebrauch des *Schuyler*-Stifts und -Tellers verstehen sowie die Freiheit in der Zentrik entwickeln können (2. Abschnitt).
3. Er sollte imstande sein, die Grenzen der Inzisalführung des Artikulators aufzuzeigen.
4. Er sollte die individualisierte anteriore Führung (Inzisalführung) vorbereiten können.

Lektüre (fakultativ)

Schuyler, C. H.: An evaluation of incisal guidance and its influence in restorative dentistry. J Prosthet Dent 9, 374 (1959).

Anteriore Führung: Biologische Aspekte

Es wäre nicht richtig, die Einflüsse der anterioren Strukturen des Kausystems auf die Kieferbewegungen isoliert zu betrachten, so als wären keine anderen Einflüsse vorhanden. Es ist auch nicht korrekt anzunehmen, die physikalische Führung durch die Zähne sei der wichtigste beherrschende Faktor der anterioren Führung. Die anteriore Führung ist die Summe einer Anzahl von sensorischen und mechanischen Kontaktimpulsen für die Kontrolle der okklusalen Beziehungen der anterioren Zähne.

Es ist nicht ungewöhnlich, daß Funktionsstörungen des Kausystems als Resultat scheinbar geringer physikalischer und/oder ästhetischer Veränderungen der Frontzähne entstehen. Das Gefangenwerden von Unterkieferschneidezähnen in neuen Oberkieferfrontzahnfüllungen, zum Beispiel durch Übergreifen in der zentrischen Okklusion, ist eine häufige Ursache für funktionelle Störungen. Dadurch kann der Patient seine zentrische Okklusion beim Schlucken oder Kauen nicht erreichen, und eine Distalverlagerung des Unterkiefers hat eine Kiefergelenks-Okklusions-Disharmonie zur Folge, speziell bei vorzeitigem Kontakt in zentrischer Relation.

Es gibt keinen Beweis dafür, daß die anterioren Zähne die posterioren schützen oder daß okklusale Kontakte auf den vorderen Zähnen stärker sein sollten als auf hinteren Zähnen. Die Steuerung der Kräfte, die auf die Zähne wirken, ob einzeln oder in Gruppen, hängt von einer Anzahl von Faktoren ab, von denen zur Zeit viele hypothetisch sind.

Die Steilheit der Inzisal- oder Eckzahnführung ist für die neuromuskuläre Harmonie nicht von Bedeutung. Die tatsächliche Steilheit sollte mit der vorhandenen Okklusion harmonieren. Nur um Gruppenfunktion von posterioren Zähnen zu vermeiden, sollte keine willkürliche Erhöhung vorgenommen werden. Wenn keine funktionellen Störungen vorhanden sind, kann eine willkürliche Erhöhung der Inzisalführung vorgenommen werden, um eine posteriore Disklusion sicherzustellen. Dies kann aber in bestimmten Fällen wiederum zu okklusaler Dysfunktion führen, wie z. B. zu anterior offenem Biß.

Anteriorer Führungsteller und -stift

Die Funktionen des anterioren Führungssystems eines Artikulators sind,

1. als Leitelement zum Aufbau der morphologischen Charakteristika von restaurativen Arbeiten zu dienen (bei einer Gesamtrehabilitation relativ zu den protrusiven und lateroprotrusiven Bewegungen),
2. das Abreiben der einartikulierten Gipsmodelle zu verhindern, um einen Verlust vertikaler Dimension zu vermeiden,
3. eine Verformung von aufgewachsten Restaurationen und einen Verlust ihrer vertikalen Dimension zu verhindern und
4. die Eckzahnführung während des Aufwachsens einer Okklusionsschiene sicherzustellen.

Um eine oder mehrere dieser Aufgaben zu erfüllen, wurden mehrere Arten von Tellern und Stiften entwickelt.

Einzelne dienen nur dazu, die vertikale Dimension in der Zentrik zu erhalten (Abb. 3–1). Einige bestehen aus flachen Ebenen, die fest in einem bestimmten Winkel zueinander für die laterale Führung angeordnet sind, bei denen aber der Winkel in der Vorbißführung verstellt werden kann. Bei anderen können umfassende Einstellungen des Tellers vorgenommen werden. Sie erlauben mit den verstellbaren flachen Ebenen für laterale Exkursionen die Einstellung der Steilheit der Protrusionsbewegungsführung (Abb. 3–2). Bei einer der Konstruktionen kann eine dünne Metallfolie zu einer Kombination von Kurvaturen für die laterale und protrusive Führung gebogen werden (Abb.

Anteriorer Führungsteller und -stift

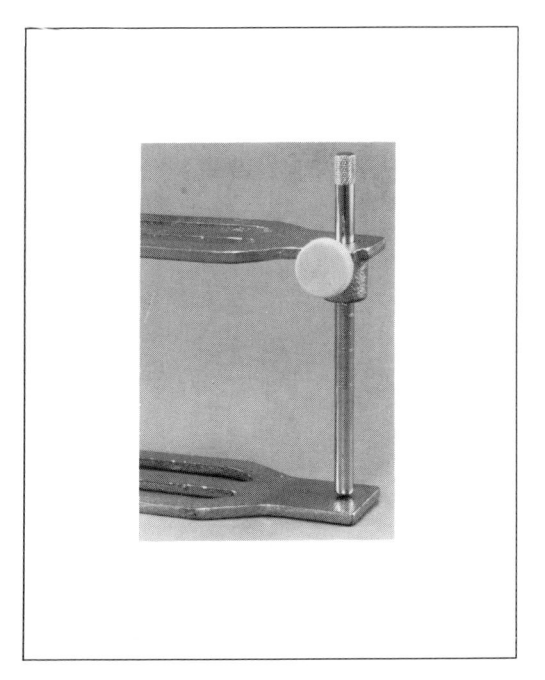

Abb. 3–1 Anteriorer Führungsteller und -Stift. Inzisalstift ohne inzisalen Führungsteller.

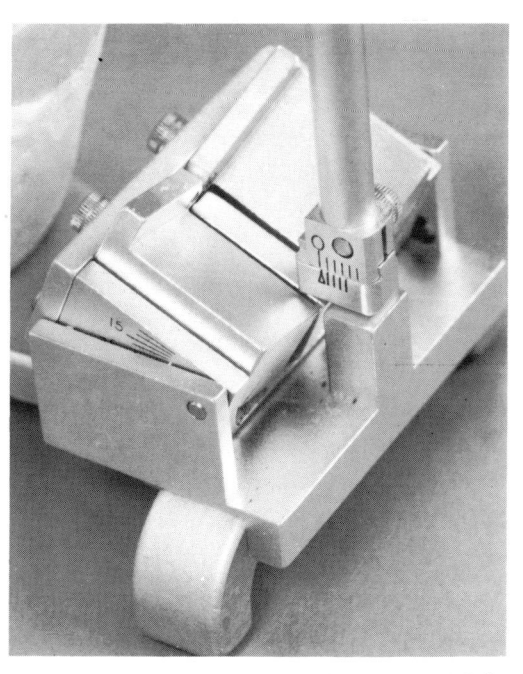

Abb. 3–2 Einstellbare Inzisalführung und Stift. Die Inzisalteller-Einstellung ist auf flache Ebenen und Winkel begrenzt.

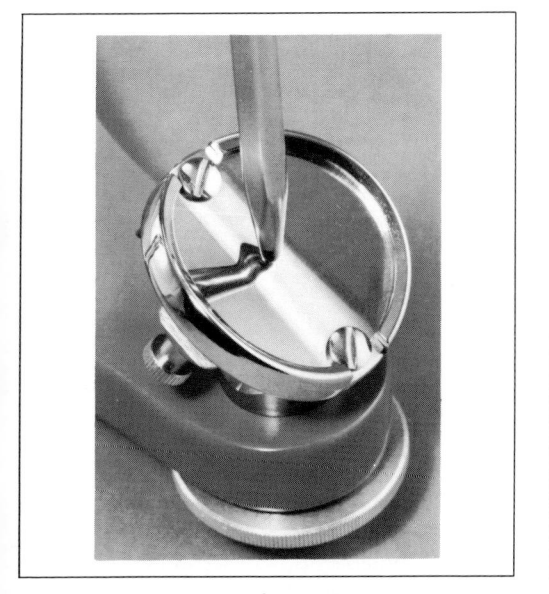

Abb. 3–3 Einstellbare Inzisalführung. Die Führung wird mit einer dünnen Metallfolie bewirkt, so daß alle Richtungsänderungen ebenmäßig verlaufen.

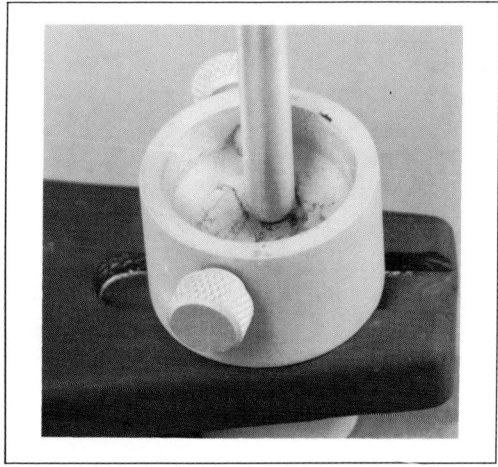

Abb. 3–4 Einstellbare inzisale Führung. Becher, der autopolymerisierenden Kunststoff aufnehmen kann, um eine individualisierte Führung auszuformen.

3–3). Wiederum andere sind Schalen für Autopolymerisat, in das die Führungsform durch „Einpflügen" der Kontaktbeziehungen der Zähne übertragen wird (Abb. 3–4). Die verschiedenen Konstruktionsarten zielen darauf ab, eine Führung zu liefern, die mit einem vernünftigen Aufwand einen guten Gebrauch von Stift und Führungsteller erlaubt. Der Kontakt zwischen zwei Eckzähnen oder zwei Inzisiven bei lateralen oder protrusiven Bewegungen stellt gewöhnlich nicht eine flache Ebene dar. Die faziale Fläche und die Spitze bzw. Kante eines unteren Eck- oder Schneidezahns haben Kurvenform. Während der Bewegungen folgen die Punkte auf diesen Flächen den Kurvaturen der lingualen Flächen der Oberkiefereckzähne oder -inzisiven. Immer wenn ein Standard- oder „volleinstellbarer" Teller oder Stift keine adäquaten Kontakte erlaubt, um die Form der anterioren Führung zu bestimmen, ist es möglich, Stiftführungskurven mit einer individualisierten Kunststoffform anstelle flacher Ebenen zu schaffen. Flache Ebenen eines einstellbaren Tellers gestatten nur begrenzten Kontakt zwischen führenden schiefen Führungsfacetten von Zähnen, während gebogene Flächen, die individuell entsprechend den Kontaktflächen der Zähne ausgeformt werden, eine spezielle Führung ermöglichen. In der Tat kann ein „volleinstellbares" Teller-Stift-System weniger individualisiert einstellbar sein als ein ausgeformtes. Falls eine weite Freiheit in der Zentrik oder eine bedeutende Kurvatur der Zahnführung bestehen, ist eine individualisierte anteriore Führung angezeigt.

Inzisalstifte

Wie in Abbildung 3–5 dargestellt, unterscheiden sich Inzisalstifte grundsätzlich darin, ob eine Vorrichtung für die Änderung der vertikalen Dimension angebracht ist oder nicht. Falls die vertikale Kontaktdimension verändert werden muß, ist es nötig, den Stift so zu verstellen, daß die Spitze wieder zentriert steht.

Zur Veränderung der vertikalen Dimension wurden verschiedene Systeme entworfen: Der gekrümmte Stift am Dentatus (Abb. 3–5A), der gebogene Stifthalter am Denar (Abb. 3–5B) und am TMJ-Artikulator (Abb. 3–5C) und der Ausgleichstift des *Hanau*- (Abb. 2–7A) und des Simulator-Artikulators (Abb. 3–5D). Die Mechanismen dieser Stifte werden im Zusammenhang mit dem *Schuyler*-Stift und -Teller diskutiert.

Bestimmung der anterioren Führung

Die restaurativen Probleme bestimmen die Art der anterioren Führung. Wenn in einem Fall keine anteriore Führung mehr übrig geblieben ist, muß ihre Herstellung auf die Ästhetik, aber auch auf die Harmonie zwischen den anterioren und posterioren Okklusionskomponenten Rücksicht nehmen. Dieser Vorgang ist bedeutend schwieriger als die Einstellung der Inzisalführung in Fällen, in denen die Hauptelemente von den natürlichen Frontzähnen aus noch vorhanden sind. Am häufigsten werden Stift und Teller dazu gebraucht, die Zähne zu schützen, die vertikale Dimension aufrechtzuerhalten und anteriore Restaurationen (einzelne oder multiple) aufzuwachsen. Dafür stehen mehrere Methoden zur Verfügung, die im 2. Abschnitt besprochen werden.

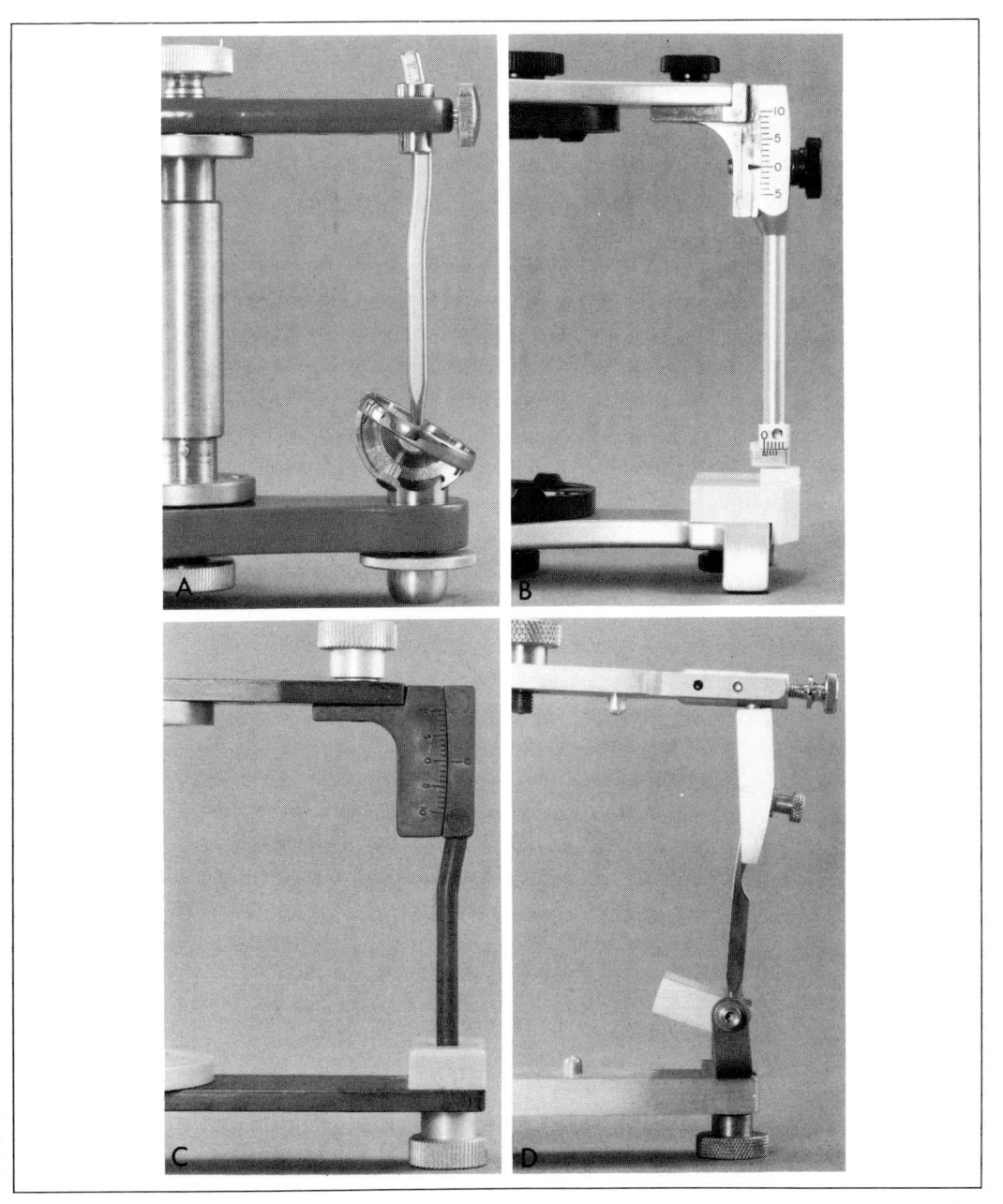

Abb. 3–5 Einstellbarer Inzisalführungsstift. Inzisalstifte, die verstellbar sind, um Veränderungen der vertikalen Dimension zu kompensieren. A: Dentatus; B: Denar; C: TMJ; D: Simulator.

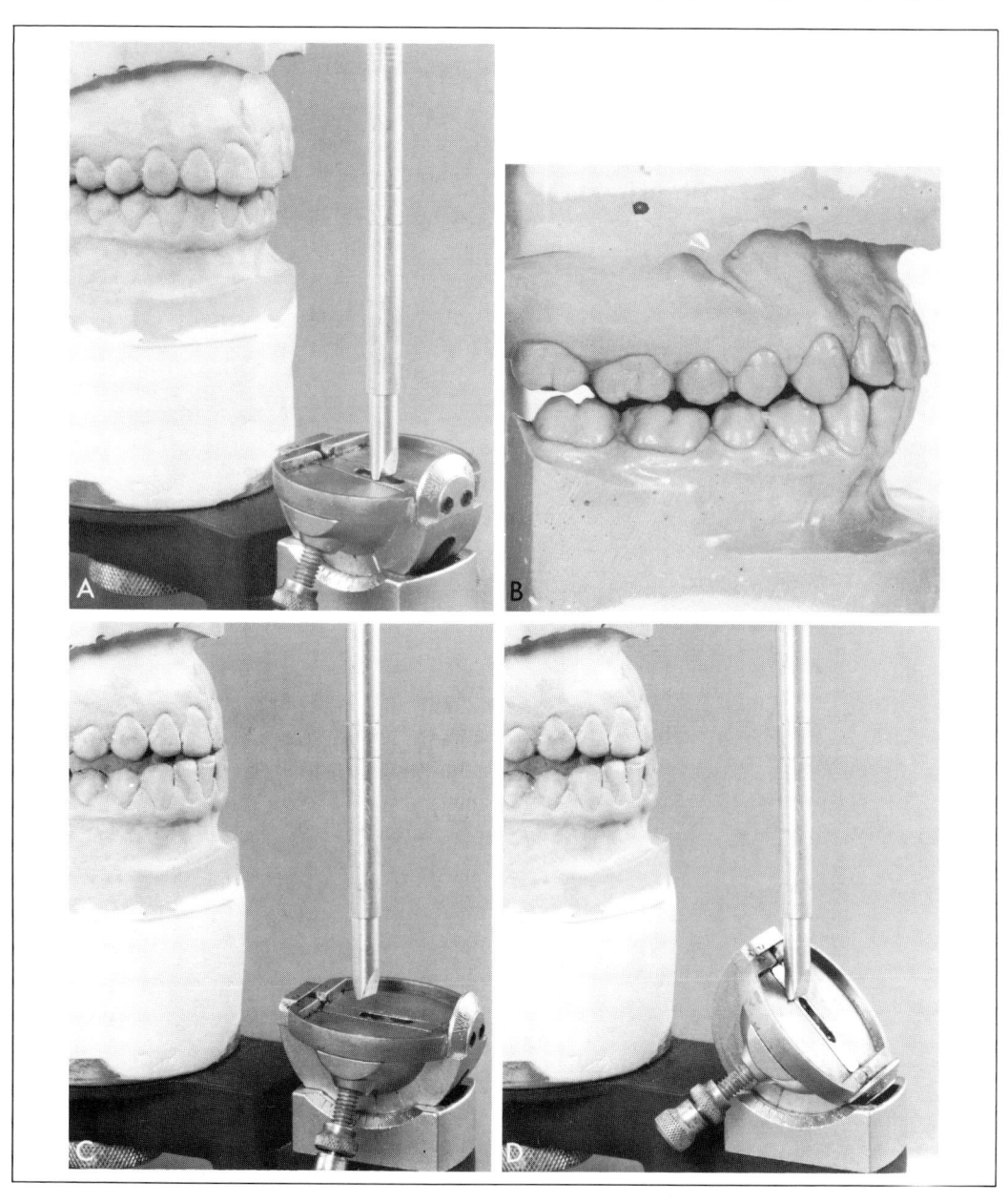

Abb. 3–6 Einstellung des anterioren Führungstellers. A: Der Stift wird auf dem Teller zentriert. B: Das Oberkiefermodell wird in protrusive Stellung bewegt. C: Der Stift sollte mit dem Teller nicht in Kontakt stehen. D: Der Teller wird bis zum Kontakt mit dem Stift angehoben.

Einrichten der einstellbaren anterioren Führung

Da bisher in diesem Buch die Montage der Modelle noch nicht erläutert wurde, dient die Besprechung nur zur Orientierung. In diesem Zusammenhang wird auf Kapitel 7 verwiesen.

Einstellen des Inzisaltellers

Ein einstellbarer Teller, wie z. B. der *Hanau*-Teller, und ein gerader Stift (Abb. 3–6A) werden in den folgenden Schritten eingerichtet:

1. Öffnen Sie die Zentrikriegel, die Rändelschraube für die Inzisalführung und die Hebeschraube für die laterale Inzisalführung.
2. Bringen Sie den oberen Artikulatorteil so weit zurück, bis die Inzisalkanten der Zähne im Kopfbiß stehen (Abb. 3–6B). Der Stift wird jetzt nicht in Kontakt mit dem Teller stehen (Abb. 3–6C).
3. Heben Sie den Inzisalteller, bis er den Inzisalstift berührt (Abb. 3–6D).
4. Ziehen Sie die Inzisalführungsrändelschraube an. Wenn die Inzisalführung der Gipsmodelle für den Artikulator zu steil ist, muß der Teller individualisiert werden. Der Inzisalstift darf den Rand des Tellers nicht berühren und den Kontakt in der Protrusion nicht verlieren (Abb. 3–7). Falls dies geschieht, muß der Teller ebenfalls individualisiert werden.
5. Bewegen Sie den Artikulator seitwärts, bis die Eckzähne senkrecht übereinanderstehen (Abb. 3–8A), und heben Sie den Seitenflügel des Inzisaltellers mit der Hebeschraube, bis der Flügel mit dem Inzisalstift in Kontakt kommt (Abb. 3–8B). Stellen Sie die Schraube mit der Stellmutter fest. Wiederholen Sie dasselbe auf der Gegenseite.

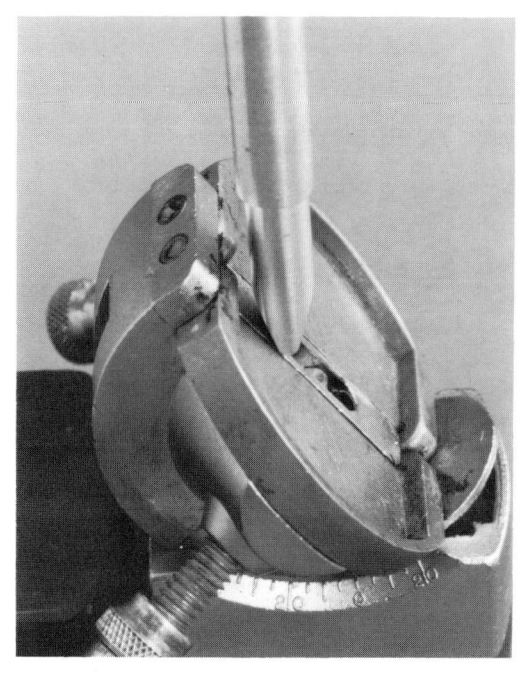

Abb. 3–7 Protrusive Stellung des Stifts. Der Stift sollte mit dem hinteren oberen Rand des Tellers keinen Kontakt haben.

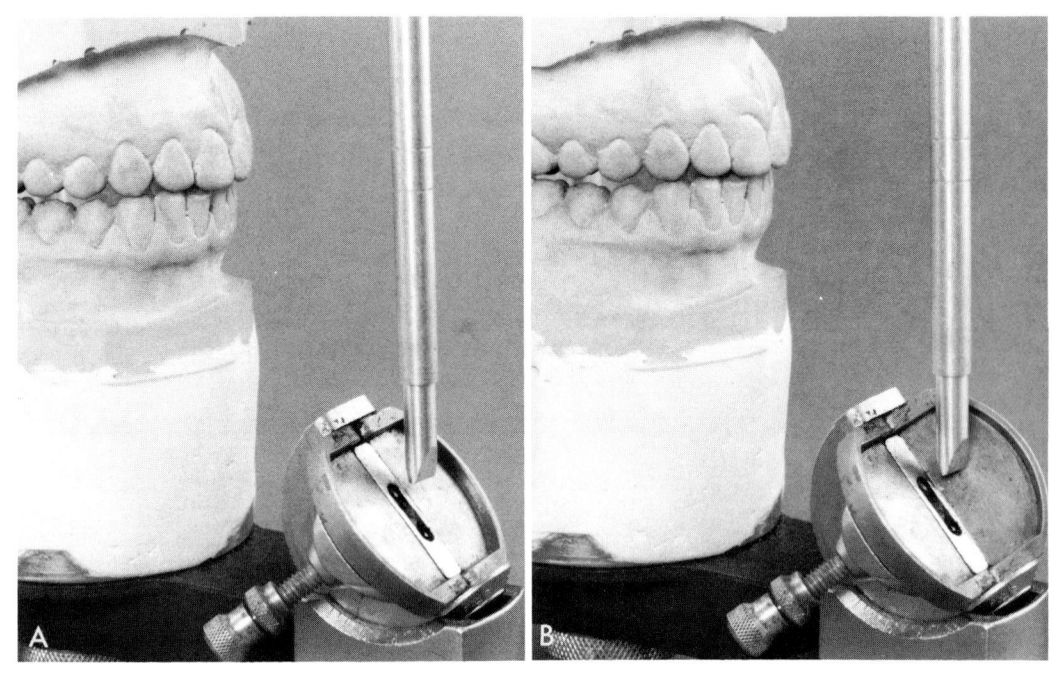

Abb. 3–8 Einstellung der Seitenflügel. A: Die Modelle in eine Eckzahn-zu-Eckzahn-Stellung bringen. B: Den Seitenflügel so weit anheben, bis er mit dem Stift in Kontakt kommt. Für die Gegenseite wiederholen.

2. Abschnitt

Dieser Abschnitt befaßt sich mit Konzepten für einstellbare Inzisalstifte, die auf verschiedene vertikale Dimensionen justiert werden können und trotzdem noch mit dem Zentrum des Tellers in Kontakt stehen. Im weiteren soll der individualisierte Inzisalführungsteller eingeführt werden. Zudem wird der Gebrauch des *Schuyler*-Long-centric-Tellers und des einstellbaren Stifts besprochen. Dieser Abschnitt des Kapitels 3 sollte durchgearbeitet werden, nachdem die Modelle einartikuliert und okklusal eingeschliffen worden sind.

Individualisierte Führungen

Individualisierte inzisale Schale

Bei schalenartigen Inzisaltellern (Abb. 3–9) wird der Stützstift einige Millimeter oberhalb des Schalengrundes fixiert, damit kein Metallkontakt entsteht und eine genügende Akrylatdicke erreicht wird, um ein Abreißen während der Stiftbewegung zu vermeiden.

Füllen Sie die Schale mit einer teigartigen Mischung von Autopolymerisat. Führen Sie dann den oberen Artikulatorteil durch alle lateralen und protrusiven Bewegungen, so daß die Bewegungsmuster im weichen Akrylat abgeformt werden. Nachdem das Akrylat abgebunden hat, kann es mit einer Fräse getrimmt und die Führung verwendet werden.

Individualisierte Führungen

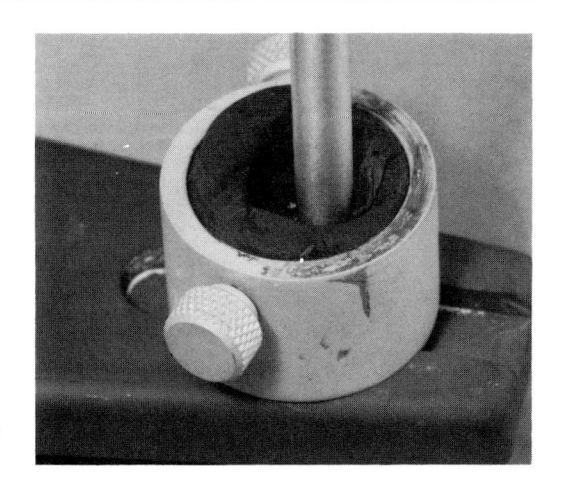

Abb. 3–9 Individualisierter Inzisalteller (siehe Text).

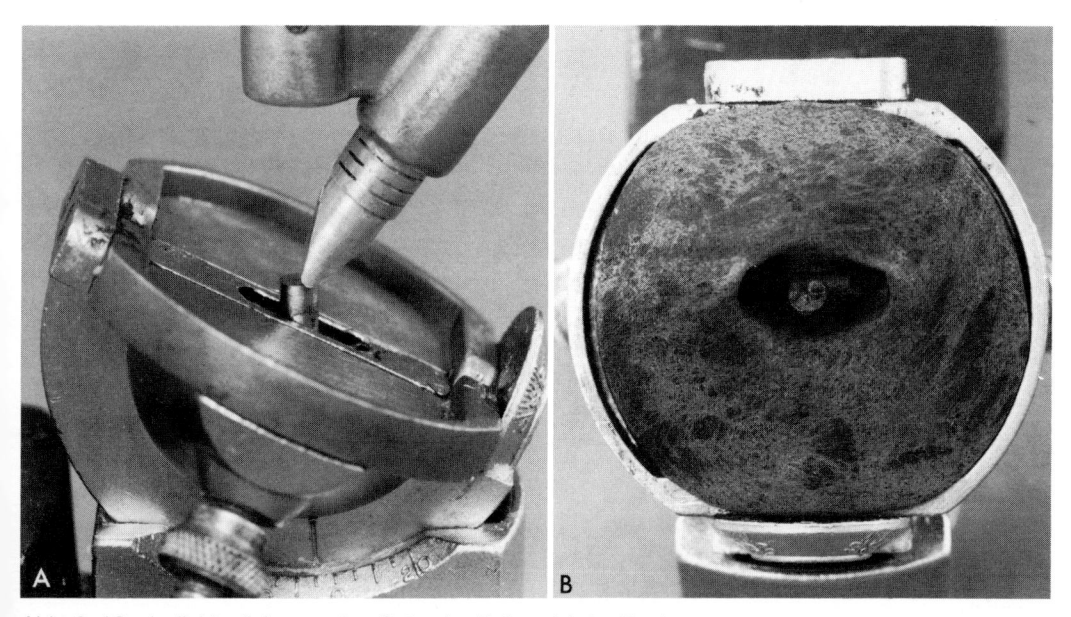

Abb. 3–10 Individualisierung des *Schuyler*-Tellers (siehe Text).

Individualisierung des einstellbaren Tellers

Ein *Schuyler*-Inzisalteller mit -Stift kann als individualisiertes System dienen, bei dem man den Stift für die Freiheit in der Zentrik (FC) oder für die lange Zentrik mehrere Millimeter anhebt (Abb. 3–10A) und den Teller und seine Flügel ein wenig erhöht, um eine Retention für das Akrylat zu schaffen. Eine teigartige Mischung von TMJ*- oder Hanau**-Akrylat (oder einem anderen Typ von schnellhärtendem Autopolymerisat für

* „tmj" Fossa and Tray Acrylic, TMJ Instrument Co., Inc.
** Hanau Pantacrylic, Teledyne Dental, Hanau Division.

71

die Herstellung eines individuellen Inzisaltellers) wird so auf den Teller gebracht, daß ein Teil des Kunststoffs eine Retention im Metall findet, um die Akrylatmasse festzuhalten. Mit den Zähnen in Kontakt wird nun der Artikulator in alle Exkursionen geführt, die zur Ausformung der Kunststoffführung notwendig sind (Abb. 3–10B).

Diese Individualisierung des *Schuyler*-Tellers mit der Erhöhung des FC-Stifts ist eine rasche Methode, mit der für einzelne oder mehrere Restaurationen die Freiheit in der Zentrik berücksichtigt werden kann, besonders dann, wenn vorher eine ausgeprägte seitliche Abgleitbewegung eliminiert worden ist. Wenn also okklusal eingeschliffen wurde, so daß Freiheit in der Zentrik existiert, wird die individualisierte Inzisalführung das okklusale Feld wiedergeben. Wenn aber eine Gesamtrekonstruktion ausgeführt wird und keine Kontakte mit der Freiheit in der Zentrik vorhanden sind, die als Führung dienen könnten, um den Inzisalteller individuell zu gestalten, wird die Freiheit in der Zentrik durch die Einstellung von original *Schuyler*-Stift und -Teller ohne Individualisierung bestimmt.

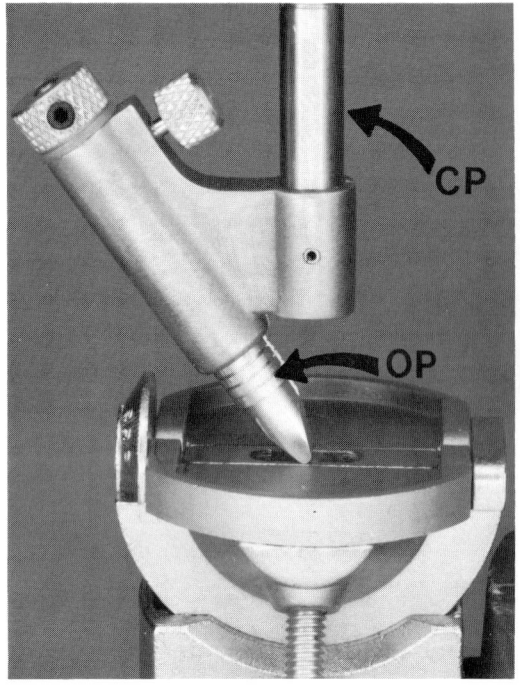

Abb. 3–11 Einstellbarer *Schuyler*-Führungsstift. CP: zentraler Stift (inzisaler Führungsstift); OP: Offset-Stift zur Anpassung an eine Änderung in der vertikalen Dimension.

Gebrauch des *Schuyler*-Stifts und -Tellers

Im folgenden sollen die Funktion der Inzisalführung und der Gebrauch des *Schuyler*-Stift-und-Teller-Systems für die Freiheit in der Zentrik erläutert werden. *Schuyler*-Stift und -Teller (Abb. 3–11) werden für die Entwicklung der langen Zentrik oder der Freiheit in der Zentrik eingesetzt. Es gibt aber auch andere Artikulatoren, die das gleiche Ziel mit anderen Systemen erreichen.

Stift

Einem ähnlichen Ziel soll die Einführung des Gebrauchs eines einstellbaren Stifts dienen, mit dem eine Veränderung der vertikalen Dimension kompensiert werden kann. Hier allerdings wird nur die Anwendung des *Schuyler*-Stifts besprochen.

Vertikale Dimension

Der Nulleinstellung des Artikulators samt der antero-posterioren und lateralen Stellung des Inzisalstifts wurde im vorangehenden Kapitel eine große Bedeutung beigemessen. Ein Grund für die genaue antero-

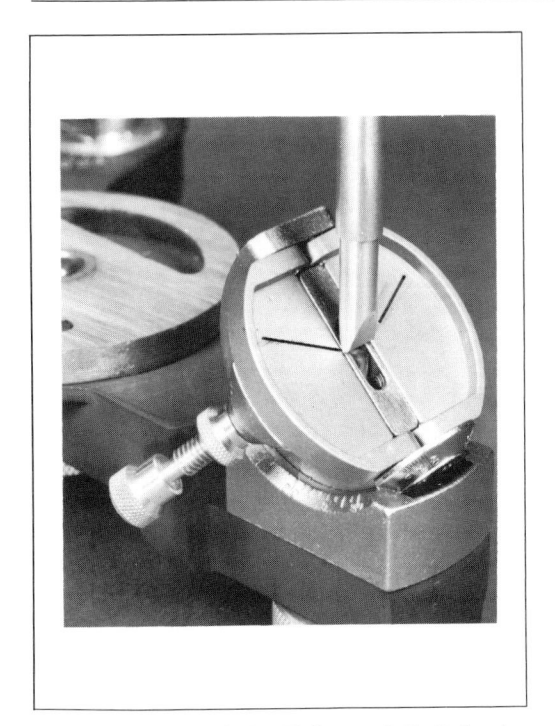

Abb. 3–12 Einfluß des Tellers auf die Bahn des Inzisalstifts. Das Anheben des Inzisalstift-Führungstellers bewirkt eine Veränderung des Bahnwinkels.

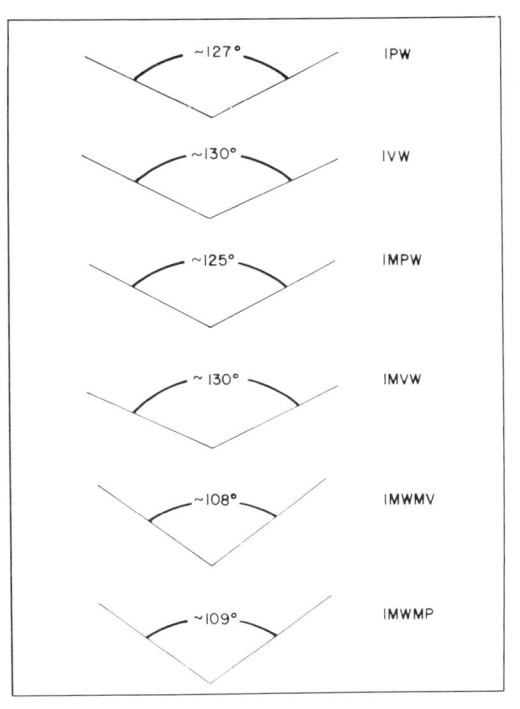

Abb. 3–13 Einfluß der Einstellung der anterioren Führung auf die Bahn des Inzisalstifts. I: Inzisalteller auf Null; IM: Inzisalteller in Maximalstellung; P: Stift zentriert; V: vertikal angehoben; W: Flügel auf Null; WM: Flügel maximal steil.

posteriore Zentrierung war, Raum für protrusive Bewegungen auszusparen, ohne daß der Stift mit dem hinteren Rand des Inzisaltellers in Kontakt kommt, speziell mit einer Neigung, die nahe dem Maximum von 60° liegt.

Ein anderer Grund, warum die Stiftzentrierung betont wurde, ist die Bahn auf dem Inzisalteller, wenn der Stift nicht zentriert ist (in antero-posteriorer Richtung) und wenn der Inzisalteller und die Seitenflügel nicht auf Null stehen. Eine Verstellung in der antero-posterioren Richtung wird eine andere Aufzeichnung des gotischen Bogens ergeben (Abb. 3–12) als mit der Zentrierung (Abb. 3–13). Wenn eine Vergrößerung der vertikalen Dimension für eine Rekonstruktion mit einem Checkbiß in zentrischer Relation oder für eine Okklusionsschiene vorgenommen werden muß – indem man den Stift des oberen Artikulatorteils verlängert und die Länge des Offset-Stifts vergrößert –, muß der Stift in antero-posteriorer Richtung wieder auf Null gestellt werden, nachdem die Erhöhung der vertikalen Dimension erfolgt ist.

Veränderungen der vertikalen Dimension können mit dem *Schuyler*-Stift kompensiert werden, indem man den Offset-Inzisalstift (OP) zusammen mit dem vertikalen Zentral-

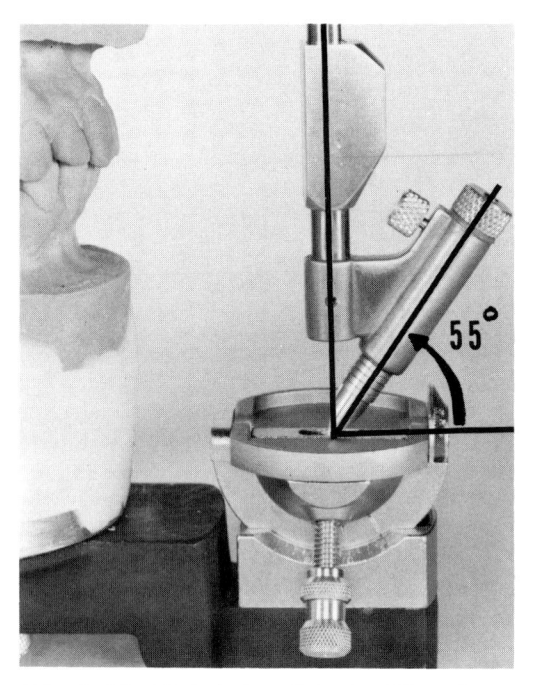

Abb. 3–14 Winkel des *Schuyler*-Offset-Stifts. Diese Winkel gestatten eine wirksame Anpassung bei Veränderungen in der vertikalen Dimension.

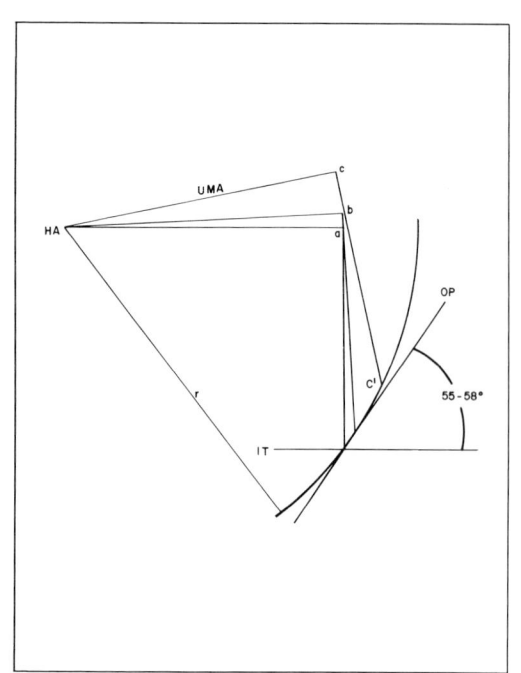

Abb. 3–15 Funktion des Offset-Stifts. OP: Offset-Stift tangential zum Bogen der Kurvatur bei verschiedenen vertikalen Dimensionen bei a und b (siehe Text). HA: Scharnierachse; r: Radius; IT: Inzisalteller; UMA: oberer Artikulatorteil.

stift (CP) verstellt, wie in Abbildung 3–11 gezeigt wird. Bei antero-posteriorer Nullstellung steht der Offset-Stift in einem Winkel von 55° zur Horizontalen und 35° zum zentralen Stützstift (Abb. 3–14). Der Winkel von 35° ist fest, aber der Winkel zwischen dem Offset-Stift und der Horizontalebene kann von 55° bei antero-posteriorer Nullstellung vergrößert werden, je nach dem Maß der Erhöhung der vertikalen Dimension. Die Art und Weise, wie der zentrale Stift und der Offset-Inzisalstift eine Veränderung der vertikalen Dimension kompensieren, wird in Abbildung 3–15 gezeigt. Eine Linie, die durch das antero-posteriore Zentrum des Inzisaltellers mit 55° zur Horizontalen (IT = Inzisalteller = 0) gezogen wird, koinzidiert praktisch mit dem Bogen eines Kreises mit dem Radius (r), der sein Zentrum an der Scharnierachse (HA) des Artikulators hat. Die vertikale Dimension wird durch das Heben des oberen Artikulatorteils verändert (UMA). Aus der Kontaktsituation mit dem Inzisalteller bewegt sich der obere Artikulatorteil von a nach b und c. Von a nach b entsteht nur ein ganz kleiner Fehler. Erst wenn die vertikale Dimension sich c nähert, verschiebt sich der Punkt c' klar von der Linie OP (Offsetstift). Am Punkt c' hat sich der Winkel von 55° auf 58° vergrößert. Wenn der Offset-Stift auf die Breite Null (0) eingestellt ist (Abb. 3–16) und der Stift antero-

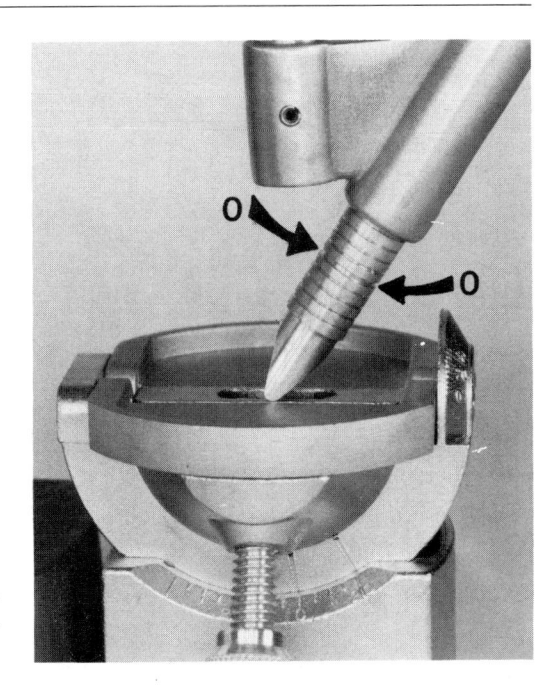

Abb. 3–16 Nullinie auf dem Offset-Stift. Offset-Stift angehoben, um die Nullinie sichtbar zu machen (mit Pfeil markiert).

posterior zentriert ist, sollte die Distanz zwischen dem oberen und unteren Artikulatorteil sehr nahe bei 110 mm liegen. Wenn der zentrale Stift abgesenkt wird, um die vertikale Dimension um 2 bis 3 mm zu erhöhen, muß der Offset-Stift im Gegenuhrzeigersinn bis zur dritten oder vierten Marke verstellt werden (Abb. 3–16). Die Länge des Offset-Stifts und die antero-posteriore Breite des Tellers bestimmen die mechanischen Grenzen der Kompensation für eine Erhöhung der vertikalen Dimension.

Eine andere Möglichkeit, Veränderungen der vertikalen Dimension zu kompensieren, besteht darin, eine gebogene Fläche für den Inzisalstift zu verwenden (Abb. 3–17A bis C). Die Kurve, die sich aus den Buchstaben a, b und c bildet, entspräche ungefähr der Anordnung der Buchstaben a, b und c in Abbildung 3–15.

Inzisaler Führungsteller

Der *Schuyler*-Teller besitzt einen verstellbaren Stift (FC) zur Herstellung der Freiheit in der Zentrik bzw. der langen Zentrik oder long centric (Abb. 3–18). Wenn der Stift unterhalb der Fläche des Tellers steht, hat er keinen Einfluß. Wenn er gehoben wird, kann er sowohl für antero-posteriore als auch für seitliche Freiheit bis etwa 2 mm eingesetzt

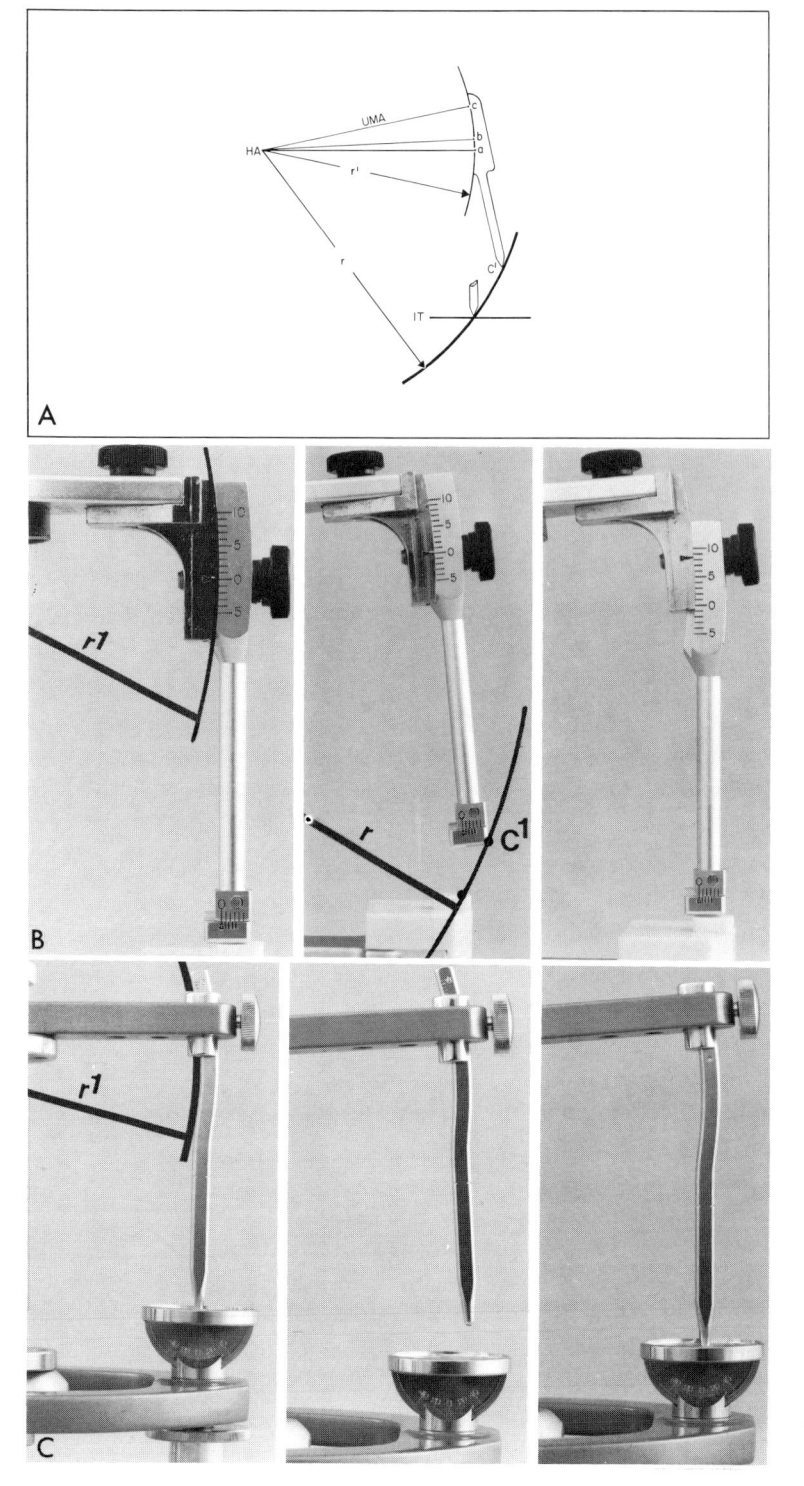

Abb. 3.17 Funktion des gebogenen Stifts. Die Kurvatur bewirkt, daß der Stift für eine kurze Distanz einen konstanten Radius beibehält (siehe Text).

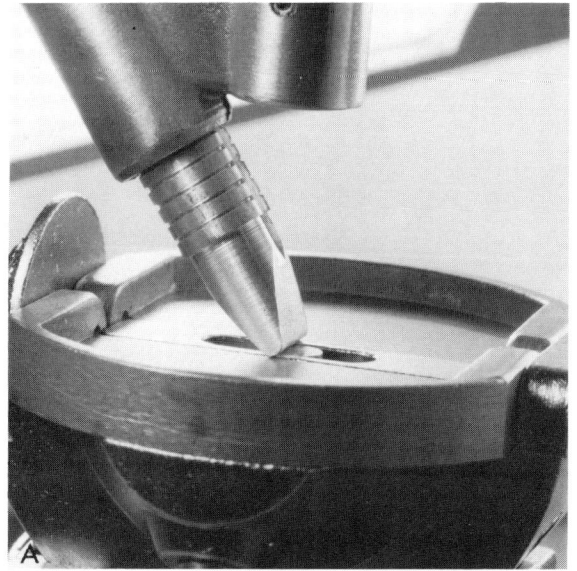

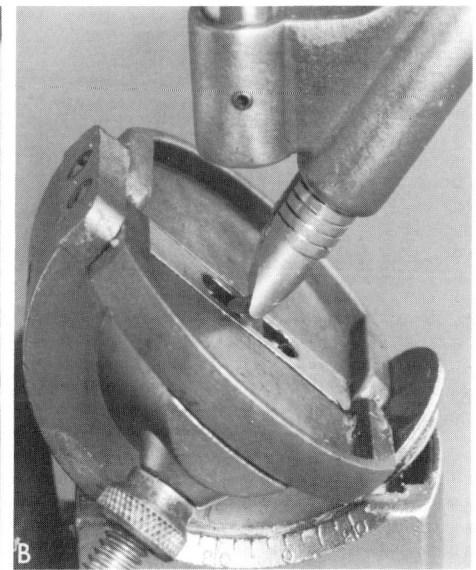

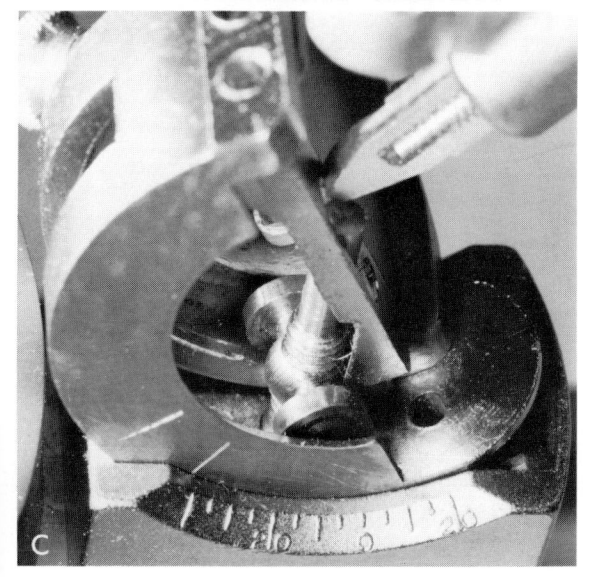

Abb. 3–18 *Schuyler*-Stift und -Teller.
A: Der Offset-Stift steht in Kontakt mit dem Teller und dem FC-Stift. B: Der Offset-Stift wurde in seine Stellung angehoben. C: Die Nutenmutter des Offset-Stifts muß in den Rillen stehen, um richtig zu funktionieren.

werden, je nach der Stifterhöhung (Abb. 3–18C). Der Grad der Erhöhung der Seitenflügel beeinflußt das Ausmaß der seitlichen Freiheit: Je höher diese Flügel angehoben sind, um so weniger laterale Freiheit besteht.

Einstellen des FC-Stifts für die Freiheit in der Zentrik

Die Einstellung des FC- oder Long-centric-Stifts hängt davon ab, wie groß die Freiheit in der Zentrik durch okklusales Einschleifen geworden ist. Das heißt, daß die Diskrepanz

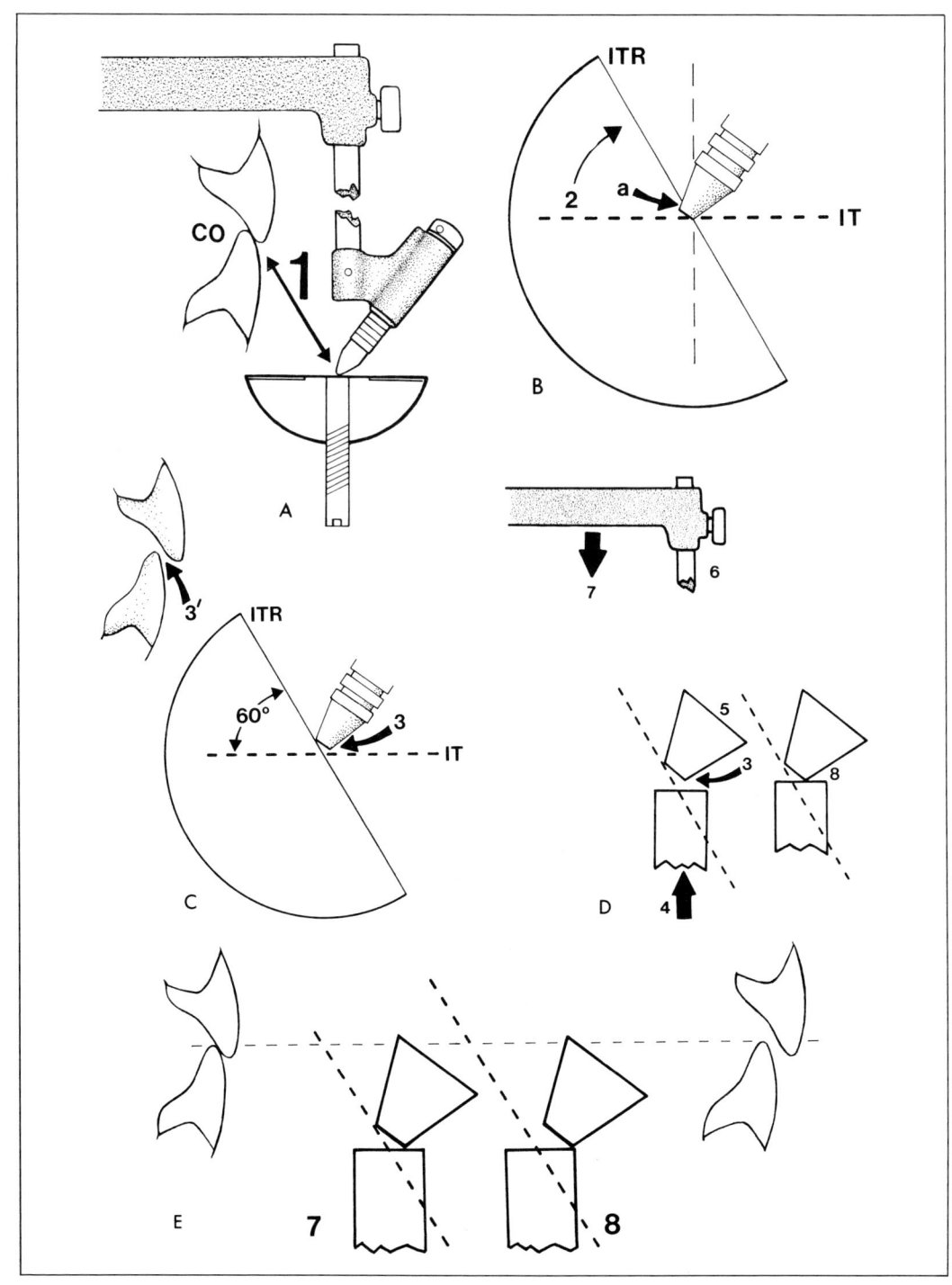

Abb. 3–19 Einstellen des *Schuyler*-Stifts und -Tellers für lange Zentrik oder Freiheit in der Zentrik (siehe Text).

zwischen zentrischer Okklusion und zentrischer Relation die Größe der Freiheit in der Zentrik bestimmt, die mit okklusalem Einschleifen erreicht werden kann. Dieses Maß von Freiheit wird sich im Aufwachsen einzelner oder multipler Restaurationen wiederspiegeln. Bei einer Gesamtrekonstruktion aber wird die Ausdehnung durch das Einstellen des FC-Stifts bestimmt. Damit bestimmt bei Gesamtrekonstruktionen der Zahnarzt mit dem Instrument und nicht das Resultat des okklusalen Einschleifens den Grad der Freiheit in der Zentrik. Die laterale Komponente der Freiheit in der Zentrik für einzelne oder multiple Restaurationen wird sehr stark von der resultierenden okklusalen Anatomie nach dem Einschleifen und von der Höheneinstellung der Seitenflügel des Inzisaltellers bestimmt.

In Abbildung 3–19 wird gezeigt, wie der FC-Stift eingestellt werden kann. Folgen Sie der Numerierung. Lockern Sie die Rändelmutter, die den Inzisalführungsteller feststellt. Heben Sie den Inzisalführungsteller (IT) bis zu 60°, wie bei 2 gezeigt (Abb. 3–19B). Beachten Sie, daß der Offset-Stift bei a auf der Tellerfläche aufliegt und bewirkt, daß der Inzisalstift wie in Abbildung 3–19C angehoben wird. Wegen dieses Anhebens wird der Stift wie bei 3 stehen. Gleichzeitig entsteht eine vergrößerte vertikale Dimension, wie sie zwischen den mittleren Schneidezähnen bei 3 sichtbar ist (Abb. 3–19D). Der angehobene Teller (ITR) wird auf das Maximum von 60° gestellt. Der zentrale Stützstift (6) und der Offset-Stift (5) werden gelöst und das Oberkiefermodell in die zentrische Okklusion gebracht, indem man auf den oberen Artikulatorteil drückt (7). Der FC-Stift wird bis zum Kontakt mit dem Offset-Stift erhöht (4). Nun werden 6 und 5 so eingestellt, daß der Offset-Stift mit der Fläche des Inzisalführungstellers in Kontakt kommt (8) und

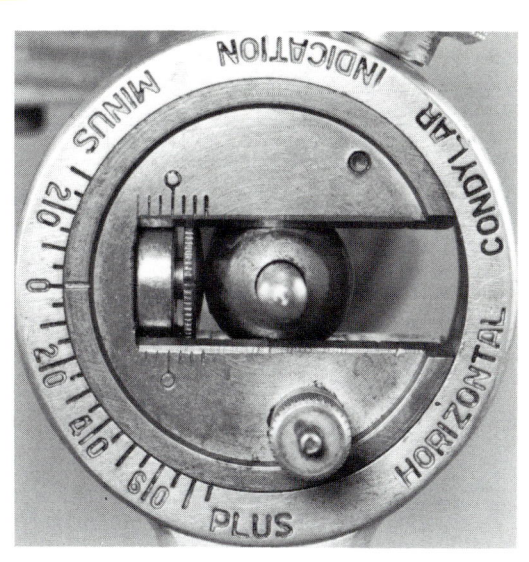

Abb. 3–20 PR-Einstellung für die simulierte zentrische Relation mit den Modellen in zentrischer Okklusion.

Freiheit in der Zentrik entsteht. Die Möglichkeit, ohne Behinderung von 7 nach 8 zu fahren, ergibt die antero-posteriore Komponente der Freiheit in der Zentrik (Abb. 3–19E).

Übung: Simulierte Einstellung des FC-Stifts

Stellen Sie die PR-Einstellung am Kondylarelement im Uhrzeigersinn auf die 1-mm-Marke oder legen Sie 1 mm dicke Folien zwischen die Kondylarelemente und deren Anschlag (Abb. 3–20). Ziehen Sie die kondyläre Verriegelungsschraube an. In der Laborsituation ist es möglich, die Modelle in einer simulierten zentrischen Relation (Kapitel 7) zu verwenden, vorausgesetzt, daß okklusal eingeschliffen wird (Kapitel 9). In der klinischen Situation wird aber das okklusale Einschleifen für die Freiheit in der Zentrik zuerst durchgeführt und dann ein Abdruck genommen. Anschließend werden die

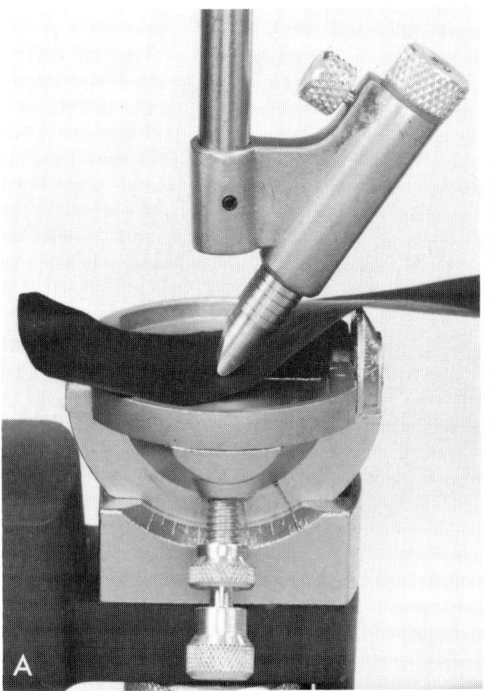

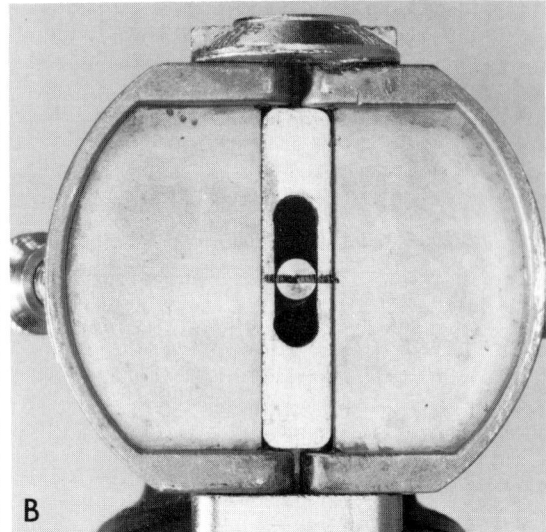

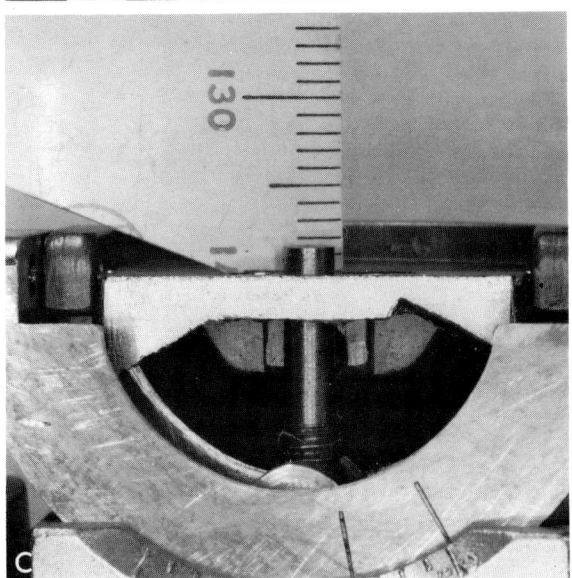

Abb. 3–21 Einstellen der Inzisalführung und des FC-Stifts. A: Gebrauch von Artikulationspapier, um den Kontakt des Inzisalstifts auf dem Teller zu markieren; B: Offset-Stift nach Zentrierung; C: im richtigen Verhältnis zur notwendigen Neigung des Inzisaltellers angehobener FC-Stift.

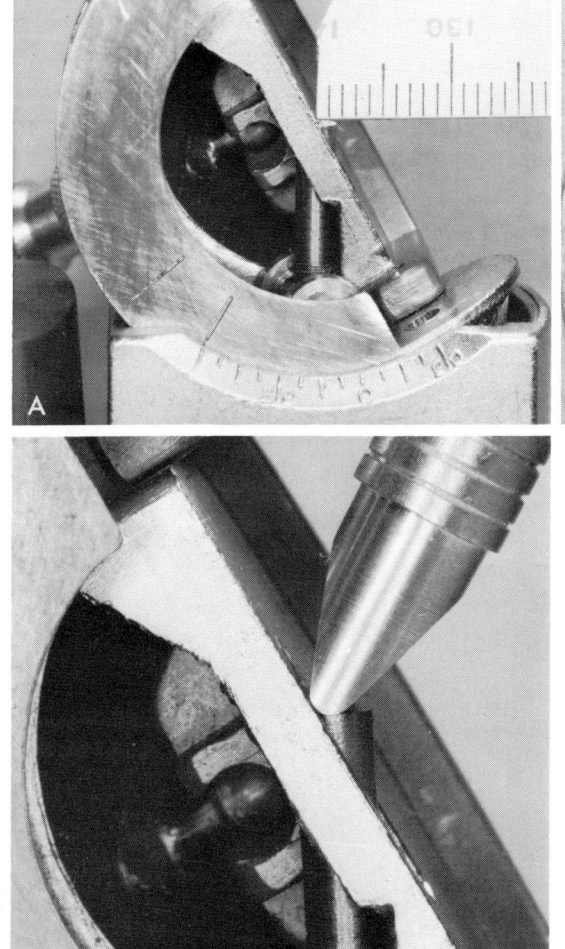

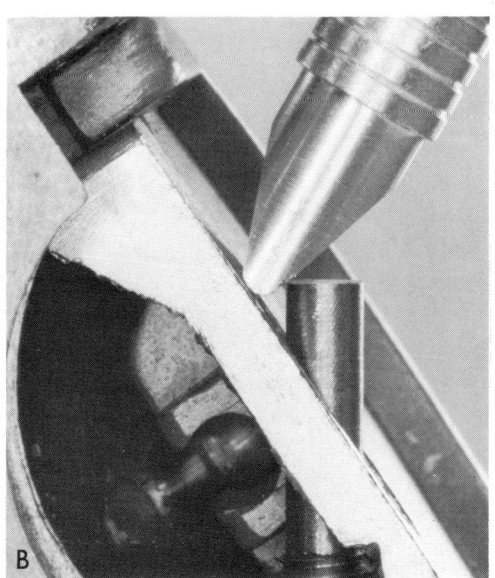

Abb. 3–22 Einstellung der Inzisalführung und des FC-Stifts. A: FC-Stift ist im Verhältnis zum Inzisalteller angehoben, um den erforderlichen Grad der Freiheit in der Zentrik zu erreichen. B: FC-Stift zu stark angehoben; C: Korrekte Höhe.

Modelle in zentrischer Relation einartikuliert. Stellen Sie den vertikalen Stift und den Offset-Stift mit Artikulationspapier auf Null (Abb. 3–21). Den FC-Stift etwa 1,5 mm über den Teller anheben (Abb. 3–21C) und den Inzisalteller so hoch stellen, wie es die Inzisalführung verlangt.

Der FC-Stift sollte so hoch gestellt werden, daß auf dem Stift vor dem Teller ein 1,5–2 mm großer Raum vorhanden ist (Abb. 3–22A). Wenn der FC-Stift für die Steilheit des Inzisaltellers zu hoch steht, ergibt die Korrektur des Offset-Stifts ungeeignete Kontaktverhältnisse zum Teller (Abb. 3–22B).

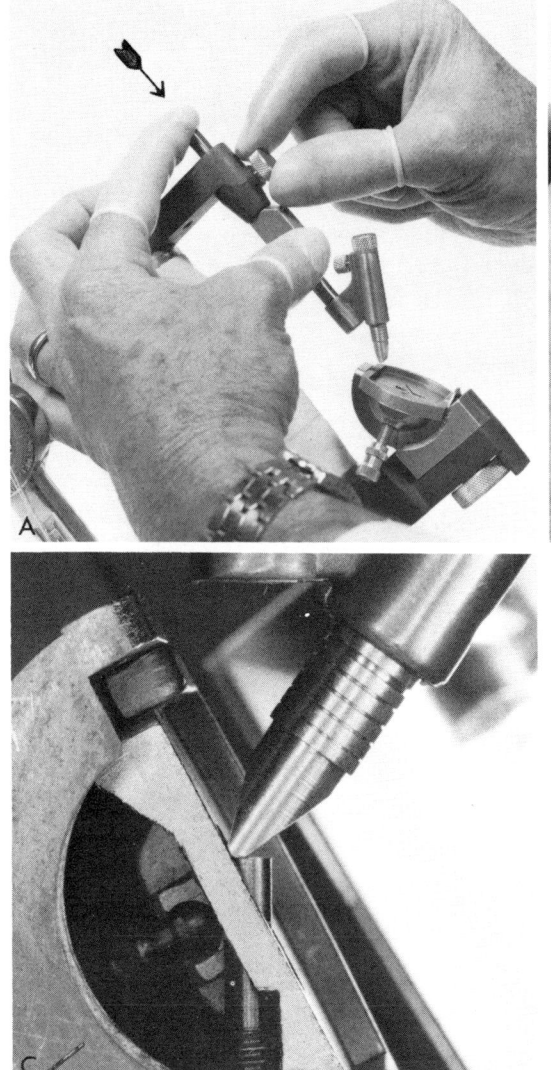

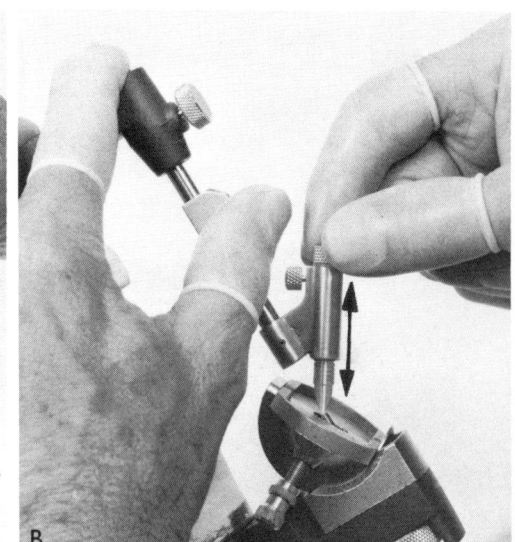

Abb. 3–23 Einstellung des Inzisalstifts und -tellers. Gleichzeitige Anpassung des zentralen Stifts und des Offset-Stifts (siehe Text).

Zwischen dem Offset-Stift und dem Teller sollte kein Zwischenraum bestehen (Abb. 3–22C). Nehmen Sie den Artikulator so wie in Abbildung 3–23A in die Hände, bewegen Sie mit Daumen und Zeigefinger den Inzisalstift nach oben und unten (Modelle in zentrischer Okklusion), und stellen Sie den Offset-Stift für die gewünschte anteroposteriore Stellung ein (Abb. 3–23B). Mit den Modellen in zentrischer Okklusion werden der zentrale Inzisalstift und der Offset-Stift so eingestellt, daß die Endfläche des

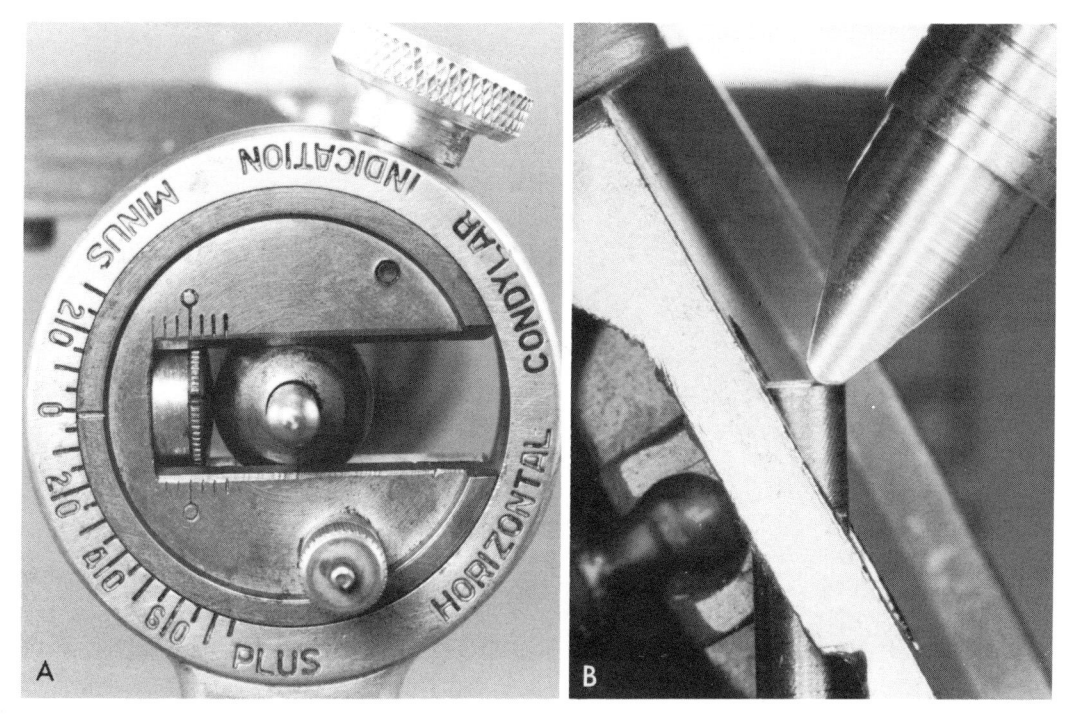

Abb. 3–24 Einstellung des Inzisalstiftes und -tellers. A: Kondylarelement am Zentrikstop mit den Modellen in zentrischer Relation; B: Offset-Stift, der den vorderen Teil des FC-Stifts berührt. Der Kontakt sollte in zentrischer Okklusion und in zentrischer Relation vorhanden sein, wenn das okklusale Einschleifen korrekt ausgeführt wurde.

Offset-Stifts mit dem Inzisalteller in Kontakt steht (Abb. 3–23C). Prüfen Sie nun, ob die Zentrikkontakte in der zentrischen Okklusion erhalten geblieben sind. Entfernen Sie die Modelle vom Artikulator.
Den Kondylarstop im Uhrzeigersinn wieder auf Null zurückdrehen (oder die eingelegten Folien entfernen) und das Kondylarelement wieder in die simulierte Zentrikstellung bringen (Abb. 3–24A). Der Offset-Stift sollte nicht an der Kante des FC-Stifts hängen, sondern auf dem Stift gut abgestützt sein (Abb. 3–24B). Das Maß des Vorstehens der Stirnfläche des FC-Stifts wird die Größe der Freiheit in der Zentrik bestimmen, und zwar in der antero-posterioren Bewegungsrichtung von der zentrischen Okklusion in die zentrische Relation. Seitlich wird die Freiheit durch die Neigung der Seitenflügel begrenzt. Beachten Sie die Beziehungen in Abbildung 3–25A bis C.

Wenn ein Seitenflügel leicht angehoben wird und der obere Artikulatorteil in die Seitbißstellung bewegt wird (rechte Arbeitsseite), kommt der Offset-Stift mit dem Teller in Berührung (Abb. 3–26A). Der Kontakt tritt um so früher ein, je steiler der Flügel steht.

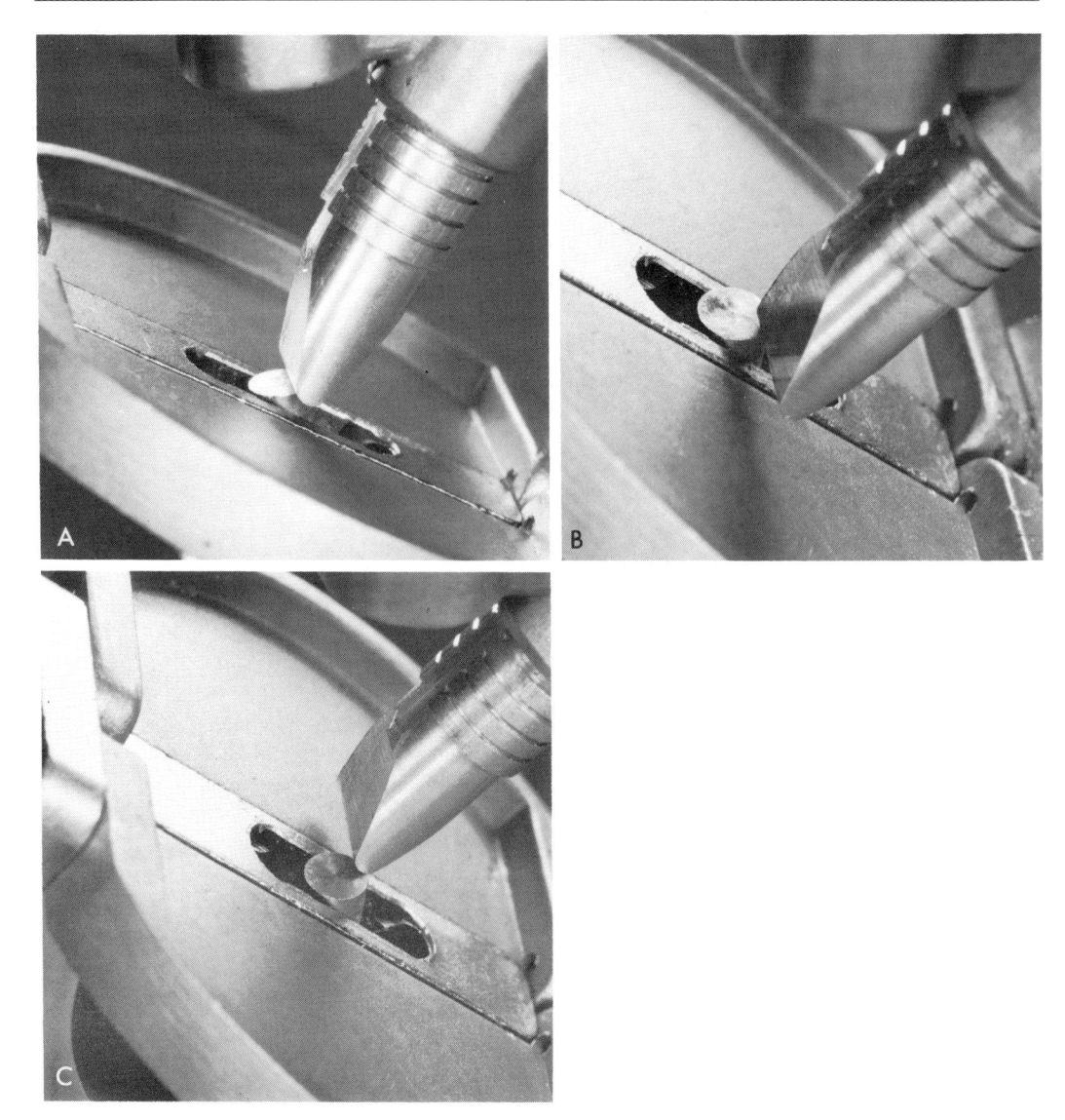

Abb. 3–25 Einstellung des Inzisalstiftes und -tellers. A: Offset-Stift in CR-Stellung; B: Stift in der Arbeitsseitenstellung rechts; C: Stift in der Arbeitsseitenstellung links. Die Seitenflügel müssen bis zum Kontakt mit dem Offset-Stift angehoben werden.

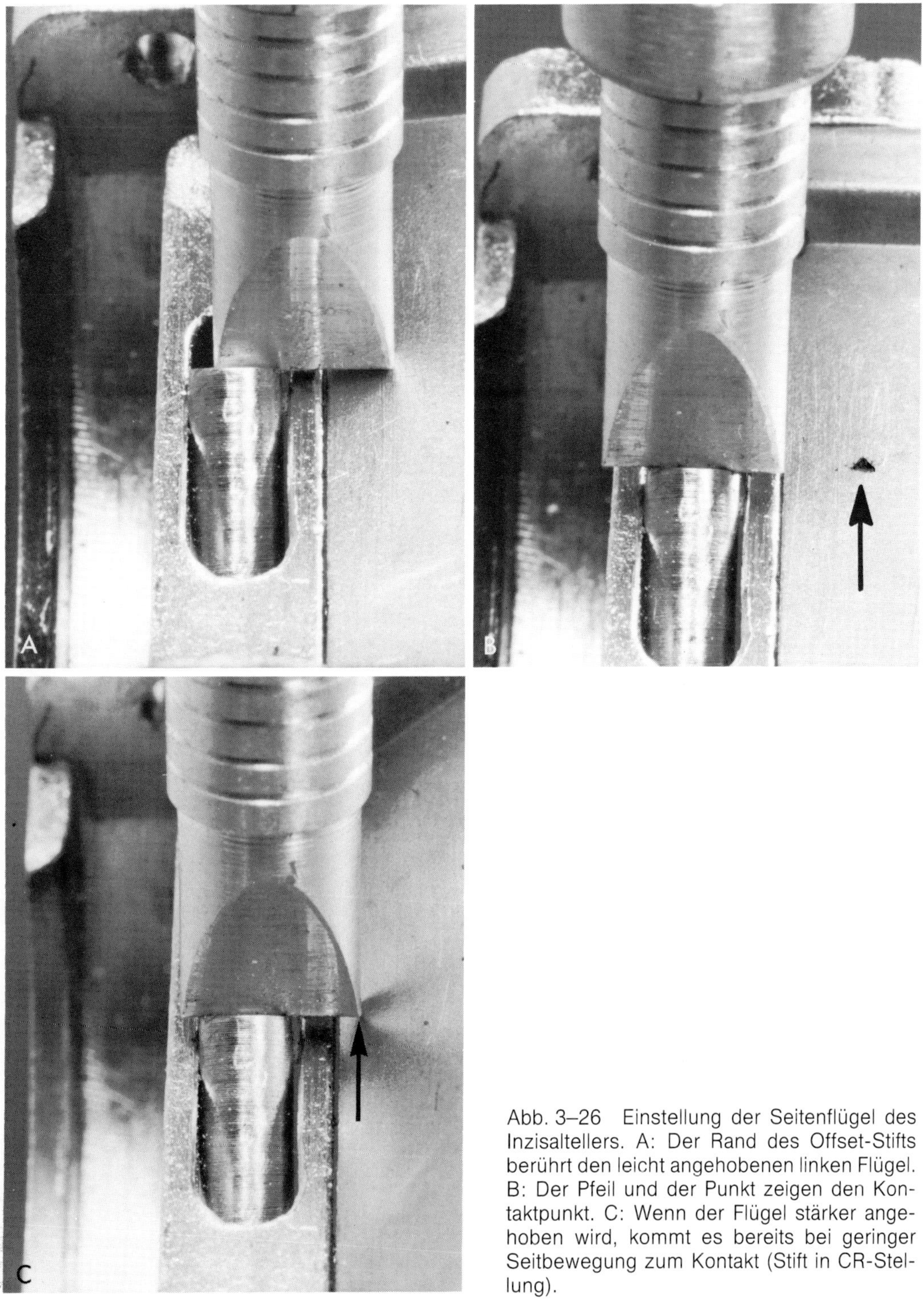

Gebrauch des *Schuyler*-Stifts und -Tellers

Abb. 3–26 Einstellung der Seitenflügel des Inzisaltellers. A: Der Rand des Offset-Stifts berührt den leicht angehobenen linken Flügel. B: Der Pfeil und der Punkt zeigen den Kontaktpunkt. C: Wenn der Flügel stärker angehoben wird, kommt es bereits bei geringer Seitbewegung zum Kontakt (Stift in CR-Stellung).

Freiheit in der Zentrik (seitliche Komponente)

Die Größe der Freiheit in der Zentrik, die mit dem *Hanau*-H2-Artikulator unter Verwendung des *Schuyler*-Stifts und -Tellers erreicht wird, hängt von den Einstellungen der Seitenflügel und des Tellers ab, die für die Führung benötigt werden. Da die Stellung der Seitenflügel und die Inzisalführung vorgegeben sind, wird die Größe der seitlichen Freiheit in der Zentrik zur Länge der Freiheit in der Zentrik in Beziehung stehen. Der Einfluß des Stifts ist in der zentrischen Relation nicht der gleiche wie in der zentrischen Okklusion. Die Breite der Zentrikfreiheit ist in zentrischer Relation größer als in zentrischer Okklusion. Die Bewegungsmöglichkeit von der zentrischen Okklusion in die zentrische Relation und dazwischen ist für die Freiheit in der Zentrik im Artikulator eine Voraussetzung. Eine kleine Tabelle (Tab. 3–1) zeigt die Art der Beziehungen, die zwischen der Breite und der Länge der Freiheit in der Zentrik bestehen können. Die Tabelle enthält die Projektionsdaten in der Frontalebene auf der Höhe der ersten Molaren.

Diese Zahlen müssen insofern als relativ betrachtet werden, als die Neigung des Inzisaltellers und die Einstellung der Flügelsteilheit die Breite der Freiheit in der Zentrik beeinflussen werden. Der allgemeine Grundgedanke lautet: Je näher der Inzisalteller beim Inzisalstift liegt, um so kleiner ist die Breite der Freiheit in der Zentrik. Je größer die Distanz zwischen zentrischer Okklusion und zentrischer Relation ist, die durch den FC-Stift des Inzisaltellers diktiert wird, um so größer ist die Breite der Freiheit in der Zentrik in Wirklichkeit (wenn alle anderen Faktoren konstant bleiben).

Je höher der Inzisalteller und je steiler die Seitenflügel stehen, um so näher liegt der Inzisalteller am Offset-Stift. Die Freiheit in der Zentrik kann so am Artikulator zu verschiedenen Zwecken vergrößert oder verkleinert werden. Es ist möglich, eine ganze Anzahl von Kombinationen von lateraler Flügelneigung, Inzisaltellersteilheit und Distanz zwischen zentrischer Okklusion und zentrischer Relation einzustellen, die etwa die gleiche laterale Freiheit um die Zentrikfreiheit ergeben. Falls aber die Flügel der Teller und die CO-CR-Distanz vorgegebene Größen sind, die nicht verändert werden sollen, ergibt sich die Breite der Freiheit in der Zentrik aus den vorbestimmten Größen.

In der Praxis ist der Unterschied der seitlichen Freiheit in der Zentrik zwischen der zentrischen Relation und der zentrischen Okklusion bei größter antero-posteriorer

Tabelle 3–1   Länge und Breite der Freiheit in der Zentrik (*Schuyler*-Stift und -Teller)

Distanz des Stifts von der zentrischen Relation	Winkel der Flügel	Winkel des Inzisaltellers	Breite der Freiheit in der Zentrik
Zentrische Relation	20	30	2,0 mm
0,5 mm	20	30	1,5 mm
1,0 mm	20	30	1,0 mm
1,5 mm	20	30	0,5 mm
Zentrische Okklusion	20	30	0,25 mm

Freiheit in der Zentrik am größten. Eine Freiheit von 1 mm nach rechts und links ist in den meisten Fällen adäquat. Die praktischen Grenzen des *Schuyler*-Stift-und-Teller-Systems scheinen bei etwa 2 mm Freiheit in der Zentrik zu liegen. Wenn der Teller auf 60° und die Seitenflügel auf 40° eingestellt sind und die Distanz zwischen zentrischer Relation und zentrischer Okklusion 1 mm beträgt, entsteht eine seitliche Freiheit in der Zentrik von 1 mm in der zentrischen Relation und von 0,5 mm in der zentrischen Okklusion. In den meisten Fällen beträgt der Unterschied zwischen der zentrischen Okklusion und der zentrischen Relation zwischen 0,25 und 0,5 mm.

Die Form der Freiheit in der Zentrik, die durch das *Schuyler*-Stift-und-Teller-System erzeugt wird, gleicht auf Molarenhöhe (in der Horizontalebene projiziert) eher einem Dreieck als einem Ovoid oder einem Kreis. Der Unterschied in der Breite zwischen zentrischer Okklusion und zentrischer Relation trägt auch zu den Formvariationen bei, die vom Offset-Stift auf dem FC-Stift des Inzisaltellers erzeugt werden. Ohne Zweifel beeinflußt auch die Form des Endteils des Offset-Stifts den endgültigen Umriß der Freiheit in der Zentrik. Diese Variationen in der Form sind ohne Bedeutung für die Funktion, es sei denn, die Ausdehnung der Freiheit in der Zentrik ist nicht genügend groß.

Übungen zu Kapitel 3

1. Die antero-posteriore Steilheit der Inzisalführung wird bestimmt durch _____

2. Wie wird der inzisale Führungsteller eingestellt, wenn alle Oberkieferfrontzähne fehlen?

3. Welches sind die Funktionen des Inzisalführungsstifts und -tellers?

4. Wann verwendet man eine individualisierte Inzisalführung?

5. Wie erhält man mit den *Schuyler*-Stift und -Teller Freiheit in der Zentrik?

6. Warum ist es nötig, am Patienten die Okklusion für die Freiheit in der Zentrik einzuschleifen, um an den einartikulierten Modellen mehrere Restaurationen (aber keine vollständige Rehabilitation) aufwachsen zu können?

7. Wann sollte okklusal eingeschliffen werden?

8. Ein Patient hat eine okklusale Interferenz zwischen zentrischer Relation und zentrischer Okklusion, aber keine funktionellen Störungen. Damit ist okklusales Einschleifen nicht indiziert. Was tut man unter diesen Umständen in bezug auf die Freiheit in der Zentrik für eine einzelne Restauration?

9. Wie groß sollte bei einer einzelnen Krone die Freiheit in der Zentrik sein, nachdem okklusales Einschleifen am Patienten ausgeführt und 1 mm Freiheit in der Zentrik im natürlichen Gebiß erzielt wurde?

10. Bis zu welchem Ausmaß soll die Freiheit in der Zentrik für eine dreigliedrige Brücke entwickelt werden, wenn vorher eine seitliche Abgleitbewegung in der natürlichen Bezahnung durch okklusales Einschleifen eliminiert worden ist?

Test zu Kapitel 3

1. Die Steilheit der Inzisalführung ist:
   a) für die neuromuskuläre Harmonie unwichtig.
   b) ohne Beziehung zum vertikalen Überbiß
   c) a und b
   d) auf dem *Hanau*-Inzisalteller mit den Seitenflügeln simuliert
   e) a, b und d
2. Wenn die oberen Inzisiven fehlen, wird der Inzisalführungsteller eingestellt anhand:
   a) der hinteren Zähne
   b) der Neigung der Kondylenführung
   c) der Eckzahnführung, wenn möglich
   d) der Abgleitbewegung in die Zentrik
   e) der Lage der zentrischen Okklusion
3. Welche der aufgeführten Aufgaben gehören nicht zu den Funktionen eines einstellbaren Stift-und-Teller-Systems?
   a) Es soll die vertikale Dimension aufrechterhalten.
   b) Es soll das Abnutzen der Gipsmodelle vermeiden.
   c) Es soll anzeigen, bis zu welchem Ausmaß die Kontaktbeziehungen bei einer Restauration aufgewachst werden müssen.
   d) Es soll eine Vergrößerung der vertikalen Dimension erleichtern.
   e) keine Ausnahmen
4. Eine Inzisalführung wird individualisiert, um
   a) die inzisale Steilheit wenn nötig zu vergrößern.
   b) bei den Bewegungsbahnen die Kurvenform zu berücksichtigen.
   c) a und b
   d) einen größeren Einfluß der Kondylenführung zu gestatten.
   e) a, b und d

5. *Schuyler*-Stift und -Teller
   a) erlauben eine flache, geneigte ebene Führung.
   b) sorgen für eine flache horizontale Führung.
   c) a und b
   d) sorgen für eine geneigte Führung in Kurvenform.
   e) a, b und d
6. Das *Schuyler*-Stift-und-Teller-System kann verwendet werden für:
   a) einzelne Restaurationen
   b) multiple Restaurationen
   c) vollständige Rekonstruktionen
   d) Totalprothesen
   e) alle genannten Arbeiten
7. Wenn die Freiheit in der Zentrik auf dem Modell fehlt,
   a) müssen der *Schuyler*-Stift und -Teller nicht verwendet werden.
   b) sollte der FC-Stift unterhalb des Inzisaltellers stehen.
   c) a und b
   d) kann der gerade Inzisalstift verwendet werden, wenn die vertikale Dimension nicht verändert werden muß.
   e) a, b und d
8. Nach der Eliminierung von vorzeitigen Kontakten in der zentrischen Relation durch okklusales Einschleifen beträgt die Freiheit in der Zentrik 1 mm. Für das Aufwachsen sollte die Freiheit in der Zentrik im Artikulator mit einem *Schuyler*-Stift-und-Teller-System betragen:
   a) 0,5 mm
   b) 1,0 mm
   c) 1,5 mm
   d) 2,0 mm
   e) keine der obgenannten Größen
9. Die seitliche Dimension der Freiheit in der Zentrik hängt ab von:
   a) der Ausdehnung der lateralen Abgleitbewegung in die Zentrik
   b) der antero-posterioren Steilheit des Inzisaltellers
   c) a und b
   d) der Steilheit der Neigung der lateralen Flügel
   e) a, b und d
10. Die vertikale Dimension kann aufrechterhalten werden, wenn der Inzisalstift
    a) eine Kurvatur aufweist, die dem Radius um die Artikulatorachse entspricht.
    b) einen Offset-Stift hat, der zum Bogen der Schließbewegung des oberen Artikulatorteils in Beziehung steht.
    c) a und b
    d) in seiner Lage verstellbar ist.
    e) a, b und d

Kapitel 4

Gesichtsbogen: Teile und Funktion

In diesem Kapitel werden der Gesichtsbogen und seine funktionellen Teile diskutiert. Sein Einsatz beim Einartikulieren von Modellen wird im Kapitel 7 erläutert. Im allgemeinen Gebrauch sind zwei Grundtypen von einfachen Gesichtsbogen: ein Typ mit und ein Typ ohne Ohroliven. Bei beiden wird eine arbiträre Methode zur Bestimmung der Scharnierachse des Unterkiefers verwendet. Um die wahre Scharnierachse zu bestimmen, wird ein kinematischer Gesichtsbogen oder ein Scharnierachsenlokalisator benötigt.

Es geht in diesem Kapitel um die Theorie des einfachen Gesichtsbogens und der Übertragung der Beziehung zwischen den Kondylen und dem Oberkieferzahnbogen auf den Artikulator. Wie der Gesichtsbogen im einzelnen für das Einartikulieren der Modelle in den Artikulator verwendet wird, findet sich im Kapitel 7.

Einführung: Lernziele und Lektüre

Die Lernziele dieses Kapitels beziehen sich auf den Gesichtsbogen und seine Funktion. Sie bestehen aus mehreren Punkten.

Lernziele

1. Der Leser sollte in der Lage sein,
    a) die Bestandteile eines einfachen Gesichtsbogens,
    b) die arbiträre Scharnierachse zu identifizieren.
2. Er sollte zwischen einem einfachen und einem kinematischen Gesichtsbogen unterscheiden können.

Lektüre

Brandrup-Wognoson, T.: The face bow: Its significance and application. J Prosthet Dent 3, 618 (1953).

Definitionen

Der Gesichtsbogen wurde beschrieben als „eine Einrichtung, die den Zweck hat, die Ortsbeziehungen des Oberkieferkamms und der Zähne zur Mitte der Fossa glenoidalis in drei Dimensionen zu messen, und zwar in der sagittalen, der vertikalen und der antero-posterioren Richtung."[1] *Hanau* stellte den Gesichtsbogen als ein Instrument dar, das die korrekten Stellungsbeziehungen zwischen Oberkieferkamm und Zähnen beim Patienten registriert und auf den Artikulator überträgt. Damit wird eine klare räumliche Anordnung geschaffen, die die Interpretation der Beziehungen zwischen Ober- und Unterkiefer erlaubt.[2]

---

[1] *J. S. Landa:* Practical Full Denture Prosthesis. 2nd edition. Dental Items of Interest Publishing Co., Brooklyn, N. Y., 1954.
[2] *R. L. Hanau:* Full Denture Prosthesis: Intratechnique for Hanau Articulator Model H. 4th edition. Privately printed, Buffalo, N. Y., 1940, S. 12.

Gesichtsbogen: Teile und Funktion

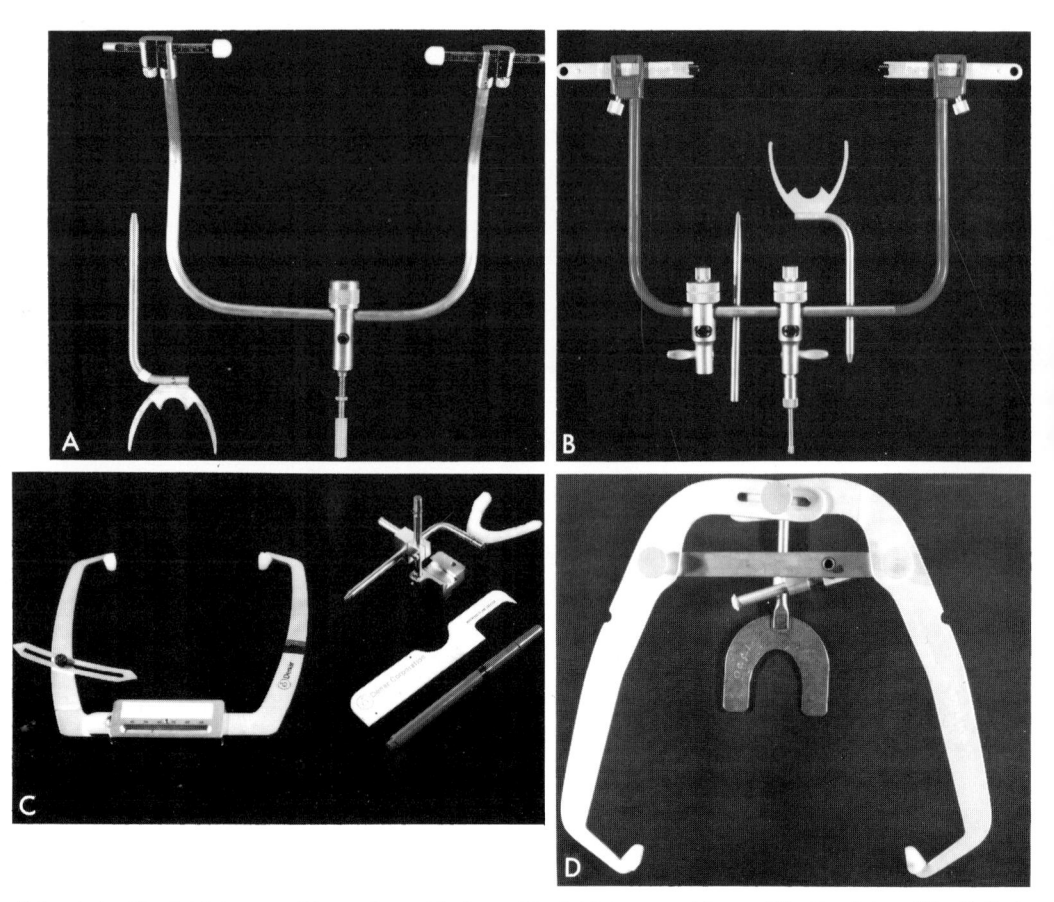

Abb. 4–1 Gesichtsbogen. Manuell zentrierbare Gesichtsbogen: *Hanau* (A), Dentatus (B). Selbstzentrierende Gesichtsbogen: Denar (C), Whip-Mix (D).

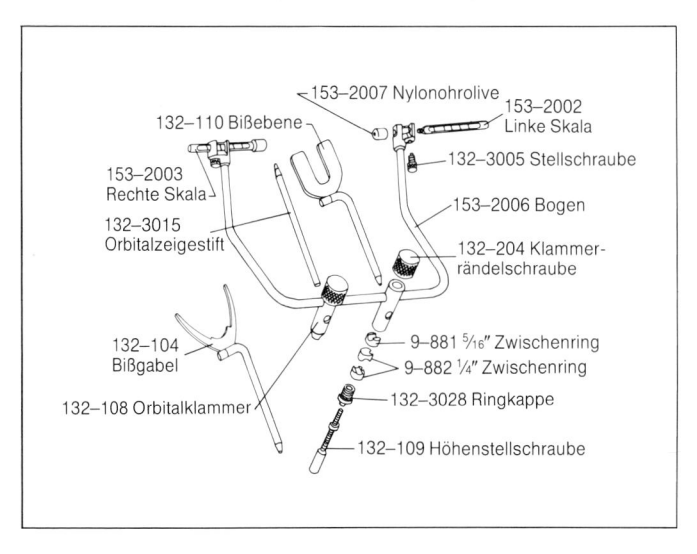

Abb. 4–2 Bestandteile des *Hanau*-Ohroliven-Gesichtsbogens.

Aus diesen Definitionen lassen sich Hinweise auf die Funktion des Gesichtsbogens ableiten. Warum ist es nötig, einen gemeinsamen Beziehungsrahmen zwischen dem Patienten und dem Artikulator zu haben? Es ist notwendig, um eine sinnvolle Stellungsbeziehung der Modelle im Artikulator zu erreichen, die der Beziehung zwischen dem Oberkiefer, dem Unterkiefer und den Kondylen beim Patienten nahe kommt oder gar mit ihr praktisch identisch ist.

Man kann die Bedeutung des Gesichtsbogens auch verstehen, wenn man sich vorstellt, was ohne Gesichtsbogen getan werden müßte und wie sich dies auf die okklusalen Beziehungen im Artikulator auswirken würde. Vor *Gysis* Zeit gab es kein Instrument, mit dem die zentrische Relation gefunden und registriert werden konnte. *Gysis* Methode zur Bestimmung der Kieferrelationen war die Aufzeichnung des gotischen Bogens (siehe Abb. 1–5). Im Jahre 1899 entwickelte *Snow* einen Gesichtsbogen, um die Modelle unbezahnter Kiefer im Artikulator zu positionieren. *Gysi*, der die Ungenauigkeit dieser Methode erkannte, lokalisierte die Scharnierachse durch Palpieren der Gelenke. Indem *Gysi* den Gesichtsbogen zur Beschreibung der Oberkiefer-Kondylen-Beziehungen und die Aufzeichnung des gotischen Bogens zur Messung der Kieferbeziehungen benutzte, erhielt er einen recht wirksamen halbeinstellbaren Artikulator.

Teile eines Gesichtsbogens

Die meisten einstellbaren und halbeinstellbaren Artikulatoren haben irgendeine Art Gesichtsbogen als Zubehör. Es gibt zwei Typen von mit Ohroliven bestückten Gesichtsbogen: 1. manuell zentrierbare und 2. selbstzentrierende. Der *Hanau* (Abb. 4–1A) ist ein Bogen mit Ohrolive, der sich selbst zentriert. Der *Dentatus* (Abb. 4–1B) ist ein manuell zentrierbarer Bogen, der das Messen der Scharnierachse verlangt. Der *Denar* (Abb. 4–1C) und der *Whip-Mix* (Abb. 4–1D) sind selbstzentrierende Ohroliven-Gesichtsbogen. Die Teile des *Hanau* sind in der Abbildung 4–2 genau bezeichnet. Eine kurze Gebrauchsanweisung wird anhand der Abbildungen 4–3 bis 4–7 gegeben.

Abb. 4–3 bis 4–7 Ein schneller Blick auf den Gebrauch des Gesichtsbogens.

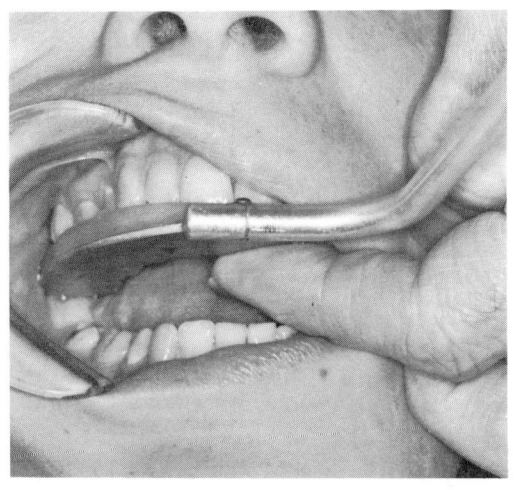

A

1. Basisplattenwachs wird weich gemacht, zu einer Rolle geformt und auf die Bißgabel (Bißplatte) gebracht. Während das Wachs noch weich ist, wird die Bißebene in den Mund gegeben und auf die Oberkieferzähne aufgedrückt (Abb. 4–3A).

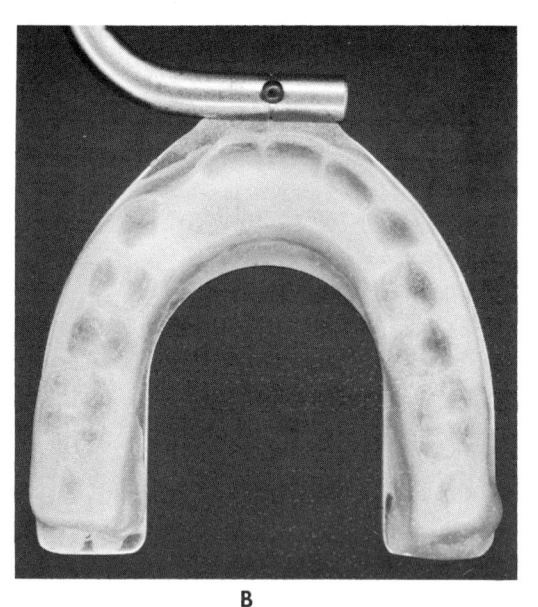

2. Die Bißgabel entfernen und das Wachs abkühlen. Im Wachs sollten Eindrücke der Zähne sichtbar sein, aber der Metallrahmen sollte von ihnen nicht berührt werden (Abb. 4–3B).
3. Den Gesichtsbogen entweder mit den Ohroliven automatisch auf die Scharnierachse einstellen (Abb. 4–4, Mitte links) oder unter Anwendung des Bogens ohne Oliven die Scharnierachse messen (Abb. 4–5, Mitte rechts).
4. Den Gesichtsbogen auf der Bißgabel so feststellen, daß er zentriert ist (Abb. 4–6, unten links), und auf den Artikulator übertragen.
5. Der Gesichtsbogen ist auf dem Artikulator zentriert und die Bißebene bis zur dritten Referenzmarke auf dem Inzisalstift angehoben (Abb. 4–7, unten rechts). Das Oberkiefermodell wird mit dem Sockelring und Gips einartikuliert.

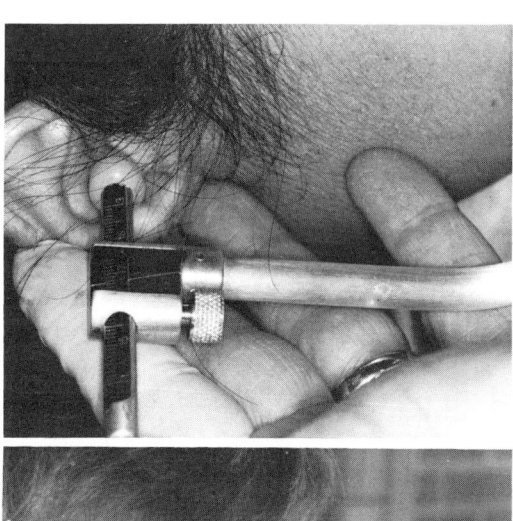

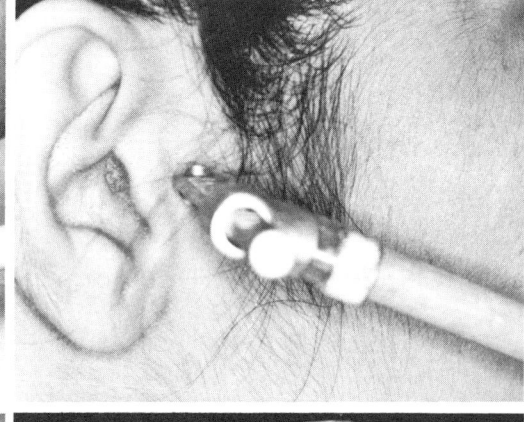

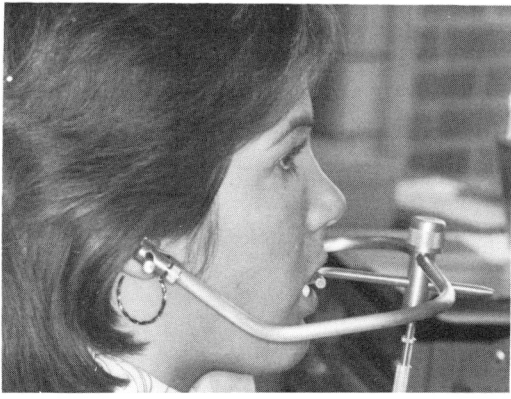

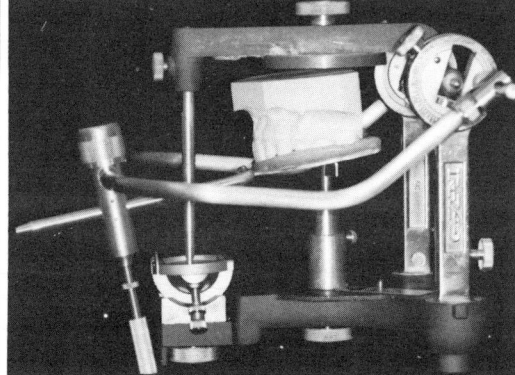

B

Analyse des Vorgehens mit dem Gesichtsbogen

Die Oberkieferbezahnung hat zu allen Kondylenbewegungen eine dreidimensionale Beziehung. Abweichungen von dieser Beziehung bewirken eine Veränderung der resultierenden Unterkieferbewegung gegenüber der Oberkieferbezahnung. Für die Abweichung zwischen dem Zustand am Patienten und den einartikulierten Modellen im Artikulator gibt es mehrere mögliche Gründe.

Wenn kein Gesichtsbogen verwendet wird, um das Oberkiefermodell zu den angenäherten Ausgangsstellungen der Kondylen in Beziehung zu bringen, können die resultierenden Bewegungsbogen von denjenigen des Patienten abweichen. Dieses Fehlen der Übereinstimmung kann dazu führen, daß Restaurationen auf dem Artikulator potentielle okklusale Fehler aufweisen.

Stellen Sie sich vor, Sie fertigen eine Restauration mit Höckern an, und zwar mit Arbeitsmodellen in einer falschen Stellung.

1. Könnte die Restauration eine okklusale Interferenz in der Öffnungs- und Schließbewegung aufweisen? Bitte kurz erläutern.

2. Könnte die Restauration eine okklusale Interferenz in der lateralen oder lateroprotrusiven Exkursion aufweisen?

3. Stellen Sie sich andere Stellungen der Modelle im Artikulator vor. Gibt es Variationen, die Unterschiede zum Patienten aufweisen?

4. Sollte die Gesichtsbogenübertragung auf den Artikulator eine asymmetrische Lage des Oberkieferzahnbogens zum Schädel berücksichtigen?

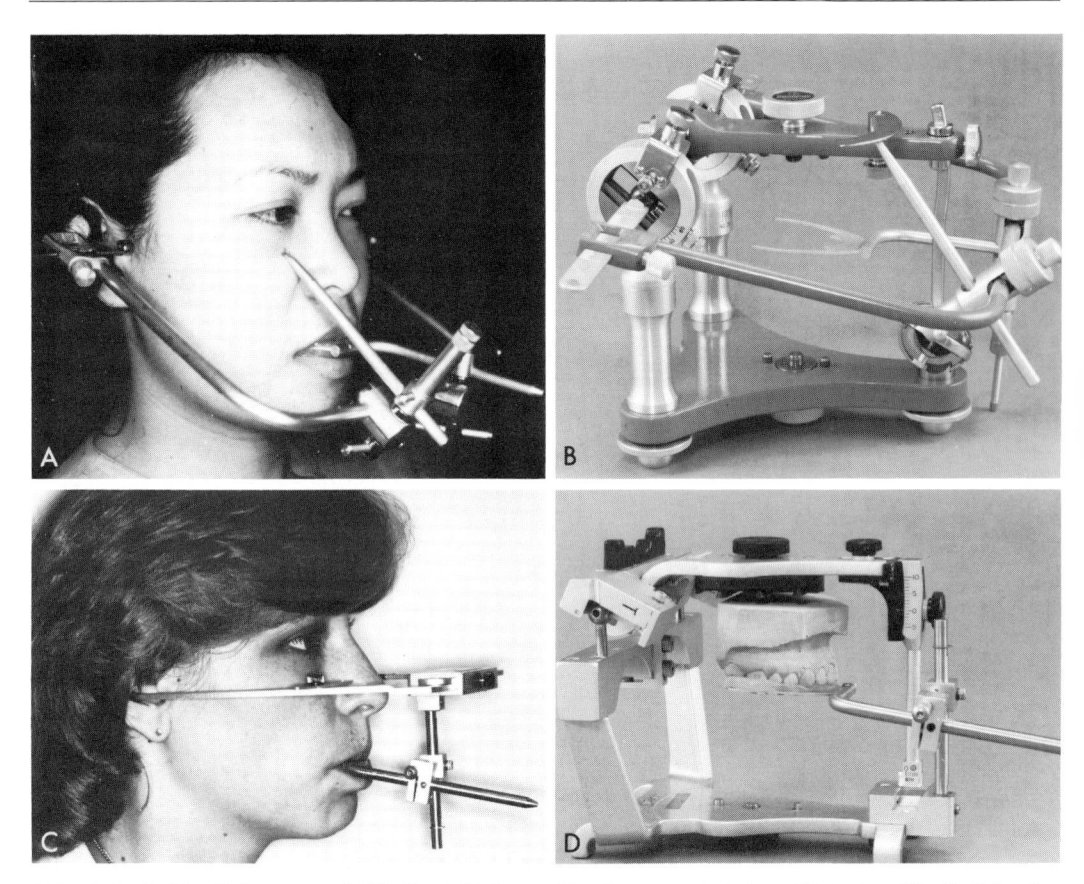

Abb. 4–8 Dritter Referenzpunkt für Gesichtsbogenübertragung. A: Infraorbitalzeigestift; B: Orientierung des Zeigestifts auf dem Artikulator; C: Referenzpunkt 43 mm oberhalb der Schneidekante der Inzisiven; D: Orientierung des Punktes auf dem Artikulator.

Zur Orientierung des Oberkiefermodells auf dem Artikulator sind zwei wesentliche Schritte nötig. Zuerst muß die Querachse mit einem anatomischen Mittelwert (halbeinstellbare Artikulatoren) oder kinematisch (volleinstellbare Artikulatoren) lokalisiert werden. Darauf wird die Lage der Okklusalebene bestimmt, indem man einen arbiträren anterioren Referenzpunkt, wie zum Beispiel eine Kerbe am Inzisalstift, auswählt. Dieser dritte Referenzpunkt bildet zusammen mit der Querachse eine horizontale Referenzebene. Es gibt Methoden (Abb. 4–8), die andere Markierungspunkte verwenden, wie zum Beispiel den Infraorbitalpunkt oder einen Punkt 43 mm oberhalb der Schneidekante der oberen Inzisiven. Werden verschiedene Ebenen und Punkte für den dritten Referenzpunkt verwendet, führt dies zum Anheben oder Senken des vorderen Teils des Gesichtsbogens und in der Folge auch des Oberkiefermodells.

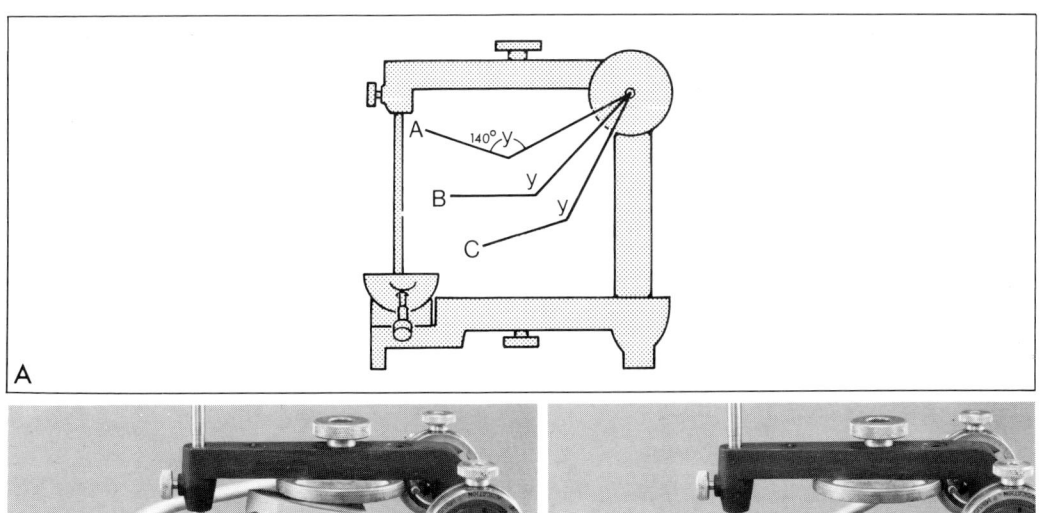

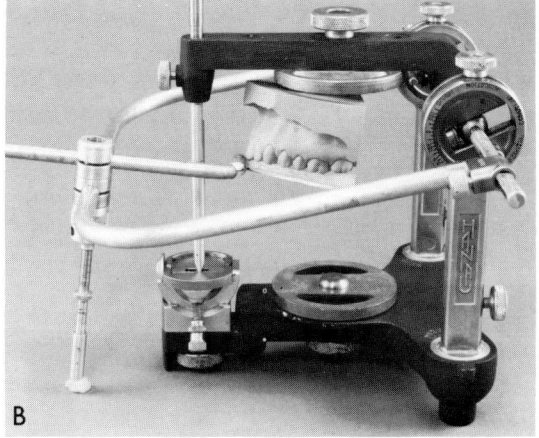

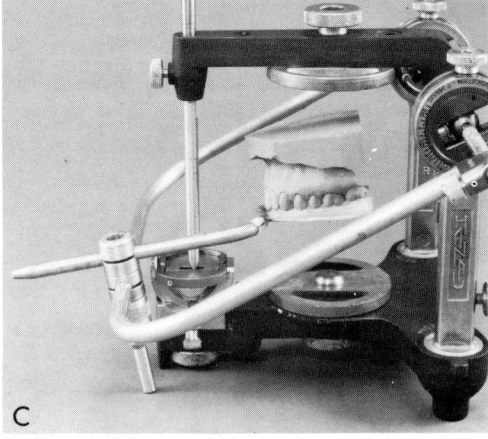

Abb. 4–9 Auswirkung der Stellung des dritten Referenzpunktes auf die anteriore Position des Oberkiefermodells. A: Die Beziehung des Gesichtsbogens und der Okklusalebene bleibt fest (Winkel Y); wird aber der Referenzpunkt erhöht oder abgesenkt, so wird die antero-posteriore Lage des Modells verändert; B: Oberkiefermodell erhöht; C: Modell abgesenkt. Beachten Sie die Veränderung der antero-posterioren Lage der Inzisalkanten der Frontzähne.

Der einfache Gesichtsbogen – nicht aber der Ohroliventyp – dreht sich um einen festen Bereich. Er scheint beim Anheben leicht nach vorne zu kommen. Abbildung 4–9 beschreibt die Okklusalebene und die entsprechenden projizierten Kondylenbahnneigungen für einen Fall, der mit verschiedenen Referenzpunktmethoden einartikuliert wurde. Der antero-posteriore Unterschied in den Stellungen des Modells zeigt einen minimalen Fehler, wenn die Auf- und Abwärtsstellung ±16 mm nicht überschreitet. Beachten Sie, daß der *Hanau*-Ohroliven-Gesichtsbogen nicht direkt mit der Achse des Artikulators koppelt (Abb. 4–10). Dieses spezielle Problem wird in Kapitel 8 beschrieben.

Gesichtsbogen: Teile und Funktion

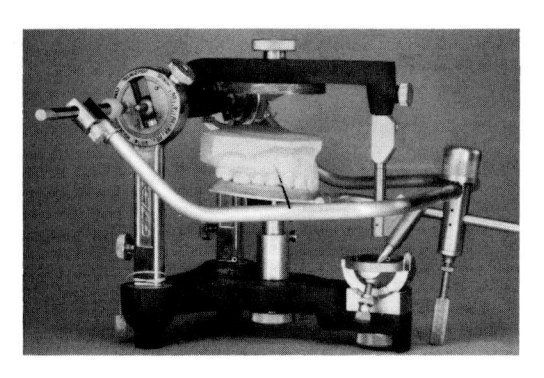

Abb. 4–10 Ohroliven-Gesichtsbogen und dritter Referenzpunkt. Dieser ist bei ca. 58 mm fixiert, weil die Ohroliven nicht auf der Höhe der Achsen des Artikulators befestigt werden.

Übungen zu Kapitel 4

1. Welchen Einfluß hat das Anheben oder das Senken des Gesichtsbogens letztlich auf die zentrische Okklusion?

2. Welchen Einfluß hat das Anheben des 3. Referenzpunktes auf die horizontale Kondylarneigung?

3. Wie groß ist die Auswirkung auf das Molarengebiet der Balanceseite von identischen Modellen, die mit 26 mm voneinander entfernt liegenden Referenzpunkten einartikuliert wurden, wenn die horizontale Kondylenbahnneigung von 40° auf 31° verstellt wird?

4. Welche Grenzen sind durch die horizontale Kondylenführung des Artikulators für das Anheben oder das Senken des Gesichtsbogens gesetzt?

5. Was ist der Zweck des Anhebens des Gesichtsbogens, so daß sich die Inzisalkante der oberen Schneidezähne der Kerbe am Inzisalstift des *Hanau*-H2-PR-Artikulators annähert (nicht Ohroliven-Typ)?

6. Was ist die Grundlage für Ohroliven bei einem einfachen Gesichtsbogen?

Gesichtsbogen: Teile und Funktion

7. Sollte die Gesichtsbogenübertragung auf den Artikulator eine asymmetrische Lage des Oberkieferzahnbogens zum Schädel berücksichtigen?

8. Wie groß ist der durchschnittliche Fehler beim Aufsuchen der wahren Scharnierachse unter Verwendung eines einfachen Gesichtsbogens und beim Gebrauch eines kinematischen Gesichtsbogens oder eines Scharnierachsenlokalisators?

9. Welche Vorteile bietet ein dritter Referenzpunkt beim Einartikulieren von Modellen mit dem Gesichtsbogen?

10. Wenn ein Oberkiefermodell auf dem Artikulator nicht zentriert ist, die Übertragung aber korrekt erfolgte, stellt dies ein Problem dar?

11. Wie groß kann ein Fehler werden, wenn man keinen Gesichtsbogen verwendet, d. h., wenn man das Oberkiefermodell im Zentrum des Artikulators mit der Okklusalebene parallel zur Artikulatorbasis (mit einem Gesichtsbogen ohne Ohroliven) einartikuliert?

12. Wie können die möglichen Fehler minimiert werden, wenn das Modell im Zentrum des Artikulators ohne Gesichtsbogen einartikuliert wurde?

Test zu Kapitel 4

1. Ein einfacher Gesichtsbogen *(Snow)* wird verwendet, um
   a) das Unterkiefermodell in der richtigen Stellung zum Oberkiefermodell einzuartikulieren.
   b) die Beziehung zwischen dem Oberkiefer und einer Querachse der Kiefergelenke zu bestimmen.
   c) die Beziehung zwischen der Oberkieferbezahnung und der Incisura infraorbitalis zu bestimmen.
   d) das Oberkiefermodell so an der Querachse des Artikulators auszurichten, daß die Artikulatorachse mit der wahren Scharnierachse zusammenfällt.
   e) alles oben Erwähnte
2. Der Fehler beim Gebrauch eines einfachen statt eines kinematischen Gesichtsbogens
   a) beträgt antero-posterior etwa 0,2 mm, wenn der Wachsbiß in zentrischer Relation 5 bis 10 mm dick ist.
   b) kann klinisch unbedeutend sein, wenn der CR-Checkbiß weniger als 0,5 mm dick ist.
   c) ist nicht vorhanden, wenn die Unterkieferregistrierung bei CO = CR gemacht wird.
   d) ist größer, wenn der Gesichtsbogen nicht selbstzentrierend ist.
   e) nichts von allem
3. Mit einem richtig einartikulierten Modell in einem adäquaten Artikulator
   a) sollten die Kontakte in zentrischer Relation und zentrischer Okklusion die gleichen sein wie die intraoralen Kontakte.
   b) ist eine Öffnung zwischen den posterioren Stützkontakten (unterstützende Höcker oder Fossae) nicht erlaubt.
   c) sollten alle Zahnkontakte, die in zentrischer Okklusion im Munde vorhanden sind, auch auf den Modellen vorhanden sein.
   d) sollten Balancekontakte vorhanden sein, wenn sie im Munde auftreten.
   e) sollte alles zutreffen.
4. Die wahre Scharnierachse erhält man mit:
   a) dem kinematischen Gesichtsbogen
   b) einem CR-Registrierbiß
   c) einem einfachen Gesichtsbogen
   d) einem Ohroliven-Gesichtsbogen
   e) allen genannten Möglichkeiten
5. Der einfache Gesichtsbogen
   a) lokalisiert die terminale Scharnierachse.
   b) wird in zentrischer Relation verwendet.
   c) kann ein Bogen ohne Ohroliven sein.
   d) nichts von allem

6. Ein Orbitalzeigestift mit einer Klammer auf einem einfachen Gesichtsbogen
   a) wird verwendet, um das Oberkiefermodell zu einem Infraorbitalpunkt in Beziehung zu bringen.
   b) wird verwendet, um einen dritten Referenzpunkt als Bezug für das Einartikulieren des oberen Modells zu lokalisieren.
   c) a und b
   d) wird nur zusammen mit einem Ohroliven-Gesichtsbogen verwendet.
   e) a, b und d
7. Die Referenzpunkte für einen einfachen Gesichtsbogen ohne Ohroliven sind:
   a) arbiträre Scharnierachse und Kerbe am Inzisalstift
   b) arbiträre Scharnierachse und Kerbe am Infraorbitalpunkt
   c) a und b
   d) wahre Scharnierachse und obere Kerbe auf dem Inzisalstift
   e) a, b und d
8. Ein einfacher Gesichtsbogen
   a) ist am Kopf nicht zentriert.
   b) ist mit der Ohrolive nicht auf der Artikulatorachse zentriert.
   c) a und b
   d) ist auf dem Artikulator zentriert.
   e) a, b und d
9. Alle folgenden Punkte können restaurative Fehler infolge Nichtanwendung oder falschen Gebrauchs des Gesichtsbogens beim Einartikulieren der Modelle sein, mit Ausnahme von:
   a) antero-posteriorer Fehler in der okklusalen Morphologie
   b) seitlicher Fehler in der Plazierung von Höckern und Fossae
   c) unkorrekter Beziehung der Artikulatorführung zwischen Kondylus und Inzisalstift
   d) ungenauen Kontaktbeziehungen von Abrasionsfacetten der Modelle in lateralen Exkursionen
   e) keine Ausnahme
10. Wie können einige der Fehler beim Aufwachsen von Restaurationen möglichst klein gehalten werden, wenn am *Hanau*-H2-PR-Artikulator kein Gesichtsbogen verwendet wird?
    a) durch paralleles Ausrichten der okklusalen Ebene zur Kondylarneigungsbahn
    b) durch Einstellen der Kondylarführung in verschiedenen Kieferstellungen mit Rücksicht auf maximale Zahnführung
    c) a und b
    d) durch Schaffen von Freiheit in der Zentrik
    e) a, b und d

Kapitel 5

Einfache Artikulatoren

Für die Herstellung einzelner oder multipler Restaurationen wird häufig ein einfacher Scharnier- oder Klappartikulator verwendet, um die okklusalen Zahnflächen der Modelle zueinander in Beziehung zu bringen. Auch wenn diese Vorrichtungen (oder Artikulatoren, wie sie unkorrekterweise genannt werden) etwas vertikale und horizontale Bewegung erlauben, können sehr leicht Fehler in der okklusalen Gestaltung entstehen. Werden diese Fehler erkannt und möglichst klein gehalten, können trotzdem beim Gebrauch der einfachen Artikulatoren ungünstige Reaktionen im Kausystem auftreten, da es auch mit dem Patienten im Behandlungsstuhl unter Umständen nicht gelingt, die verbleibenden Unstimmigkeiten zu korrigieren. Ein solches Vorgehen ist weder praktisch noch wünschenswert. Lange Einschleifprozeduren am Patienten sind zeitraubend und kostspielig. Neben der Ineffizienz bringt der begleitende Verlust der okklusalen Kronenform und der funktionellen Anatomie mit sich, daß der Patient nicht die beste verfügbare Therapie erhält.

Es ist aber auch durchaus möglich, eine sehr gute Therapie auszuführen, wenn der Behandler den Gebrauch des einfachen Artikulators auf jene einzelnen Restaurationen beschränkt, bei denen er die Fehler im voraus erkennen und ganz vermeiden kann. Die effiziente Behandlung ist definiert als wirkungsvoll und von hoher Qualität. Ein effizienter Kliniker kennt seine eigenen Grenzen und diejenigen der Instrumente, die er verwendet.

Einführung: Lernziele und Lektüre

Das Kapitel 5 dient nur als kurze Einführung zur Besprechung der Grenzen einfacher Artikulatoren und der Fehler, die bei ihrem Gebrauch auftreten, besonders bei jenen Restaurationen, die wesentliche okklusale Elemente einbeziehen. Weil das Kapitel Einführungscharakter hat, sind die Ziele begrenzt. Es geht um Konsequenzen für die praktische Arbeit, die sich aus dem Verständnis der Entstehungsweise okklusaler Interferenzen beim Gebrauch eines einfachen, nicht einstellbaren Artikulators (Klasse II) oder eines Klappartikulators ergeben. Folgende Ziele sind ins Auge gefaßt.

Lernziele

1. Der Leser sollte fähig sein, die Hauptfehler in der Okklusion zu identifizieren, die durch den Gebrauch des einfachen, nicht einstellbaren Artikulators entstehen können.
2. Er sollte fähig sein, Methoden zu finden und anzuwenden, die die Fehler in der Okklusion beim Gebrauch eines einfachen, nicht einstellbaren Artikulators reduzieren.

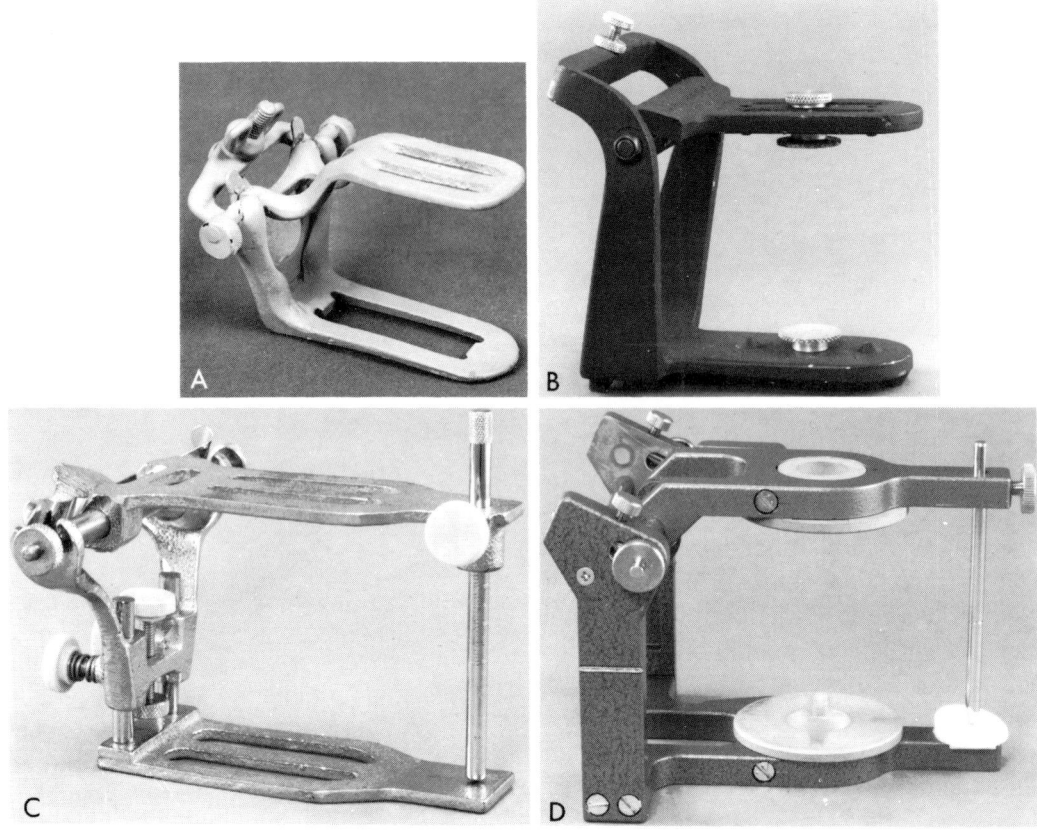

Abb. 5-1 Einfache Artikulatoren. Artikulatoren, die in der Größe vom kleinen bis zum normalgroßen zunehmen (von A nach D). Sie haben verschiedene Annehmlichkeiten, aber keine funktionellen Einstellmöglichkeiten.

3. Er sollte eine vernünftige Alternative vortragen können, wenn der Fehler beim Gebrauch eines einfachen, nicht einstellbaren Artikulators nicht vollständig eliminiert werden kann.

Celenza, F. V.: Articulators and determinants of occlusal morphology. Articulators. In: International Prosthodontic Workshop (on Complete Denture Occlusion). Lang, B. R. and Kelsey, C. C., Eds. University of Michigan 1973, pp. 90–92.

Lektüre (fakultativ)

McPhee, E. R.: The simple class II nonadjustable articulator: Limitations, errors, and compensating procedures. J Mich Dent Assoc 56, 68–73 (1974).

Einschränkungen bei einfachen Artikulatoren

Der Gebrauch eines einfachen Artikulatortyps* wirft eine Anzahl Fragen auf (Abb. 5–1). Die meisten betreffen Probleme, die durch die Größe des Artikulators und die verwendete interokklusale Bißnahme zum Einartikulieren der Kieferteilmodelle entstehen.

Welches sind die wichtigsten Einschränkungen eines einfachen Artikulators?

Die okklusalen Kontakte in exzentrischen Exkursionen stehen in keiner Beziehung zum Patienten; es gibt keine Möglichkeit für eine Bewegung in die zentrische Relation. Die Lage der zentrischen Okklusion kann ungenügend definiert sein (Freiheit in der Zentrik).

Welche Fehler können durch die Einschränkungen des einfachen Artikulators entstehen?

Es können u. a. vorzeitige Kontakte in zentrischer Okklusion und in zentrischer Relation, Balanceinterferenzen, Interferenzen in Protrusion und auf der Arbeitsseite resultieren.

Interokklusale Registrierung (zentrische Okklusion)

Wenn im Anschluß an eine Kavitätenpräparation am Patienten im Laboratorium eine Füllung hergestellt werden muß, werden Abdrücke des zu füllenden Zahnes und der Zähne des Gebißes genommen. Diese Abdrücke werden mit Hartgips ausgegossen. Sie müssen mit ihren Okklusalflächen „gegeneinanderartikuliert" werden. Es ist wahrscheinlich, daß Stellungsfehler bereits durch Bewegungen eigener Zähne vorhanden sind. Die Gipsmodelle beziehen nur einen halben Kiefer oder weniger mit ein, und der einfache Artikulatorrahmen bildet nicht viel mehr als eine gerade Linie. Um das obere und untere Gipsmodell zu befestigen, wird häufig eine Art interokklusaler Biß (Wachsbiß) verwendet. Diese Maßnahme registriert nicht unbedingt die zentrische Okklusion und ist praktisch immer eine Hauptquelle von Artikulationsfehlern.

Warum ist die interokklusale Registrierung der zentrischen Okklusion häufig eine Hauptquelle okklusaler Fehler?

Weil die Scharnierachse des Artikulators nicht mit derjenigen des Patienten übereinstimmt. Als Folge wird jede Dicke des interokklusalen Wachsbisses eine falsche Beziehung zwischen Ober- und Unterkiefermodellen mit sich bringen. Ein Wachsbiß (checkbite) ohne eine gewisse Dicke ist nicht möglich. Deshalb wird immer ein Fehler übertragen werden.

Wie bewirkt bei einer gewissen Wachsdicke der Unterschied zwischen der Scharnierachsenlage beim Patienten und beim einfachen Artikulator einen Fehler?

Die Bogen der Schließbewegung des Patienten-Unterkiefers und des Artikulators haben verschiedene Radien (Abb. 5–2). Im Schema werden die Auswirkungen einer Schließbewegung gezeigt. Die Abbildung 5–3 illustriert die Konsequenz eines Wachsbisses irgendeiner Dicke beim Gebrauch eines einfachen Artikulators.

---

* Zum Beispiel ein Instrument, das horizontale und vertikale Bewegungen erlaubt, die aber in keiner Beziehung zu den Bewegungen der Kiefergelenke stehen.

Einfache Artikulatoren

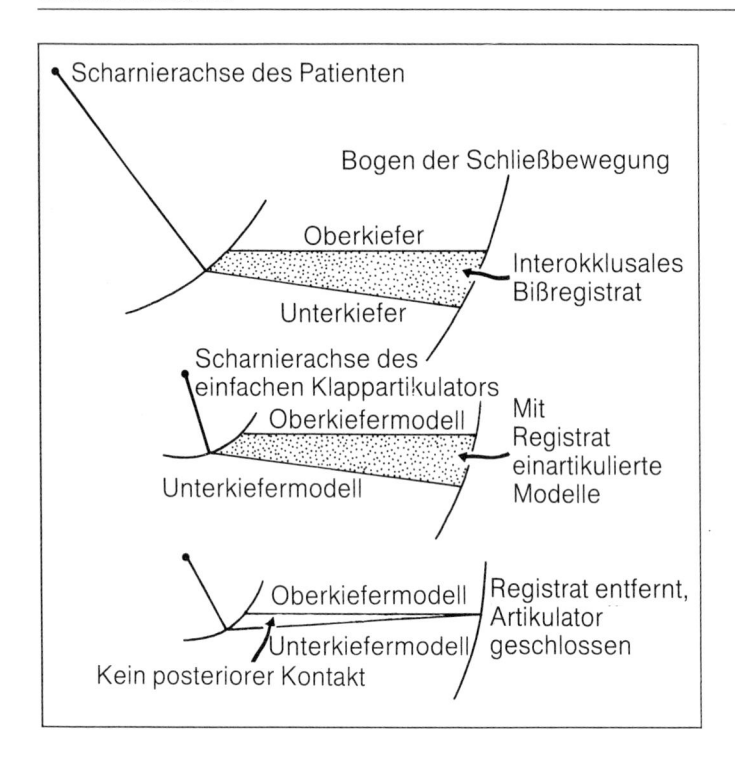

Abb. 5–2 Schematische Darstellung der Auswirkung der Artikulatorgröße auf die Beziehung zwischen der Scharnierachse des Patienten und der Drehachse des kleinen Artikulators.

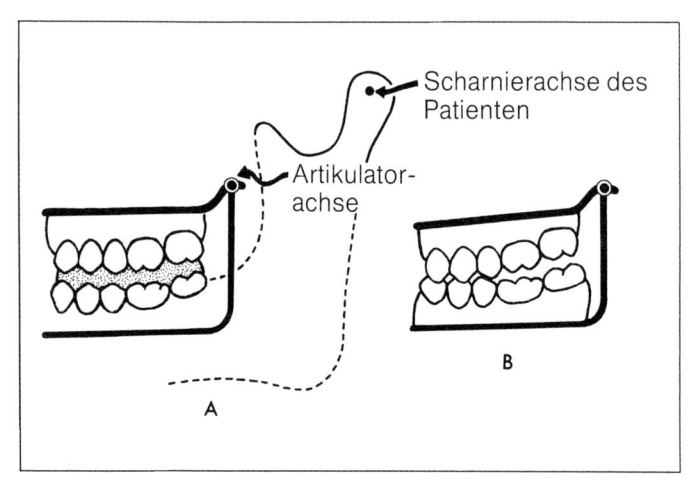

Abb. 5–3 Schematische Zeichnung des Ergebnisses eines interokklusalen Registrats (Wachsbiß, checkbite) in zentrischer Okklusion beim Gebrauch eines kleinen Artikulators.
A: Unterschied der Lokalisation der Scharnierachse am Patienten und am Artikulator. B: Nach der Entfernung des Wachsbisses haben die hinteren Zähne keinen Kontakt in zentrischer Okklusion.

Worin äußert sich der Fehler, der beim Gebrauch eines einfachen Artikulators und eines Wachsbisses mit einer gewissen Dicke entsteht?

Eine Füllung, die mit dem Artikulator in geschlossenem Frontzahnkontakt, aber mit Sperrung im Molarenbereich hergestellt würde, wäre im Munde zu hoch. Man müßte also einschleifen. Dies führt zur Abflachung der okklusalen Morphologie und zur Beeinträchtigung einer funktionellen Oberflächengestaltung.

Wie wird der Fehler bei einem einfachen Artikulator mit Wachsbiß vermieden?

Es gibt zwei Lösungen: 1. Verwenden Sie diese einfachen Artikulatoren nicht. Nehmen Sie einen Artikulator mit vollen Dimensionen und einen Biß in zentrischer Relation. 2. Verwenden Sie keinen interokklusalen Wachsbiß (checkbite) zusammen mit einem einfachen Artikulator. Obwohl die erste Lösung vorzuziehen ist, kann sie unter Umständen unpraktisch oder unrealistisch für einzelne Zahnfüllungen sein. Die zweite ist dann zweckmäßiger.

Wie werden die Modelle in einem einfachen Artikulator eingesetzt, ohne eine Bißnahme zu verwenden?

Es gibt zwei Möglichkeiten: 1. Nehmen Sie Abdrücke der ganzen Zahnreihen und bringen Sie die Modelle für das Einartikulieren in zentrischer Okklusion direkt zusammen. 2. Lassen Sie den Patienten in zentrischer Okklusion zusammenbeißen und nehmen Sie einen seitlichen Abdruck der fazialen Flächen der Zähne. Dieser Schlüssel sollte klein sein. Er sollte aus Gips, aus Abdruckmaterial oder aus Wachs sein. Modelle der halben Kiefer können damit gegeneinander in zentrischer Okklusion orientiert und in einfachen Artikulatoren einartikuliert werden.

Gibt es noch andere Fehlerquellen beim Gebrauch eines einfachen Artikulators?

Da die Modelle in zentrischer Okklusion einartikuliert werden müssen (der Artikulator kann keinen Wachsbiß in zentrischer Relation aufnehmen), gibt es keine Möglichkeit, in die zentrische Relation zu gehen, und auch keine Möglichkeit, eine simulierte zentrische Relation zu erreichen, auch wenn dies eine gute Methode wäre.

Interokklusale Registrierung (zentrische Relation)

In einem kleinen, einfachen Artikulator kann ein Registrat in zentrischer Relation nicht verwendet werden, um die Modelle einzuartikulieren. Der Schließbogen des Artikulators ist nicht der gleiche wie derjenige am Patienten, und der initiale okklusale Kontakt wird verschieden sein. In der Tat wird der Kontakt in zentrischer Relation auf dem Artikulator anders sein als am Patienten. Höckerspitzen und okklusale Fossae werden auf dem einfachen Artikulator so plaziert, daß sie im Munde des Patienten falsch liegen. Auch ihre Höhe wird im Seitenzahnbereich nicht korrekt ausfallen, und zwar aus den gleichen Gründen, wie sie im Abschnitt über die zentrische Okklusion angegeben wurden.

Zusätzlich zu antero-posterioren und vertikalen Fehlern (Höckerhöhe und Fossatiefe) hat der einfache Artikulator keine Vorrichtung für eine Bewegung nach vorne, das heißt von der zentrischen Relation in die zentrische Okklusion, wenn die Modelle in zentrischer Relation einartikuliert wurden. Diese Einschränkung macht die Herstellung von Restaurationen mit Freiheit in der Zentrik unmöglich.

Größe des Artikulators

Warum sollte man nicht einen einfachen Artikulator in „Lebensgröße" (ganzformatig) oder in normaler Größe verwenden, um antero-posteriore und vertikale Fehler zu vermeiden?

Es gibt einfache Artikulatoren, deren Dimensionen dem Mittelwert der Patientenmaße und auch den Dimensionen zum Beispiel des *Hanau*-H2-PR-Artikulators entsprechen. Solche Artikulatoren verringern die antero-posterioren und vertikalen Fehlerquellen wesentlich. Allerdings bedingen weitergehende Fehlerreduktionen die Anwendung eines Gesichtsbogens (arbiträre Scharnierachsenbestimmung) oder den Einsatz eines kinematischen Gesichtsbogens oder eines Scharnierachsenlokalisators. Dies verlangt mehr instrumentellen Aufwand und auch mehr Geschicklichkeit des Behandlers, um die zentrische Relation zu bestimmen. Die Handhabung des Artikulators und die Registrierung werden sehr rasch zu einer aufwendigen Prozedur.

Im Zusammenhang mit individuellen Restaurationen muß die Frage gestellt werden, ob es praktisch oder notwendig ist, einen normalgroßen oder einen kleinen Artikulator zu verwenden.

Wenn ein normalgroßer, einfacher Artikulator genauere Resultate bringt als ein kleiner, einfacher, warum dann nicht den großen benutzen?

In der Tat, warum nicht? Die Antwort ist nicht so einfach, wie es scheint. Der normalgroße Artikulator wird vielfach nicht verwendet, weil er eben groß ist. Er braucht mehr Platz. Er kann nicht so leicht verschickt, transportiert oder aufbewahrt werden wie der kleine. Er bedingt im Technikerlabor einen größeren Arbeitsplatz und ist schwieriger mit den Händen zu halten. Es bereitet größere Schwierigkeiten, die Modelle von allen Seiten zu sehen, und er ist auch teurer. Schon 15 bis 20 kleine Artikulatoren in einer Praxis oder in einem Labor in verschiedenen Arbeitsstadien bedeuten eine Belastung für Raum und Inventarkosten. Leider können beim kleinen Artikulator die Modelle nicht von einem auf den anderen Artikulator übertragen werden. Schließlich benötigt der normalgroße Artikulator mehr Gips, bringt höhere Transportkosten usw. Kurz: Der normalgroße Artikulator ist unpraktisch, es sei denn, der Zahnarzt hat sein eigenes Technikerlabor in der Praxis oder fertigt die Restaurationen selber an. In diesem Moment muß man abwägen, wie stark die Größe des Artikulators im Einzelfall die Beziehungen der zentrischen Relation oder der zentrischen Okklusion beeinflußt.

Ist es für einzelne oder individuelle Restaurationen eines Molaren in Hinblick auf mögliche Fehler besser, 1. einen normalgroßen, einfachen Artikulator, Modelle der ganzen Zahnreihen ohne interokklusales Registrat, 2. einen normalgroßen, einfachen Artikulator, Modelle der ganzen Zahnreihen und ein Registrat in zentrischer Relation, 3. einen normalgroßen einfachen Artikulator, ganze Kiefermodelle und ein Registrat der zentrischen Okklusion oder 4. einen einfachen, kleinen Artikulator, Teilmodelle der Zahnreihen und für die Modellrelation ein laterales Registrat in zentrischer Okklusion zu verwenden?

Die Antwort lautet 1, wenn man den kleinsten Fehler machen will, aber 4 ist die praktische Methode für einzelne Restaurationen. Die rationellste Methode ist jedoch, einen normalgroßen, einfachen Artikulator mit Modellen der ganzen Zahnreihen und ohne Registrat (die Modelle in zentrischer Okklusion zusammengestellt) zu verwenden. Dann ist die Form der Restauration von den erwarteten lateralen und protrusiven Bewegungen abhängig und von der Lage der zentrischen Kontaktrelation.

Welches sind die häufigsten Konstruktionsfehler, die mit einem einfachen Artikulator gemacht werden?

Am häufigsten treten folgende Fehler auf:

1. vorzeitige Kontakte in zentrischer Rela-

tion auf den schrägen Höckerabhängen der Oberkiefermolaren und dem mesialen Höckerabhang des palatinalen Höckers des ersten Oberkieferprämolaren
2. Balanceinterferenz auf dem palatinalen Höcker des oberen ersten Molaren
3. Arbeitsseiteninterferenzen auf bukkalen, aber auch lingualen Höckern der Unter- und Oberkiefermolaren
4. vorzeitige Kontakte in zentrischer Okklusion auf den hinteren Zähnen

Obwohl all diese Fehler dann und wann auftreten, fällt der vierte dem Behandler und dem Patienten am leichtesten auf, spätestens dann, wenn die Restauration im Munde eingesetzt wird. Das Kausystem kann sich an die anderen Interferenzen mehr oder weniger anpassen. Daß die vorzeitigen Kontakte in zentrischer Okklusion minimiert werden sollten, wurde schon erwähnt.

Wie werden vorzeitige Kontakte in zentrischer Relation auf dem kleinen Artikulator minimiert?

Dies geschieht, indem man beim Modellieren den schrägen Randwulst distalwärts plaziert und die Höhe des mesialen Abhangs des palatinalen Höckers des ersten Prämolaren reduziert und ihn nach distal verlegt.

Exzentrische Bewegungen

Wenn man die kondylären Determinanten der Okklusion betrachtet, ergibt sich aus diesem hypothetischen Standpunkt der Zusammenhang zwischen exzentrischen Bewegungen und der Größe oder Ähnlichkeit des Artikulators. Die Fehler in bezug auf laterale Komponenten der Abgleitbewegung, Interkondylarabstand und andere ähnliche Größen sind jedoch nicht so auffällig wie jene Fehler, die entstehen, wenn man die Determinanten der Zahnreihen außer acht läßt. Um die okklusalen Determinanten mit den exzentrischen Bewegungen in Beziehung zu bringen, muß man verschiedene Fragen aufwerfen.

Die meisten einfachen Artikulatoren besitzen keine Einrichtung zur Einstellung der Kondylarführung. Sie haben ein Kondylarelement mit fester Bahnneigung für laterale und protrusive Bewegungen. Die Bahn hat aber keine Beziehungen zum Patienten und kann auch nicht auf okklusale Kontakte oder Schliffacetten auf den Modellen abgestimmt werden. Dennoch dürften die Antworten auf ein paar Fragen Hinweise für die Herstellung einfacher Restaurationen auf einem einfachen Artikulator geben.

Wodurch werden die Höhe und der Überbiß der bukkalen Höcker für Arbeitsseitenstellungen bestimmt?

Wesentlich ist das Vorhandensein oder das Fehlen einer Eckzahnführung und hinterer Zahnkontakte beim Patienten (dies wird klinisch beobachtet oder aus den Schliffacetten auf den Modellen abgelesen). Die Höhe, das Überlappen und die Kontaktverhältnisse müssen mit den Nachbarhöckern übereinstimmen. Abschließend muß eventuell im Munde eingeschliffen werden. Ein Wachskaumuster, das heißt ein funktionell generierter Pfad vom Patienten, ist sehr nützlich, wenn man einen kleinen Artikulator mit begrenzter exzentrischer Bewegungsmöglichkeit benutzt.

Wodurch werden Höhe und Form der lingualen Höcker in Balancestellung bestimmt, wenn die Zahnführung nicht mit dem Artikulator ausgeführt werden kann?

Es gibt nur einen oder zwei Artikulatoren, bei denen die Okklusion (Kontakte der

Zahnflächen) die Bewegungen der Kondylenelemente bestimmt. Es handelt sich um normalgroße Artikulatoren. Ohne diese muß die Beziehung der palatinalen Höcker der Oberkiefermolaren zu den bukkalen Höckern in Balanceexkursion durch Beobachtung am Patienten oder durch Kontrolle der Abrasionsfacetten (oder deren Fehlen) auf den Gipsmodellen bestimmt werden. Ein allgemeines Prinzip für die Gestaltung der palatinalen Höcker der Oberkieferseitenzähne kann in der Form der folgenden Frage formuliert werden:

Wie wird der Fehler einer Balanceinterferenz bei Verwendung eines einfachen Artikulators minimal gehalten?

Vergewissern Sie sich, daß die Vorbereitung mit einer genügend großen Reduktion der okklusalen Fläche erfolgt ist. Für Molarenpräparationen müssen alle mesialen und distalen Höckerabhänge der palatinalen Oberkieferzähne abgetragen werden oder aber sämtliche mesialen und distalen Abhänge der bukkalen Höcker der Unterkiefermolaren. Der Verlauf der Exkursionsbahnen der Höcker auf den Antagonisten muß bekannt sein.

Welche anderen Fehler müssen beim Gebrauch eines einfachen Artikulators minimal gehalten werden?

Wenn die inneren Abhänge der Oberkiefermolaren und die bukkalen schiefen Ebenen der Unterkiefermolaren überkonturiert werden, entstehen Arbeitsseiteninterferenzen.

Übungen zu Kapitel 5

1. Nennen Sie den Fehler, der durch die Verwendung eines interokklusalen Registrats in einem kleinen, einfachen Artikulator entsteht.

2. Der Fehler, der durch ein interokklusales Bißregistrat entsteht, wenn man einen kleinen, einfachen Artikulator verwendet, resultiert in einer posterioren Restauration, die _____ ist.

3. Ein Wachsbiß in zentrischer Relation ist (ist nicht) nützlich, um Modelle partieller oder ganzer Zahnreihen auf einem kleinen, einfachen Artikulator einzuartikulieren.

4. Nennen Sie die praktische Lösung, mit der die Fehler, die mit einem interokklusalen Registrat entstehen, minimiert werden können.

5. Wie können Arbeits- und Balanceseiteninterferenzen minimal gehalten werden, wenn man eine Restauration auf einem einfachen Artikulator aufwachst?

6. Ist es möglich, mit Genauigkeit alle Fehler einer Restauration zu vermeiden, wenn in einem kleinen, einfachen Artikulator aufgewachst wird? Warum? Warum nicht?

7. Welche Fehler können durch den Gebrauch eines normalgroßen einfachen Artikulators reduziert werden?

8. Welches ist der beste Weg, bei einer einfachen Restauration eines Molaren Fehler in der Okklusion zu vermeiden?

9. Warum verwendet man nicht bei allen restaurativen Maßnahmen einen normalgroßen Artikulator?

10. Ein Patient weist bei den Molaren Gruppenfunktion auf. Im Oberkiefer benötigt er eine Krone. Wie können die bukkalen Höcker ausgeformt werden, wenn ein einfacher Artikulator verwendet wird, der keine Möglichkeit für Lateralbewegungen hat?

Test zu Kapitel 5

1. Ein einfacher Artikulator
    a) kann horizontale Bewegungen erlauben.
    b) erlaubt vertikale Bewegungen.
    c) a und b
    d) bezieht Bewegungen des Kiefergelenks mit ein.
    e) a, b und d
2. Der Fehler in der vertikalen Dimension im Molarenbereich wird beim Gebrauch eines kleinen, einfachen Artikulators minimal, wenn das Registrat (checkbite) in zentrischer Okklusion
    a) keine Dicke hat.
    b) aus sehr weichem Wachs besteht.
    c) in zentrischer Relation genommen wurde.
    d) in zentrischer Okklusion genommen wurde.
    e) nichts von allem
3. Eine Molarenrestauration würde bei Verwendung eines dicken Registrats (checkbite) in zentrischer Okklusion
    a) im Munde einen vorzeitigen Kontakt in zentrischer Okklusion aufweisen.
    b) keinen zentrischen Kontakt haben.
    c) laterale Interferenzen aufweisen.
    d) protrusive Interferenzen zeigen.
    e) alles Genannte
4. Um Fehler in der vertikalen Kontaktdimension auf Molarenrestaurationen zu vermeiden, ist es nötig,
    a) die Modelle der ganzen Zahnreihen zu verwenden.
    b) keine okklusalen Registrate zu verwenden.
    c) a und b
    d) einen normalgroßen Artikulator zu verwenden.
    e) a, b und d
5. Ein funktionell generierter Pfad (Wachskaumuster) kann verwendet werden, um
    a) Fehler beim Aufwachsen exzentrischer okklusaler Kontakte zu minimieren.
    b) alle Fehler in der vertikalen Dimension zu vermeiden.
    c) a und b
    d) alle antero-posterioren Fehler in der Okklusion in den einzelnen Restaurationen zu verhindern.
    e) a, b und d

6. Wenn eine Krone oder Brücke in der Oberkieferfront hergestellt wird, ergibt die Verwendung eines einfachen Artikulators ohne Vorrichtung für laterale oder protrusive Bewegung gewöhnlich:
   a) die Notwendigkeit von ausgedehntem Einschleifen im Munde
   b) protrusive Interferenzen
   c) a und b
   d) vorzeitige Kontakte in zentrischer Relation
   e) a, b und d
7. Verglichen mit einem kleinen Artikulator ist die Verwendung eines normalgroßen Artikulators für einzelne Restaurationen:
   a) mit besseren Resultaten verbunden
   b) umständlicher
   c) a und b
   d) immer indiziert
   e) a, b und d
8. Welche okklusalen Verhältnisse führen beim Gebrauch eines einfachen Artikulators mit der Möglichkeit seitlicher Bewegungen zu den geringsten Fehlern?
   a) Gruppenfunktion bei den Molaren
   b) reine Eckzahnführung
   c) Balanceokklusion
   d) anterior offener Biß
   e) 2 mm Diskrepanz zwischen zentrischer Okklusion und zentrischer Relation
9. Das Einartikulieren ganzer Zahnreihenmodelle auf einem einfachen Artikulator
   a) ist nicht praktisch, wenn posteriore Zähne fehlen.
   b) reduziert potentielle vertikale Fehler bei Restaurationen, wenn kein Wachsbiß verwendet wird.
   c) a und b.
   d) eliminiert vorzeitige Kontakte in zentrischer Relation für Molarenrestaurationen.
   e) a, b und d
10. Bei einfachen Artikulatoren können okklusale Interferenzen minimal gehalten werden, wenn
    a) die Randwülste distalwärts modelliert werden.
    b) axiale Konturen der palatinalen Höcker reduziert werden.
    c) a und b.
    d) für die stützenden Oberkieferhöcker mesial und für die Unterkieferhöcker distal der Kontaktzone Wachs ausgespart wird.
    e) a, b und d

Kapitel 6

Okklusaler Untersuchungsbefund und Artikulation der Modelle

Um die Modelle richtig einartikulieren zu können, muß eine Befundaufnahme bestimmter Punkte bei der oralen Untersuchung und klinischen Okklusionsanalyse vorgenommen werden. Diese Informationen müssen folgendes umfassen:

1. vorzeitige Kontakte in zentrischer Relation
2. Fehlen von antagonistischen Kontakten
3. erhöhte Beweglichkeit von Zähnen
4. Arbeitsseitenkontakte
5. Balanceseitenkontakte
6. Protrusive Kontakte
7. Schliff- oder Abrasionsfacetten

Diese Daten sind besonders für das Einartikulieren der Modelle von Bedeutung. Sie sind aber nur ein kleiner Teil der umfassenden oralen und okklusalen Befundaufnahme. Die Untersuchung wird vor dem Einartikulieren der Modelle ausgeführt, um zusätzliche Sitzungen zu vermeiden, die dazu dienen müßten, zu kontrollieren, ob die Modelle im Artikulator richtig stehen.

Einführung: Lernziele und Lektüre

Mit diesem Kapitel soll aufgezeigt werden, welche Informationen mit Hilfe der klinischen Untersuchung gewonnen werden müssen, damit die Modelle richtig einartikuliert werden können. Verschiedene praktische Fähigkeiten sollen ebenfalls vermittelt werden.

Lernziele

1. Der Leser sollte fähig sein, die Informationen aufzuzählen, die für die Analyse einartikulierter Modelle notwendig sind, wenn der Patient nicht zur Verfügung steht.
2. Er sollte erklären können, warum Informationen über okklusale Kontakte notwendig sind.
3. Er sollte die Grenzen der Anwendung dieser Informationen in bezug auf die Modellsituation im Artikulator aufzeigen können.

Lektüre (fakultativ)

Kerr, D. A., Ash, M. M., Jr., and *Millard, H. D.:* Oral Diagnosis. 5th edition. C. V. Mosby Co., St. Louis 1978, Chapter 10.

Informationen aus der Untersuchung

Die Informationen sollten in einer vernünftigen Reihenfolge gewonnen werden. Am besten verifiziert man die Situation der einartikulierten Modelle an der klinischen Situation beim Patienten. In vielen Fällen aber wird das Einartikulieren durchgeführt, wenn der Patient nicht zugegen ist.

Okklusaler Untersuchungsbefund und Artikulation der Modelle

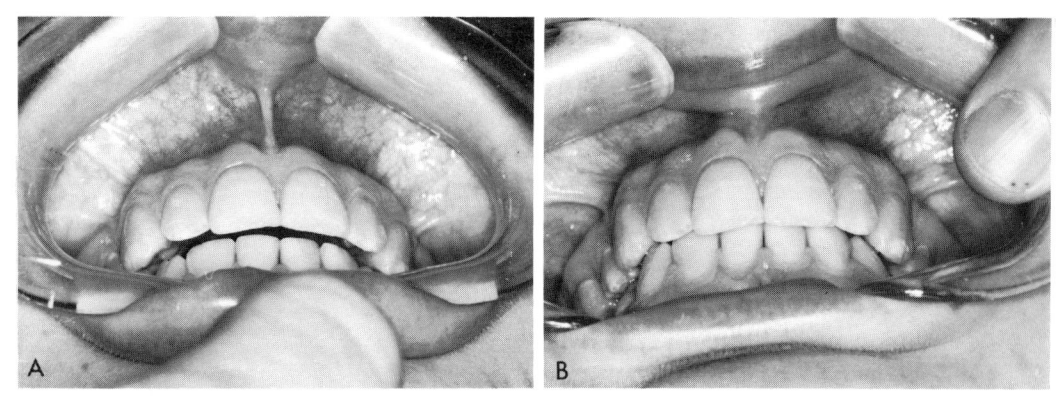

Abb. 6–1 Okklusale Interferenz. A: vorzeitiger Kontakt in zentrischer Relation; B: zentrische Okklusion. Bewegung von A nach B: Abgleitbewegung (slide in centric).

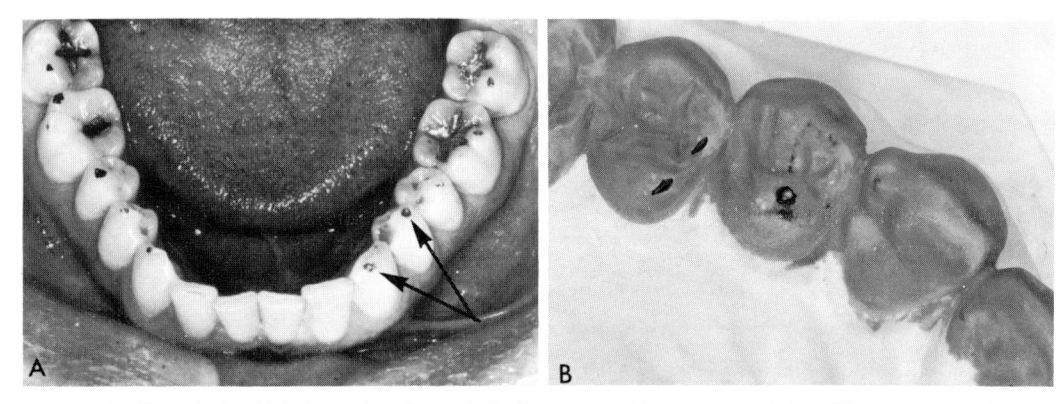

Abb. 6–2 Zentrische Haltekontakte (stops). Bullaugenmarkierungen auf den Zähnen des Patienten (A) und auf den Modellen (B). Die Form der Anfärbungen ist durch die flachen Kontakte bedingt (Schliff- oder Abrasionsfacetten).

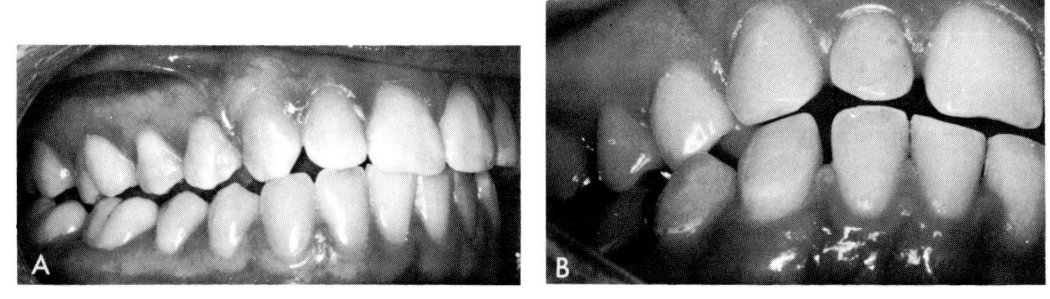

Abb. 6–3 Arbeitsseitenkontakte und -interferenzen. A: Arbeitsseitenkontakte auf Eckzähnen und Molaren; B: Disklusion der Eckzähne infolge vorzeitiger Kontakte auf den Prämolaren.

Vorzeitige Kontakte in zentrischer Relation

Der initiale Kontakt in der zentrischen Relation muß bei den einartikulierten Modellen am gleichen Ort sein wie am Patienten. Falls dies nicht der Fall ist, muß das Unterkiefermodell noch einmal korrekt einartikuliert werden.

Ein vorzeitiger Kontakt ist eine Interferenz beim Schließen des Kiefers in eine stabile Interkuspidallage (Abb. 6–1). Er kann mit einer lateralen und auch einer postero-anterioren Abgleitbewegung in die zentrische Okklusion verbunden sein.

Zentrische Stützkontakte *(stops)*

Das Vorhandensein oder das Fehlen von zentrischen Stützkontakten kann am Patienten mit Artikulationspapier und Shim stock* bestimmt werden. Wenn die Modelle in der zentrischen Okklusion korrekt einartikuliert worden sind, sollten die meisten Kontakte auf den Modellen im Munde des Patienten ebenfalls vorhanden sein. Das Fehlen von wesentlichen zentrischen Stützkontakten läßt sich in den meisten Fällen auf einen Fehler im Checkbiß in der zentrischen Relation zurückführen. Es kann aber auch eine Folge des passiven Zustandes der Zähne bei der Abdrucknahme im Gegensatz zur aktiven Kompression in der zentrischen Relation sein (vgl. die vorausgegangene Diskussion im Kapitel 1 im Abschnitt „Zentrische Okklusion"). Im Munde und auf den Modellen präsentieren sich die Stützkontakte häufig als kleine Bullaugen (Abb. 6–2), wenn sie mit Artikulationspapier markiert werden. Shim stock (dünnste Metallfolie) wird zur Bestimmung der Existenz oder Nichtexistenz von Kontakten zwischen einzelnen antagonistischen Zähnen verwendet.

Erhöhte Zahnbeweglichkeit

Die Zahnbeweglichkeit sollte bei allen Zähnen überprüft werden. Dabei ist es wichtig, die Art und den Grad der Beweglichkeit – seitlich, axial usw. – festzuhalten. Bewegliche Zähne werden beim Schließen in die zentrische Okklusion (maximale Interkuspidation) bei seitlichen Gleitbewegungen disloziert. Aus diesem Grunde kann die Stellung der Zähne auf den Modellen von derjenigen im Munde abweichen. Die Diskrepanz kann die richtige Artikulation in zentrischer Okklusion verhindern. Besonders Zähne, die intrudiert werden können, werden zusammen mit einem vorzeitigen Kontakt in zentrischer Okklusion beobachtet. Die Zahnbeweglichkeit sollte einerseits statisch mit manueller Palpation, andererseits auch während Gleitbewegungen mit den Zähnen in leichtem Kontakt beurteilt werden. Falls ein Zahn beim Schließen in die zentrische Okklusion intrudiert wird, muß möglicherweise eine Korrektur dieses Zahnes auf dem Modell vorgenommen werden, um ein korrektes Einartikulieren zu erreichen.

Arbeitsseitenkontakte

Auf den Modellen sollten die gleichen Arbeitsseitenkontakte vorhanden sein wie am Patienten (Abb. 6–3A). Die begrenzten Möglichkeiten des Artikulators können diese Kontakte aber einschränken. Mehrfache posteriore Kontakte in lateraler Exkursion (Gruppenkontakt) sind mit Modellen schwieriger zu simulieren als einzelne Eckzahnkontakte (Eckzahndisklusion). Wenn

---

* Artus Corporation, Englewood, NJ 07631, USA

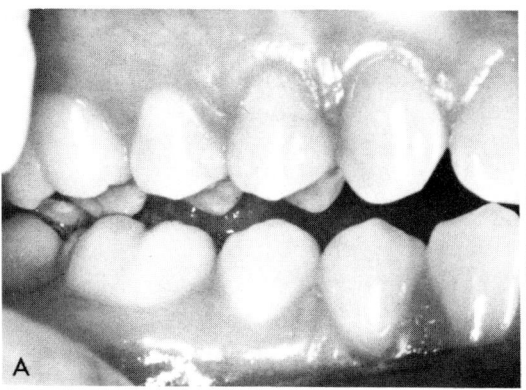

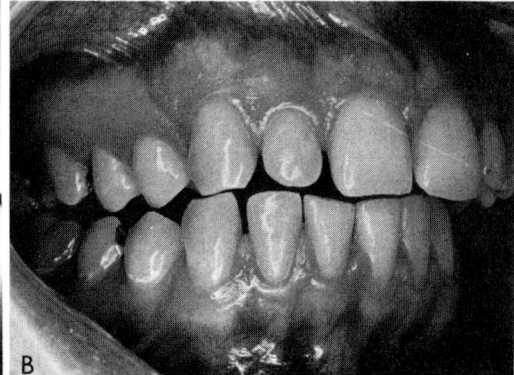

Abb. 6–4 Balanceseitenkontakte und -interferenzen. A: Balanceseitenkontakte rechts; B: Disklusion auf der Arbeitsseite infolge vorzeitigen Kontakts auf der Balanceseite links.

eine Gruppenfunktion (Kontakte) das Seitenzahngebiet betrifft, muß ein geeigneter Artikulator oder müssen kompensatorische Maßnahmen für die gewünschte Funktion eingesetzt werden. Es ist zum Beispiel möglich, mehr Kontakt beim Montieren der oberen Modelle zu erhalten, indem man die Okklusionsebene anhebt, so daß sie mehr parallel zur Neigung der Kondylenbahn in den lateralen Exkursionen steht. Solche Maßnahmen haben aber ihre Grenzen und sollten nicht routinemäßig eingesetzt werden.

Arbeitsseiteninterferenzen sind Kontakte, die mit gleichmäßig verlaufenden Gleitbewegungen interferieren. Sie bewirken ein Ausweichen oder massive Kontakte einzelner Zähne, oder sie verursachen eine Disklusion, wenn Arbeitsseitenkontakte vorhanden sein sollten (Abb. 6–3B).

Balanceseitenkontakte

Das Vorhandensein oder das Fehlen von Balanceseitenkontakten im Munde des Patienten hat einen direkten Einfluss auf die Einstellung der Kondylenführung am Artikulator (Abb. 6–4A). Liegt eine gewisse Diskrepanz zwischen zentrischer Okklusion und zentrischer Relation vor, so werden bei flacherer Kondylenbahnneigung am Artikulator bei lateroprotrusiver Exkursion stärkere Balancekontakte auftreten, dies aber nur, wenn die Arbeitsseitenkontakte durch eine allzu flache Kondylenbahnneigung nicht verloren gegangen sind. Um eine vollständige Zahnführung für das Aufwachsen von Restaurationen zu realisieren, kann die Kondylenbahnneigung verringert und damit sichergestellt werden, daß Balancekontakte entstehen, aber Balanceinterferenzen vermieden werden. So wird die Kondylenbahnneigung reduziert, damit eine maximale Zahnführung erlangt wird.

Balanceseiteninterferenzen sind Kontakte auf der Balanceseite, die eine Disklusion der Zähne auf der Arbeitsseite bewirken oder Zähne auf der Balanceseite verschieben (Abb. 6–4B).

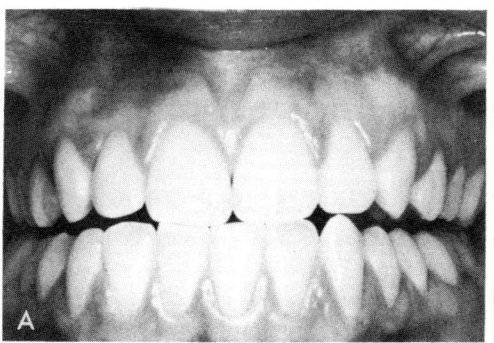

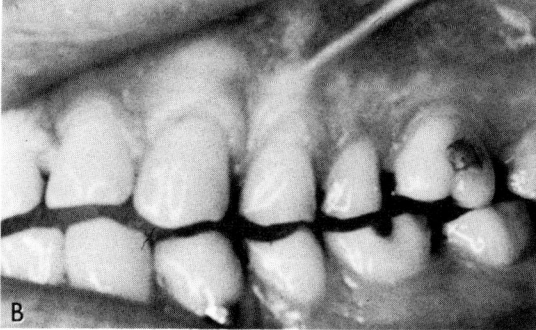

Abb. 6–5 Protrusive Kontakte und -interferenzen. A: Protrusionskontakte im Kopfbiß; B: vorzeitiger Kontakt auf dem zweiten Molaren, der anteriore Kontakte in lateroprotrusiver Bewegung verhindert.

Kontakte in Protrusion

Alle posterioren Kontakte, die bei protrusiven Bewegungen auftreten, werden als unerwünscht angesehen. Die Unterkieferführung sollte nur durch anteriore Zähne erfolgen, und ein Kopfbißkontakt der Schneidezähne sollte möglich sein (Abb. 6–5A). Auf dem Artikulator hängt der Grad der posterioren Kontakte von der Neigung der kondylären und inzisalen Führung ab. Bei steiler Einstellung erfolgt eine unmittelbare Disklusion. Will man aber möglichst viel Zahnführung, wie z. B. beim Aufwachsen von Restaurationen, sollten die Zähne die Neigung der Führungen bestimmen. Der Artikulator sollte so eingestellt werden, daß maximale Kontakte der noch vorhandenen Zähne möglich sind. Damit werden Interferenzen auf den Restaurationen vermieden.

Protrusionsinterferenzen sind alle Interferenzen, die ebenmäßige protrusive Gleitbewegungen verhindern. Sie können eine anteriore Disklusion (Abb. 6–5B) verursachen. Sie können aber auch ein Ausweichen von Zähnen bewirken und eine gerade Vorwärtsbewegung mit den Zähnen in Kontakt stören.

Abrasionsfacetten

Abrasionsfacetten werden durch die Funktion, aber auch durch Parafunktionen (Knirschen, Pressen) verursacht. Abriebmuster sind Spuren vergangener oder noch andauernder parafunktioneller Aktivität. Wenn es dem Patienten möglich ist, zwischen Facetten Kontakt herzustellen (Abb. 6–6), sollte dies auch auf dem Artikulator zwischen den Modellzähnen möglich sein. In einigen Fällen gelingt es dem Patienten jedoch nicht, weil Okklusionsveränderungen eingetreten sind, zum Beispiel durch orthodontische Behandlung, Restaurationen, Kiefergelenk-Muskel-Dysfunktion, Parodontalerkrankung, Knirschen, Karies oder Trauma (Unfälle, Frakturen etc.). In Fällen von Kiefergelenkdysfunktion kann ein Kontakt an einem Tag möglich sein, am folgenden wieder nicht.

Wenn Abrasionsfacetten auf den einartikulierten Modellen keinen Kontakt zeigen, ist es möglich, daß das Unterkiefermodell in zentrischer Relation nicht korrekt einartikuliert wurde. Wenn die Modelle in zentrischer Okklusion nicht voll okkludieren, wird es nicht möglich sein, Abrasionsfacetten in lateralen Bewegungen in Kontakt treten zu

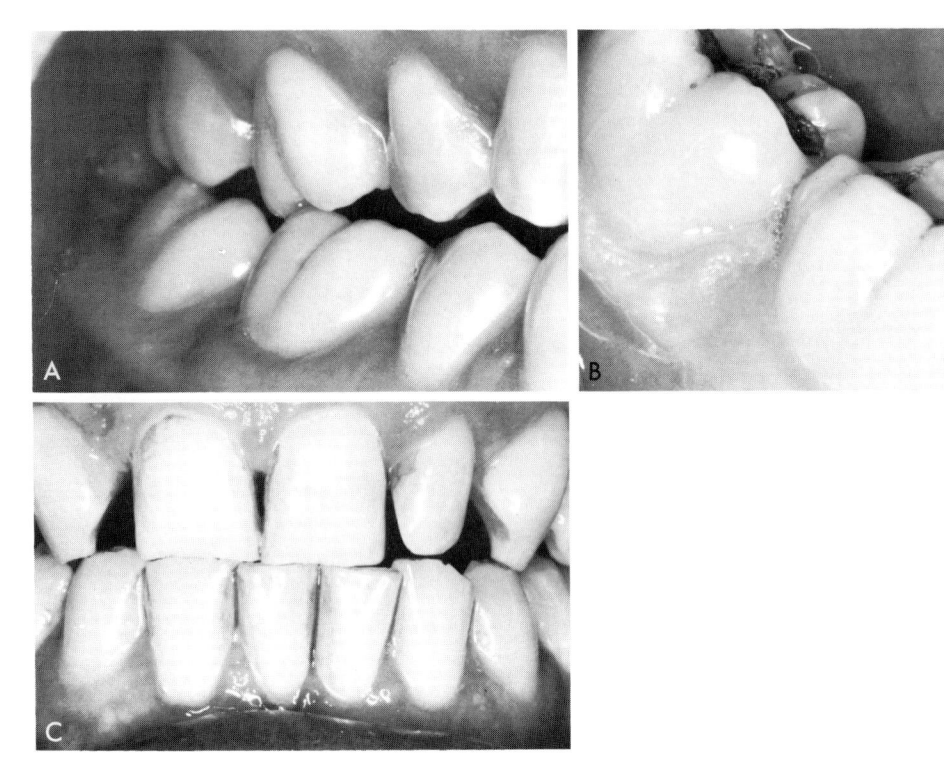

Abb. 6–6 Schliff- und Abrasionsfacetten. A: Arbeitsseitenkontakte; B: Abrasionsfacetten (gleiche Zähne wie in A); C: anteriore Knirschfacetten.

lassen. Damit man zwischen dem Fehlen von Okklusionskontakten im Munde und dem Fehlen von Kontakten auf den einartikulierten Modellen unterscheiden kann, muß man wissen, ob und wo die Kontakte im Munde vorhanden sind.

Die Überprüfung der okklusalen Kontakte sollte mit Shim stock (Folie) und mit angehobenem Inzisalstift durchgeführt werden. Auch die Kondylarführung sollte entriegelt und frei sein, damit die meisten Kontakte gefunden werden können. Die gleichen Kontakte sollten im Munde mit Shim stock (0,001 mm) überprüft werden.

Wenn Kontakte zwischen Abrasionsfacetten mit Exkursionsbewegungen nicht erreicht werden können, und wenn die Disklusion nicht durch eine Interferenz verursacht wird, muß man versuchen, die Artikulatoreinstellung weiter anzupassen. Gelingt auch dies nicht, muß man einen anderen Artikulatortyp in Betracht ziehen. Man kann auch probieren, bei Folieneinlagen in den Führungselementen des Artikulators bei gewissen Bewegungen zu kompensieren. Einige Artikulatoren gestatten es, sowohl die Kondylen- als auch die Inzisalführung individuell auszugestalten. Andere bieten die Möglichkeit von Auf- und Abwärtsverschiebungen der Kondylarelemente. Vollständiges Duplizieren aller Kontakte ist aber selten möglich, und oft ist etwas Kompensation beim Aufwachsen nötig, egal welcher Artikulator verwendet wird. Dieses Kompensieren redu-

ziert das Ausmaß des Einschleifens der Restaurationen im Munde.
Wenn Restaurationen im Munde eingesetzt werden, sollten sie nicht mit Schliffacettenkontakten interferieren. Der Behandler muß den Patienten auf die funktionellen und parafunktionellen Facetten führen. Okklusale Interferenzen verursachen gewöhnlich Widerstand gegen dieses Führen. Umgehung von Interferenzen, die durch Muskelverspannung deutlich wird, hilft, das Vorhandensein von Interferenzen zu diagnostizieren.

Übungen zu Kapitel 6

1. Welche Informationen sollte man aus der klinischen Befundaufnahme erhalten, um die Modelle richtig einzuartikulieren?

2. Warum sind die Informationen über die intraoralen Kontaktverhältnisse von großem Wert für das Einartikulieren von Modellen?

3. Welches sind die Grenzen des Gebrauchs von Daten aus der Patientenuntersuchung beim Einartikulieren?

4. Welchen Einfluß hat die erhöhte Beweglichkeit von Zähnen auf das genaue Einartikulieren der Modelle?

5. Wie nennt man eine Interferenz, die vom inneren Abhang des lingualen Höckers des unteren ersten Molaren und dem äußeren Abhang des palatinalen Höckers des oberen ersten Molaren gebildet wird?

6. Bleiben zentrische Stützkontakte (stops) in den meisten Fällen über längere Zeit die gleichen (ja oder nein)? Unter welchen Bedingungen können sie sich verändern?

7. Ein einzelner Höcker, der auf der Arbeitsseite in Kontakt steht, kann als okklusale Interferenz beobachtet werden, wenn

8. Wenn ein Patient vorhandene Abrasionsfacetten im Munde nicht in Kontakt bringen kann, gibt es dafür folgende Gründe:

9. Die Gründe, warum Abrasionsfacetten auf einartikulierten Modellen nicht in Kontakt gebracht werden können, sind:

_____

_____

10. Was kann es bedeuten, wenn Abrasionsfacetten weder im Munde noch auf den einartikulierten Modellen in Kontakt gebracht werden können?

_____

_____

Test zu Kapitel 6

1. Was bedeutet das Fehlen von zentrischen Stops im Munde?
    a) Eventuell liegt eine Kiefergelenksdysfunktion vor.
    b) Zahnwanderungen sind erfolgt.
    c) Einige Restaurationen sind zu hoch.
    d) Übertriebenes okklusales Einschleifen fand statt.
    c) alles oben Genannte
2. Wenn zentrische Stützkontakte (stops) im Munde vorhanden sind, aber auf den einartikulierten Modellen fehlen,
    a) ist wahrscheinlich nicht korrekt einartikuliert worden.
    b) kann das Modell verzogen sein.
    c) a und b
    d) sind die Zähne gewandert.
    c) a, b und d
3. Eine Balanceseiteninterferenz bewirkt Disklusion auf der Arbeitsseite. Diese Information ist nötig,
    a) um die Kondylenbahnneigung einzustellen.
    b) um einen protrusiven Wachsbiß (checkbite) zu nehmen.
    c) um die lateralen Flügel des Inzisaltellers einzustellen.
    d) um die Neigung der Inzisalführung einzustellen.
    e) für alle obengenannten Maßnahmen.

4. Auf den einartikulierten Modellen wird eine Balanceseiteninterferenz gefunden, nicht aber am Patienten. Diese Diskrepanz ist möglich, weil
   a) die Kondylenbahnneigung unkorrekt eingestellt wurde.
   b) der Zahn mit dem Balancekontakt locker ist.
   c) eine Arbeitsseitenkontakt-Disklusion nicht gefunden wird, obwohl eine solche beim Patienten vorhanden ist.
   d) sich der Abdruck und damit das Modell verzogen haben.
   e) alle obengenannten Gründe stimmen.

5. Wenn der Unterkiefer in die Kontaktposition in zentrischer Relation geführt wird, kann der okklusale Kontaktpunkt auf einem Zahn
   a) nicht als korrekter Anhaltspunkt für das Einartikulieren der Modelle benützt werden.
   b) nicht genau reproduziert werden ($\pm 0,5$ mm).
   c) a und b
   d) für die Okklusionsanalyse im Artikulator verwendet werden.
   e) a, b und d

6. Wenn die Kondylenbahnneigung verändert wird, um Balanceseitenkontakte (nicht Interferenzen) zu ermöglichen und damit Balanceinterferenzen beim Aufwachsen einer Restauration zu vermeiden,
   a) kann man möglicherweise zentrische Stops in zentrischer Okklusion nicht erreichen, wenn die Kondylenneigung nicht für die zentrische Okklusionsstellung eingestellt wird.
   b) sollte keine Disklusion auf der Arbeitsseite auftreten.
   c) ist für die zentrische Relation keine Anpassung der Einstellung nötig.
   d) sollte die Kondylenneigung für die zentrische Okklusionsstellung angepaßt werden.
   e) alles oben Genannte

7. Es ist nicht möglich, die Kiefermodelle in zentrischer Relation korrekt einzuartikulieren und sie in zentrische Okklusion zu bringen, wenn
   a) ein Zahn in Supraokklusion steht, außer wenn der Patient in zentrischer Okklusion zusammenbeißt.
   b) die Molaren beweglich sind.
   c) a und b
   d) das Wachs für den Biß in zentrischer Relation nicht gründlich durch Wärme erweicht worden ist.
   e) a, b und d

8. Wenn ein Patient bei Bewegungen in die zentrische Relation sehr verspannt ist,
   a) kann das korrekte Einartikulieren der Modelle zu diesem Zeitpunkt unmöglich sein.
   b) ist es wahrscheinlich, daß zentrische Stützkontakte auf den einartikulierten Modellen bei der Prüfung mit Shim-stock-Folie fehlen.
   c) a und b
   d) sollten die Modelle in zentrischer Okklusion einartikuliert werden.
   e) a, b und d

9. Wenn Schliffacetten auf den einartikulierten Modellen in Kontakt treten können, beim Patienten aber nicht,
   a) wurde die Okklusion verändert, nachdem die Modelle hergestellt wurden.
   b) hat sich die Okklusion verändert, nachdem die Modelle hergestellt wurden.
   c) a und b
   d) können sich die Modelle verzogen haben.
   e) a, b und d
10. Zwischen dem Zeitpunkt der Abdrucknahme (Modellherstellung) und dem Einartikulieren der Modelle wurden bei einem Patienten die Weisheitszähne extrahiert. Die okklusalen Kontakte auf den Modellen entsprechen nicht denjenigen im Munde. Der Grund dafür besteht:
    a) in einer Veränderung der Kiefergelenke
    b) in einer Veränderung der Okklusion
    c) a und b
    d) in Veränderungen in der Muskulatur
    e) a, b und d

Kapitel 7

Das Einartikulieren der Modelle

Einige Grundsätze für das Einsetzen der Modelle in einen Artikulator wurden in den vorhergehenden Kapiteln besprochen. Das Hauptziel dieses Kapitels besteht darin, das Vorgehen beim Einartikulieren in einen halbeinstellbaren Artikulator darzustellen. Dazu werden ein einfacher Gesichtsbogen, ein Registrat in zentrischer Relation und ein Wachsbiß (checkbite) in Protrusionsstellung verwendet. Beschrieben werden sowohl der Gebrauch des einfachen Gesichtsbogens (und zwar der Typen ohne und mit Ohroliven) als auch des Scharnierachsenlokalisators, letzteres jedoch nur in Kurzform als Orientierungshilfe. Es werden auch Simulationsmethoden für das Montieren der Ober- und Unterkiefermodelle gezeigt, mit denen das Einartikulieren im Laboratorium erleichtert werden kann.

Lernziele

1. Der Leser sollte fähig sein,
   a) die Montage des Oberkiefermodells mit 1. einem Gesichtsbogen ohne Ohroliven und 2. einem Gesichtsbogen mit Ohroliven zu beschreiben.
   b) das Vorgehen beim Einartikulieren des Unterkiefermodells in zentrischer Relation darzustellen.
2. Er sollte das Montieren und Einartikulieren von Modellen mit Simulationsmethoden beschreiben und durchführen können.
3. Er sollte fähig sein, das Einstellen der horizontalen und lateralen Kondylenbahnführung auf dem *Hanau*-H2-Artikulator zu erklären und auszuführen.

Lektüre (fakultativ)

Ramfjord, S. P., and *Ash, M. M., Jr.:* Occlusion. 3rd edition. W. B. Saunders, Co., Philadelphia 1983, Chapter 10.

Einführung: Lernziele und Lektüre

Das Verfahren des Einartikulierens von Modellen schließt die Abdrucknahme und die Modellherstellung ein. Das Vorgehen dazu wird aber nur in abgekürzter Form dargestellt. Die Untersuchung der Okklusion am Patienten und ihre Bedeutung für das Einartikulieren wurden bereits im Kapitel 6 diskutiert.

Abdrücke und Modelle

Für die Herstellung guter Abformungen bei der Abdrucknahme sind eine ganze Anzahl von Faktoren verantwortlich. Nur drei davon werden hier kurz besprochen. Die meisten Fehler entstehen bei der Herstellung dia-

Das Einartikulieren der Modelle

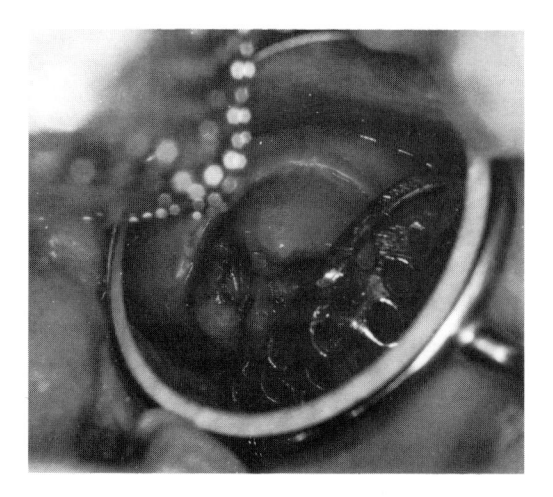

Abb. 7–1 Ein Abdrucklöffel, der die distalen Molaren nicht umfaßt, ergibt ungenügende Gipsmodelle.

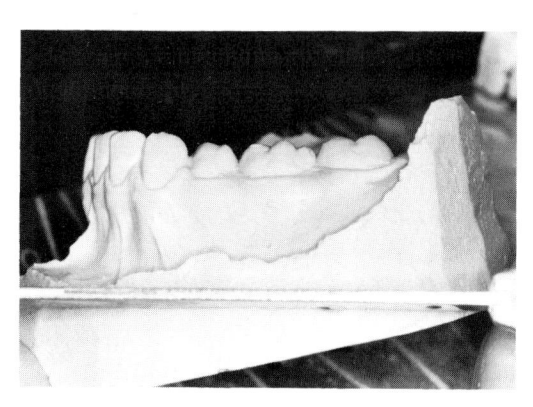

Abb. 7–2 Die Modellbasis sollte, um das Einartikulieren zu erleichtern, parallel zur Okklusalebene geschliffen werden, speziell für die Splitcast- oder Trennsockelmethode.

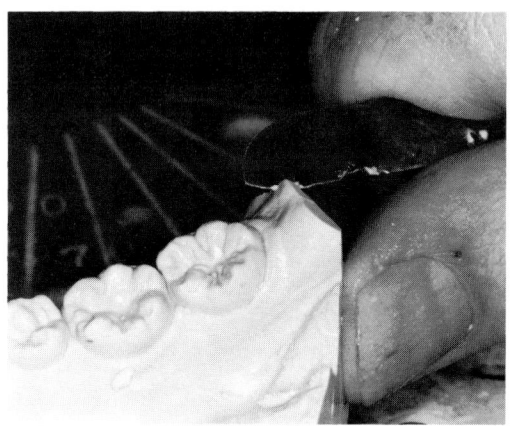

Abb. 7–3 Retromolare Bereiche können bei Balance- oder Arbeitsseitenexkursionen als Interferenzen wirken und müssen weggeschliffen werden.

gnostischer Modelle aufgrund von 1. Oberflächenungenauigkeiten durch Plaque und Luftblasen auf den Zähnen, 2. falscher Abdrucklöffelgröße und 3. zu großen Kräften beim Abdrucknehmen, so daß eine oder mehrere Höckerspitzen das Abdruckmaterial bis zum Kontakt mit dem Löffel durchdringen.
Das erste Problem betrifft das Reinigen der Zähne. Das zweite kann vermieden werden, wenn man die Peripherie des Abdrucklöffels mit dem Mundspiegel in situ kontrolliert

(Abb. 7–1). Das dritte Problem wird vermieden, indem man den Abdrucklöffel sorgfältig in die richtige Lage bringt und das korrekte Maß an Druck ausübt.
Verschiedene Probleme können beim Ausgießen der Abdrücke mit Gips entstehen. Der Hauptfehler besteht darin, daß Luftblasen eingeschlossen werden, so daß es leere Stellen auf der Modelloberfläche gibt. Korrektes Mischen des Gipses (im Vakuum) und der Gebrauch eines Vibrators sind die ersten Maßnahmen, dies zu verhindern.

Abdrücke und Modelle

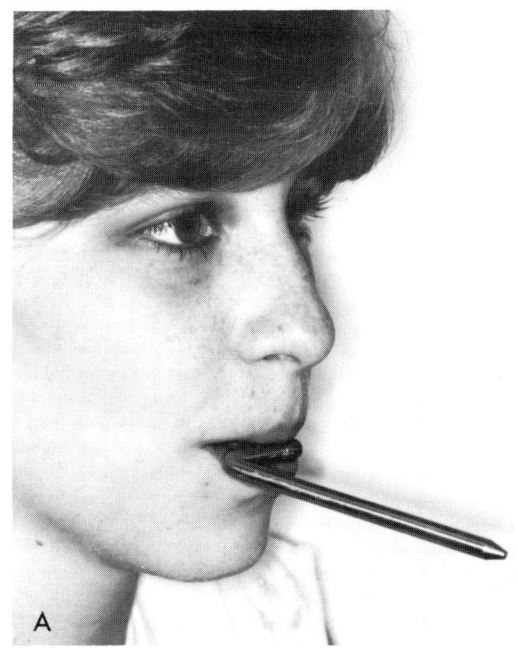

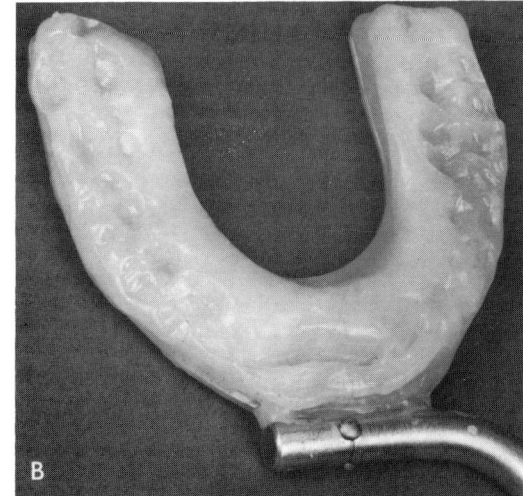

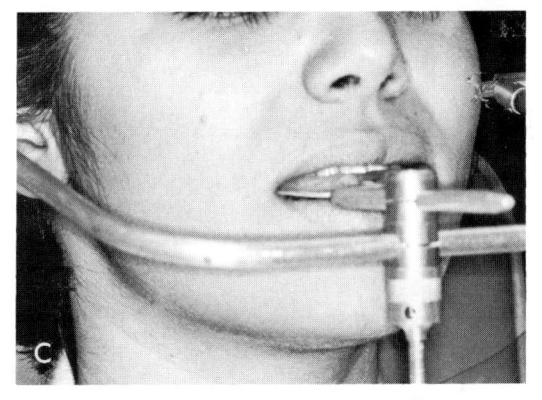

Abb. 7–4 Schrittweises Einartikulieren
Schritt 1: Gesichtsbogenregistrierung
a) Das Wachs auf die Bißplatte (Bißgabel) aufbringen und diese auf die Zähne des Oberkiefers aufdrücken (Abb. 7–4A).
b) Die Bißplatte entfernen und das Wachs abkühlen. Im Wachs sollten scharfe Eindrücke der Höcker vorhanden sein (Abb. 7–4B). Nach dem Abkühlen wieder zurück auf die Zahnreihe bringen.
c) Den Gesichtsbogen an der Bißplatte anbringen und am Kopf zentrieren (Gesichtsbogen mit oder ohne Ohroliven). In der richtigen Lage fixieren (Abb. 7–4C).

Beim Einbringen des Gipses in den Abdruck muß eine geringe Feuchtigkeit auf dem Abdruckmaterial vorhanden sein, und nur wenig Gips soll langsam von Zahn zu Zahn einvibriert werden.

Das Beschleifen der Modellsockel (Abb. 7–2) ist zwar eher kosmetisch, aber in mancher Hinsicht sehr funktionell, wenn die Trennsockelmethode (Split-cast-Methode) für die Herstellung einer Schiene angewendet wird. Die okklusalen Flächen sollten überall in Kontakt treten können. Gipsüberschüsse, die okklusale Kontakte verhindern können, besonders im Seitbiß, sollten entfernt werden (Abb. 7–3).

Eine Kurzbeschreibung der Gesichtsbogenübertragung und der Montage der Modelle ist in Abbildung 7–4 dargestellt. Für die nichtklinische Anwendung wird auf den Abschnitt über die Simulationsmethoden des Einartikulierens verwiesen (Seite 143).

Das Einartikulieren der Modelle

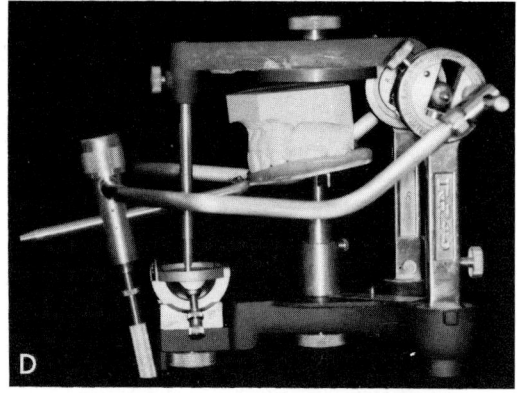

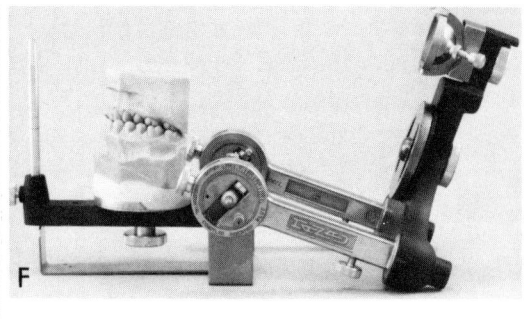

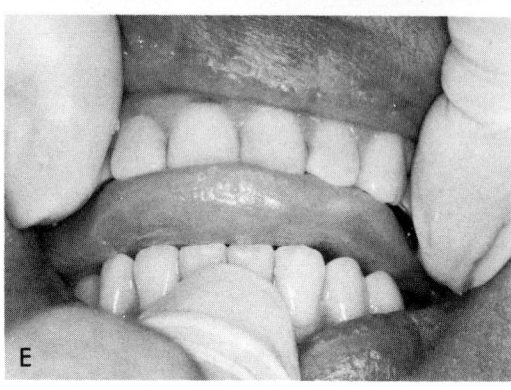

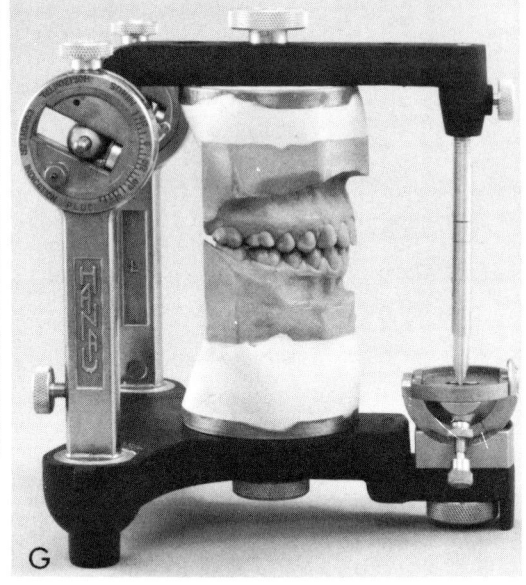

(Fortsetzung Abb. 7–4)

Schritt 2: Gesichtsbogenübertragung
Den Gesichtsbogen am Artikulator zentrieren und das Oberkiefermodell, das auf das Wachs aufgesetzt wird, mit Gips am Artikulatoroberteil angipsen (Abb. 7–4D).

Schritt 3: Registrierung der zentrischen Relation
Einen Wachsbiß (checkbite) in zentrischer Relation herstellen, um das Unterkiefermodell zur Scharnierachse des Artikulators und zum Oberkiefermodell orientieren zu können (Abb. 7–4E).

Schritt 4: Einartikulieren des Unterkiefermodells
Mit dem Wachsbiß und der Hilfe eines Montageständers das Modell eingipsen (Abb. 7–4F).

Schritt 5: Funktionelles Registrat
Das Einartikulieren abschließen, indem die horizontale und laterale Kondylenbahnneigung mit dem protrusiven Wachsbiß eingestellt werden (Abb. 7–4G).

Den Oberkiefer zur Scharnierachse des Patienten in Beziehung bringen

Der erste Schritt zum Einartikulieren des Oberkiefermodells in den Artikulator besteht darin, den Oberkiefer mit Hilfe eines Gesichtsbogens zur Scharnierachse des Patienten in Beziehung zu bringen. Dieser Schritt wird hier auf den Gebrauch einer arbiträren Scharnierachse beschränkt und nicht auf die „wahre" Scharnierachse ausgedehnt. Die möglichen Fehler, die durch die Anwendung der arbiträren Scharnierachse entstehen können, werden in Kapitel 8 diskutiert. Besprochen wird der *Hanau*-Gesichtsbogen mit und ohne Ohroliven.

Gesichtsbogenregistrierung

Die Beziehung des Oberkieferzahnbogens zur Scharnierachse wird mit einem einfachen oder einem kinematischen Gesichtsbogen registriert. Der kinematische Gesichtsbogen oder Scharnierachsenlokalisator stellt die terminale oder „wahre" Scharnierachse (hinge axis) fest. Der einfache Gesichtsbogen setzt den Oberkieferzahnbogen mit einer arbiträren Scharnierachse in Beziehung. Eine kurze Betrachtung der Methode der Lokalisation der terminalen Scharnierachse folgt als Orientierungsgrundlage. Obwohl heute nicht allgemein angewendet, ist eine angenäherte Messung der Scharnierachse zum Verständnis der „automatischen Methode" der Scharnierachsenbestimmung nützlich.

Bestimmung der terminalen Scharnierachse

Die terminale Scharnierachse kann mit einem kinematischen Gesichtsbogen oder mit einem Scharnierachsenlokalisator gefunden werden. Das Prinzip der Scharnierachsenlokalisation beruht auf der Rotationsbewegung des Unterkiefers in der zentrischen Relation ohne Translation.

Scharnierachsenlokalisator

Ein Scharnierachsenlokalisator oder ein kinematischer Gesichtsbogen verwendet Übertragungsplatten, die an den oberen und unteren Zähnen fixiert sind. Sie tragen verstellbare Gestänge (Abb. 7–5). Am Ende tragen die Stäbe, die am Unterkiefer befestigt sind, einen Schreibstift. Das obere Ende der Oberkieferstäbe besteht aus einer kleinen Platte mit Punkten. Der Unterkieferstab wird auf einen ausgewählten Punkt der Platte eingestellt. Wenn eine reine Rotationsbewegung ausgeführt wird, bewegt sich der Schreibstift nicht vom Punkt weg. Das bedeutet, daß der Unterkiefer in zentrischer Relation ist (mit den Kondylen in der hintersten obersten Lage). Die Rotationsachse ist die wahre Scharnierachse (true hinge axis). Bei Abwesenheit von Funktionsstörungen ist diese Achse recht gut reproduzierbar ($\pm 0{,}5$ mm).

Bestimmung der arbiträren Scharnierachse

Je nach der Art der verwendeten Gesichtsbogen und Artikulatoren gibt es kleine Variationen bei den Schritten zur Bestimmung der Scharnierachse. Die zwei gebräuchlichsten Methoden, die arbiträre Scharnierachse zu bestimmen, sind die Messung mit dem Gesichtsbogen ohne Ohroliven und die automatische Methode, die den Gesichtsbogen mit Ohroliven verwendet. Die beiden Methoden richten sich nach der Art des Gesichtsbogens. Der *Hanau*-Gesichtsbo-

Das Einartikulieren der Modelle

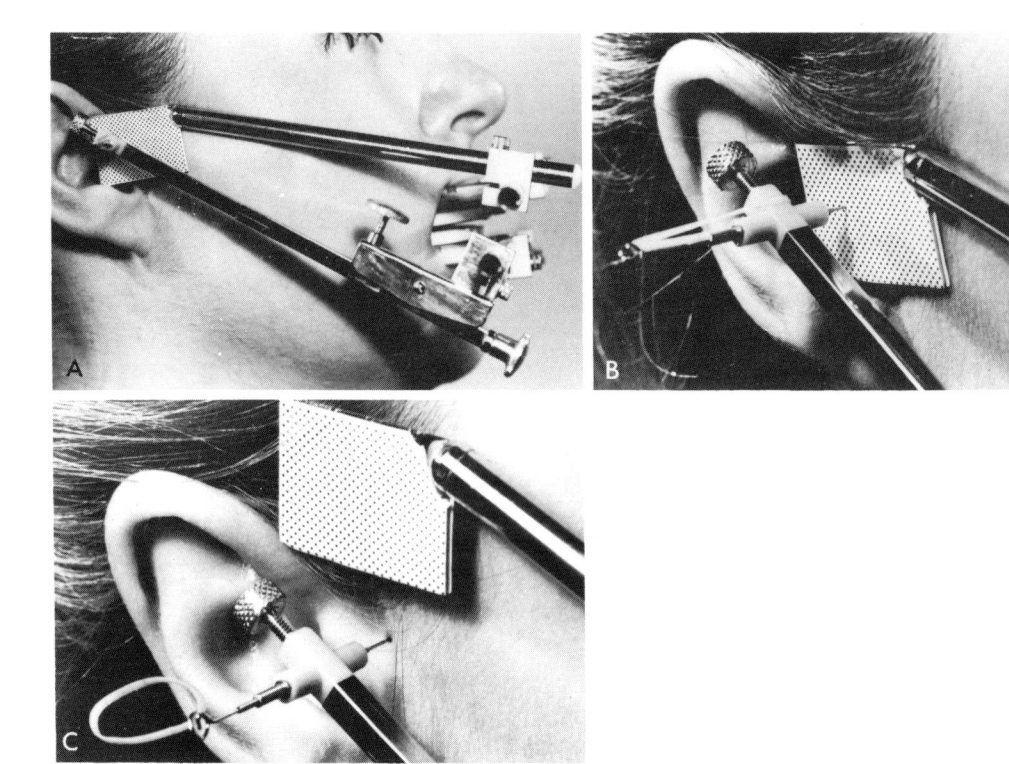

Abb. 7–5   Bestimmung der terminalen Scharnierachse. Gebrauch des Scharnierachsenlokalisators. A: auf beiden Zahnreihen fixierte Übertragungsplatten mit justierbaren Stäben für Schreibstift (Unterkiefer) und Platte (Oberkiefer); B: Schreibstift in der Stellung, in der nur Rotation stattfindet; C: angehobene Platte, Stift am Ort der Markierung der terminalen Scharnierachse.

gen ohne Ohroliven mißt die arbiträre Scharnierachse (Abb. 7–6A). Er wird auf dem Kondylarschaft des Artikulators aufgesetzt (Abb. 7–6B). Der Hanau-Gesichtsbogen mit Ohroliven lokalisiert die arbiträre Scharnierachse automatisch und wird am Artikulator auf die Ohrolivenhaltestifte an der Zentrikverriegelung aufgesetzt (Abb. 7–6B).

Meßmethode zur Lokalisation der arbiträren Scharnierachse (Methode ohne Ohroliven)

1. Einen flexiblen Maßstab auf eine Linie zwischen dem hinteren Rand der Mitte des Tragus des Ohres und dem äußeren Augenwinkel anlegen (Abb. 7–7A).
2. Mit einem Filzstift oder Kugelschreiber eine Marke 12 bis 13 mm anterior des Tragusrandes anbringen. Diese Stelle markiert den Punkt der arbiträren Scharnierachse (Abb. 7–7B).

Gesichtsbogenregistrierung

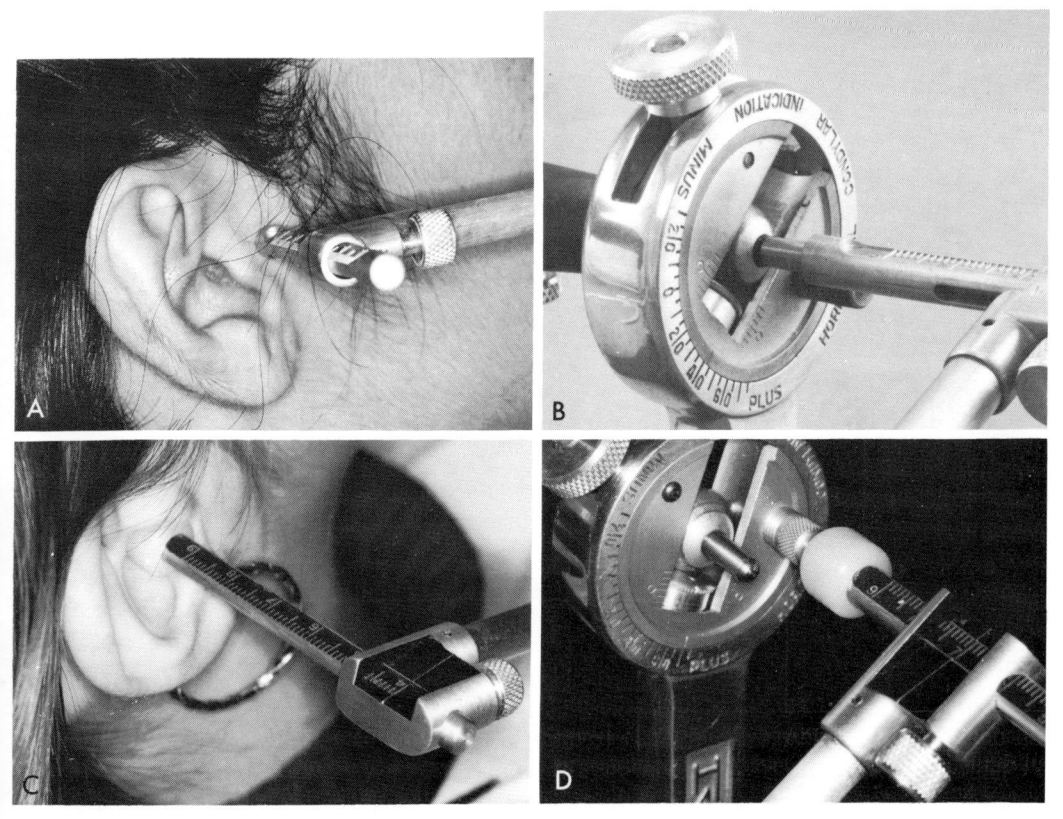

Abb. 7–6 Gebrauch des Gesichtsbogens. Gesichtsbogen ohne Ohroliven an der arbiträren Scharnierachse ausgerichtet (A) und auf die Achse des Artikulators aufgesetzt (B). Ohroliven-Gesichtsbogen an der arbiträren Scharnierachse ausgerichtet (C) und auf den Stift der Zentrikverriegelungsschraube aufgebracht (D).

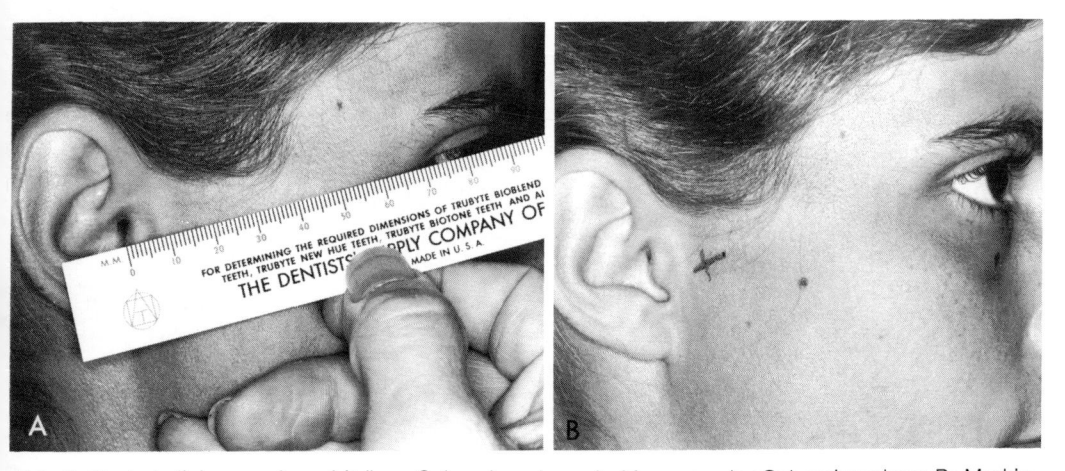

Abb. 7–7 Lokalisierung der arbiträren Scharnierachse. A: Messung der Scharnierachse; B: Markierung auf der Stelle der arbiträren Scharnierachse.

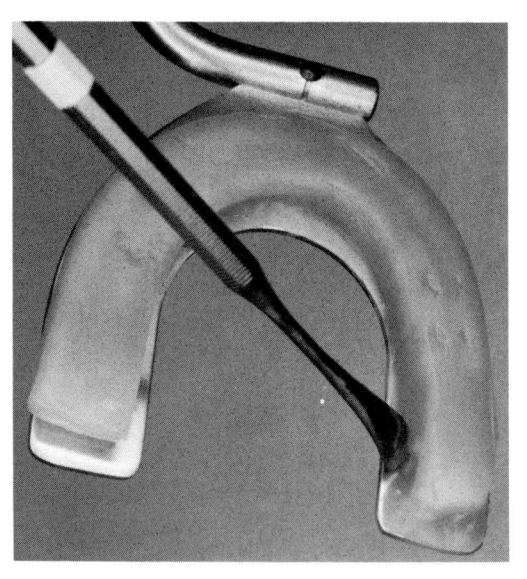

Abb. 7–8 Vorbereitung der Aufbißplatte. Mehrere Schichten einer Wachsplatte werden auf der Bißebene ans Metall angeschmolzen.

Vorbereitung der Bißplatte (Gesichtsbogen mit oder ohne Ohroliven)

Bevor der einfache Gesichtsbogen für die Registrierung der Einstellwerte zur Übertragung auf den Artikulator eingesetzt wird, muß die Bißplatte (Bißebene) folgendermaßen vorbereitet werden:

1. Mehrere Schichten einer Wachsplatte auf die erwärmte Bißplatte oder Bißgabel aufbringen und ans Metall anschmelzen (Abb. 7–8).
2. Das aufgebrachte Wachs mit der Flamme in einem Gefäß mit heißem Wasser oder in einem Wasserbad erweichen und auf die Oberkieferzahnreihe drücken, so daß Einprägungen entstehen (Abb. 7–9A und B).
3. Die Bißgabel entfernen, in kaltem Wasser hart werden lassen und alles überschüssige Wachs mit einem scharfen Messer abtragen. Die Höckerspitzen sollten das Wachs nicht bis auf den Metallträger durchdringen. Das Wachs sollte nicht auf Weichgewebe aufliegen. Wenn das Metall berührt wurde, sollten die Schritte 1 und 2 wiederholt werden. Es ist nicht nötig, sehr tiefe Eindrücke sämtlicher Zahnhöckerspitzen im Abdruck zu erhalten. Wesentlich sind genügende Vertiefungen der vorderen und hinteren Zähnen, damit man eine gute stabile Basis für das Gipsmodell erhält und die Okklusalebene eindeutig festhalten kann.
4. Die Bißgabel auf die Oberkieferzahnreihe zurückbringen. Der Patient kann die Platte in der richtigen Lage selbst halten, wenn Watterollen eingesetzt werden. Er wird aufgefordert, den Kiefer langsam, aber kräftig und vorgeschoben (protrusiv) gegen die Watterollen zu schließen (Abb. 7–10).
5. Wenn die Bißgabel stabilisiert ist, wird der Gesichtsbogen mit der Klemmeinrichtung auf den Bißgabelstift aufgesteckt.

Registrierung mit Gesichtsbogen ohne Ohroliven

1. Die Gesichtsbogenklammer auf dem Bißgabelstift justieren. Beide Scharnierachsenstäbe auf die Höhe der arbiträren Scharnierachsenpunkte einstellen. Diese wurden vorher markiert. Den Gesichtsbogen zentrieren, die Klemmeinrichtung anziehen und noch einmal prüfen, ob die Stäbe genau über den Scharnierachsenpunkten stehen (Abb. 7–11). Die Stäbe sollten die Haut am arbiträren Scharnierachsenpunkt berühren.
2. Wenn der Gesichtsbogen nicht mit einem Infraorbitalzeiger ausgerüstet ist, direkt zu Punkt 3 gehen. Wenn der Infraorbital-

Gesichtsbogenregistrierung

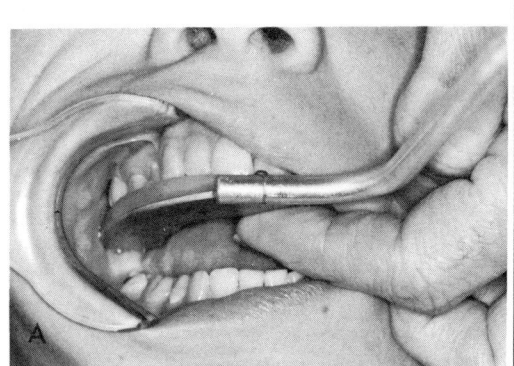

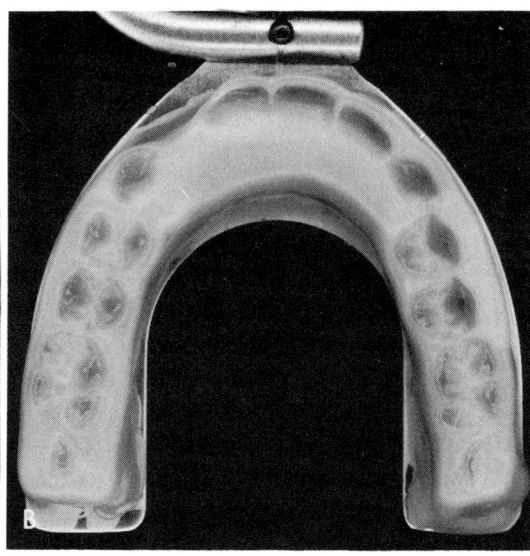

Abb. 7–9 Vorbereitung der Bißebene. A: Die Bißebene mit dem erwärmten Wachs wird auf die Oberkieferzähne gebracht und gekühlt. B: vorbereitete Bißebene.

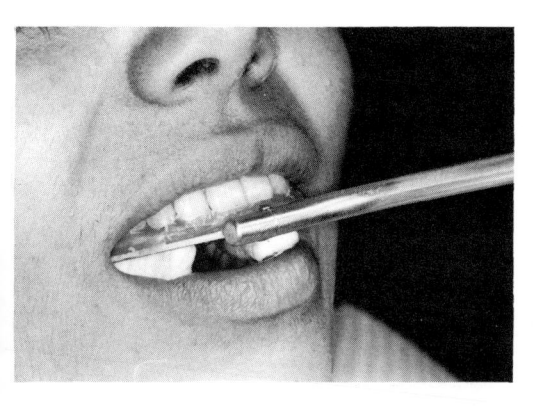

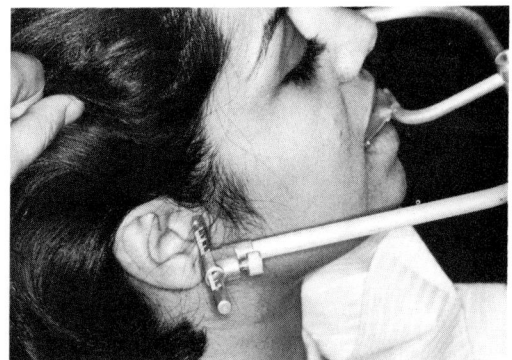

Abb. 7–10 Stabilisation der Bißebene. Gebrauch von Watterollen zum Festhalten der Platte.

Abb. 7–11 (rechts oben) Gesichtsbogenregistrierung. Die Registrierung der Beziehung des Oberkieferzahnbogens zur ausgemessenen Scharnierachse ist abgeschlossen, wenn der Gesichtsbogen zentriert und fixiert ist.

Abb. 7–12 Gesichtsbogenregistrierung. Der Infraorbitalpunkt kann am Patienten bestimmt und als dritter Referenzpunkt auf dem Artikulator verwendet werden.

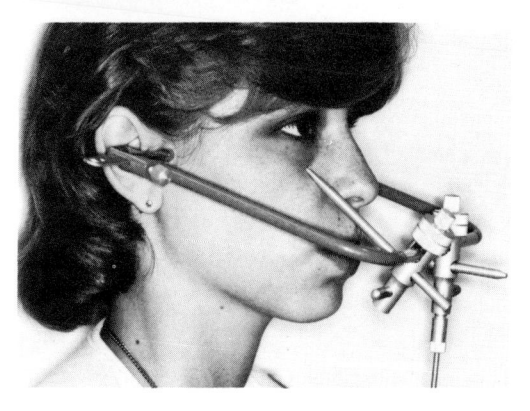

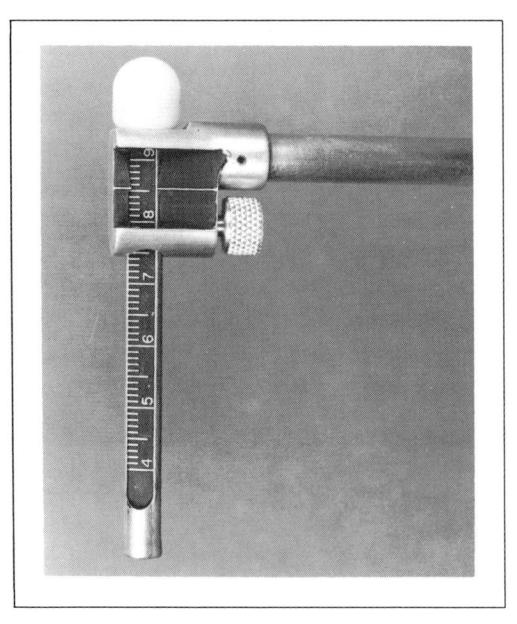

Abb. 7–13 Gesichtsbogen mit Ohroliven. Den Olivenstab auf der einen Seite auf den Minimal-, auf der anderen auf den Maximalwert bringen. Die Olive mit der Maximalstellung in das entsprechende Ohr einfügen und den minimal gestellten Stab mit der Olive ins andere Ohr einführen. Die Werte der beiden Seiten addieren und halbieren, um den richtigen Abstand der Oliven zu bestimmen.

zeiger vorhanden ist, seine Spitze auf die Infraorbitaldelle einstellen (Abb. 7–12). Der Infraorbitalzeiger wird dazu verwendet, den dritten Referenzpunkt für den Gesichtsbogen festzulegen (siehe Abb. 4–8).
3. Nachdem der Gesichtsbogen am Patienten zentriert worden ist, wird er entfernt und am Artikulator angebracht.
4. Zum Abschnitt „Ausrichten des Oberkieferzahnbogenmodells zur Artikulatorscharnierachse (Gesichtsbogenübertragung)" weitergehen (Seite 137).

Registrierung mit Ohroliven-Gesichtsbogen

1. Nachdem die Bißgabel vorbereitet und im Munde des Patienten plaziert ist, wird die Klemmvorrichtung des Gesichtsbogens auf den Stift gesteckt.
2. Die beiden Stellschrauben der Ohrolivenstifte etwas lösen und die Skalen nach außen schieben, so daß die Öffnung zwischen den Nylonoliven maximal wird (Abb. 7–13). Die beiden Nylonohroliven sind aufgeschraubt und können zur Kaltsterilisation entfernt werden.
3. Der Gesichtsbogen wird vorsichtig vor das Gesicht des Patienten gebracht und mit der geöffneten Klemmvorrichtung auf den Bißgabelstift aufgeschoben.
4. Beide Stellschrauben zwischen Daumen und Mittelfinger der linken und rechten Hand halten. Mit den beiden Zeigefingern auf den Enden der beiden Skalenstäbe die Ohroliven sorgfältig in die beiden äußeren Gehörgänge des Patienten schieben (Abb. 7–14A).
5. Gleichzeitig die beiden Seitenarme des Gesichtsbogens seitlich verschieben, so daß die Skalen symmetrisch zu stehen kommen. Dabei darauf achten, daß der Halt der Ohroliven in den Gehörgängen bequem und dennoch gesichert bleibt. Beide Stellschrauben nun anziehen, um die Symmetrie beizubehalten.
6. Am Vorderteil des Gesichtsbogens nun die Klemmschraube fest anziehen, um die Beziehungen des Gesichtsbogens zur Bißplatte oder -gabel zu fixieren (Abb. 7–14B). Beim Anziehen der Schrauben darauf achten, daß die Lage des Gesichtsbogenrahmens nicht verändert wird.
7. Die beiden Stellschrauben der Ohrolivenstäbe lösen und die Skalenstäbe zusam-

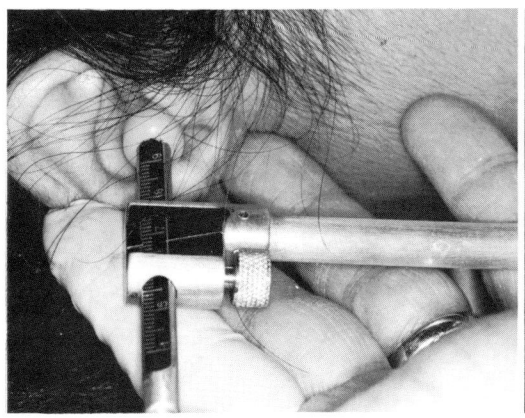

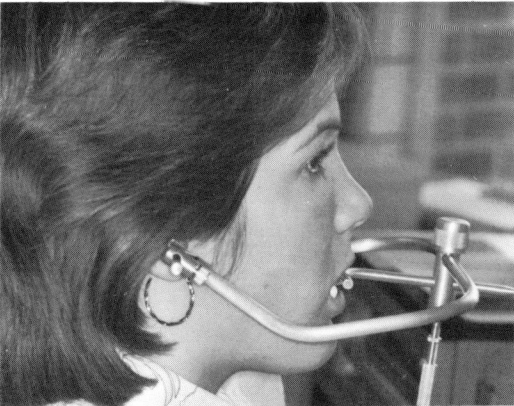

Abb. 7–14 Gesichtsbogenregistrierung mit Ohroliven. A: Nylon-Ohroliven wie beschrieben in die Ohren einführen; B: Klemmschrauben zum Fixieren der Stellung fest anziehen.

men mit den Ohroliven aus den Gehörgängen zurückziehen.
8. Den kompletten Gesichtsbogen mit der Bißplatte vom Patienten abnehmen.
9. Die Übertragung auf den Artikulator wird nachfolgend beschrieben.

Ausrichten des Oberkieferzahnbogenmodells zur Artikulatorscharnierachse (Gesichtsbogenübertragung)

Das Vorgehen mit dem einfachen Gesichtsbogen ohne Ohroliven unterscheidet sich von demjenigen mit dem Ohroliven-Gesichtsbogen darin, daß die Ohroliven am *Hanau*-H2-PR-Artikulator in einer anderen Stellung angebracht werden als die Achse des einfachen Gesichtsbogens. Beim einfachen Gesichtsbogen ohne Ohroliven wird die Gesichtsbogenachse auf den Enden des Kondylarschafts zentriert. Der Ohroliven-Gesichtsbogen wird auf die Stiftchen, die aus den Zentrikriegeln herausragen, gesetzt. Die Distanz zwischen Ohrolivenhaltestift und Kondylarschaft steht in Relation zum Abstand zwischen dem Tragus und dem Scharnierachsenpunkt am Patienten (Abb. 7–15). Der Begriff Gesichtsbogenübertragung bezieht sich auf den Transfer der Beziehung zwischen dem Oberkieferzahnbogen und der Scharnierachse auf einen Artikulator.

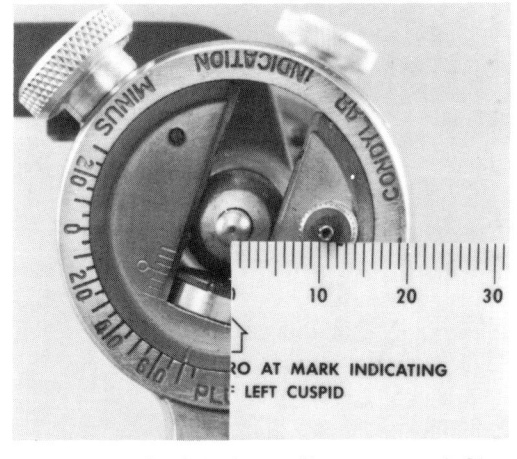

Abb. 7–15 Gesichtsbogenübertragung mit Ohroliven. Wenn die Kondylenneigung bei 70° steht, ist die Ohrolive 11 bis 12 mm von der Scharnierachse des Artikulators entfernt.

Das Einartikulieren der Modelle

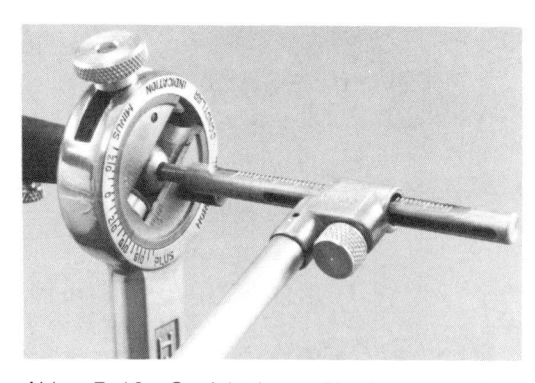

Abb. 7–16 Gesichtsbogenübertragung ohne Ohroliven. Die Kondylarstäbe des Gesichtsbogens werden von der Achse des Artikulatorschafts getragen.

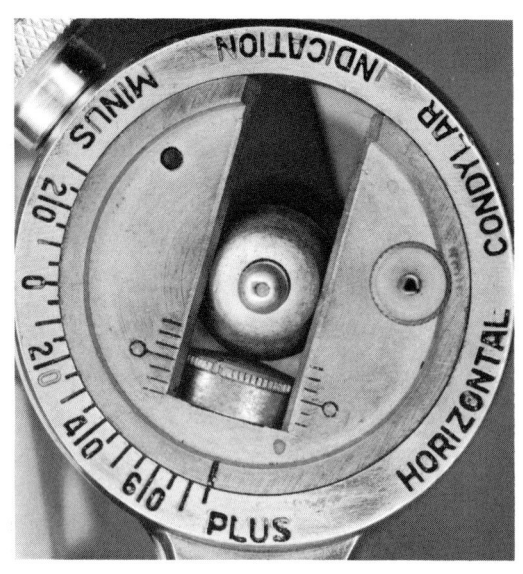

Abb. 7–17 Gesichtsbogenübertragung mit Ohroliven. Für den Ohroliven-Gesichtsbogen muß die Kondylenneigung auf 70° gestellt werden, um ihn automatisch in die korrekte Beziehung zur Scharnierachse zu bringen.

Gesichtsbogenübertragung ohne Ohroliven

1. Die horizontalen Kondylenführungen des Artikulators auf 0° stellen, ebenso die seitliche Führung.
2. Die Kondylarelemente gegen die Zentrikstops feststellen. Der Artikulator muß in Null-Zentrik stehen.
3. Den Gesichtsbogen mit den Kondylenstiften auf den beiden Enden des Kondylarschafts zentrieren (Abb. 7–16). Der Mittelwert auf den Skalen dieses Gesichtsbogentyps beträgt 6,5. Da die Gesichtsbogen bisweilen verbogen werden, müssen sie individuell zentriert werden.
4. Der anteriore (dritte) Referenzpunkt liegt zwischen den mittleren Kerben auf dem Inzisalstift. Der Gesichtsbogen wird so weit angehoben, bis die Inzisalkanten der Oberkieferfrontzähne auf der gleichen Höhe stehen wie diese Kerben.
5. Die Übertragung mit dem „Einartikulieren des Oberkiefermodells" (Seite 145) beenden.

Gesichtsbogenübertragung mit Ohroliven

1. Kontrollieren, ob der Artikulator in Null-Zentrik eingestellt ist.
2. Die Kondylenneigung auf 70° stellen (Abb. 7–17). Die Gradeinstellung des lateralen Winkels muß auf Null stehen.
3. Die Zentrikriegel werden angezogen, um die Artikulatorbewegungen auf Öffnungs- und Schließbewegungen zu beschränken.

Ausrichten des Oberkieferzahnbogenmodells zur Artikulatorscharnierachse (Gesichtsbogenübertragung)

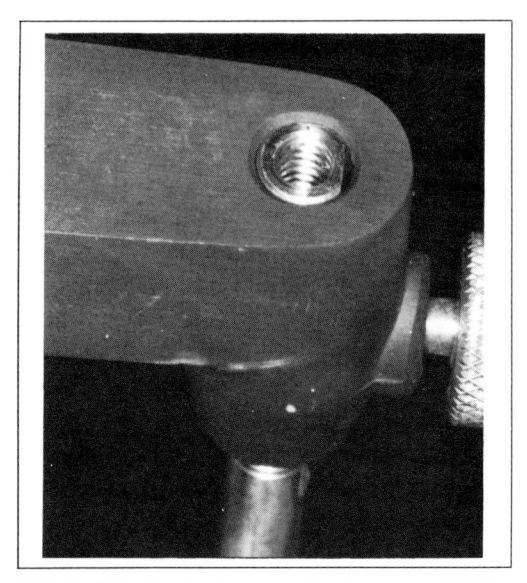

Abb. 7–18 Gesichtsbogenübertragung mit Ohroliven. Der Artikulator muß auf 0° gestellt werden. Wenn der Inzisalstift mit der Fläche des Artikulatoroberteils nicht bündig ist, wird er den Inzisalteller nicht in seiner Mitte berühren.

4. Sicherstellen, daß das obere Ende des Inzisalstifts mit der oberen Fläche des Artikulatoroberteils bündig ist (Abb. 7–18).
5. Die Modellrückseite mit Rillen versehen, um die Gipsretention zu verbessern, oder mit Kerben, wenn ein Split-cast-Modell hergestellt werden soll (Abb. 7–19).
6. Den Sockelring auf den Artikulatoroberteil aufschrauben. Dabei ist es wichtig, daß der Stift im Schlitz des Rings eingerastet ist (Abb. 7–20).
7. Das Modell in Wasser tauchen, um die Gipsretention zu sichern, oder mit Separiermedium für einen Split cast (Trennsockelmethode) isolieren.
8. Die Ohroliven des Gesichtsbogensystems werden auf den Stift der beiden Kondylenverriegelungsschrauben auf-

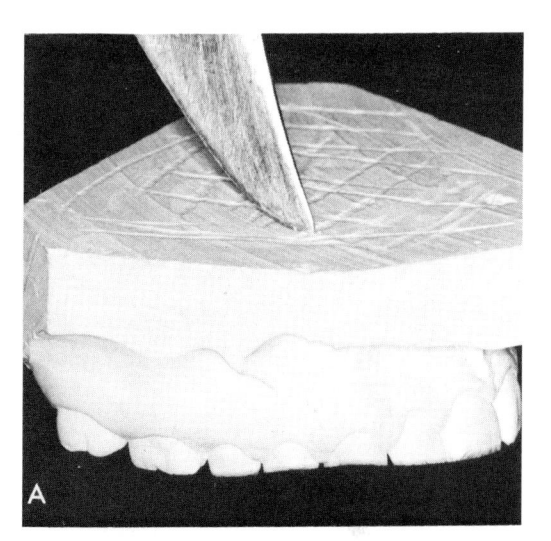

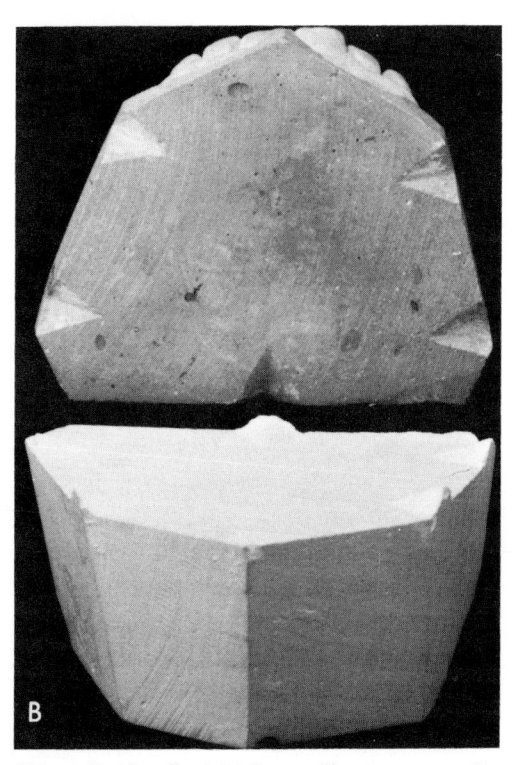

Abb. 7–19 Gesichtsbogenübertragung. Der Modellsockel muß angerauht werden (A), um eine Retention zu bewirken, sofern er nicht für die Split-cast-Methode vorbereitet werden soll (B).

139

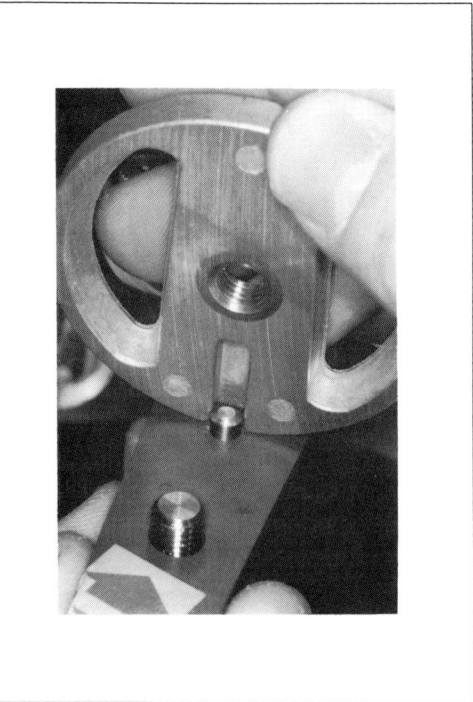

Abb. 7-20 Fixation des Montagerings. Der Orientierungsstift muß im Schlitz des Montagerings liegen, damit das Modell entfernt und wieder in die gleiche Lage gebracht werden kann.

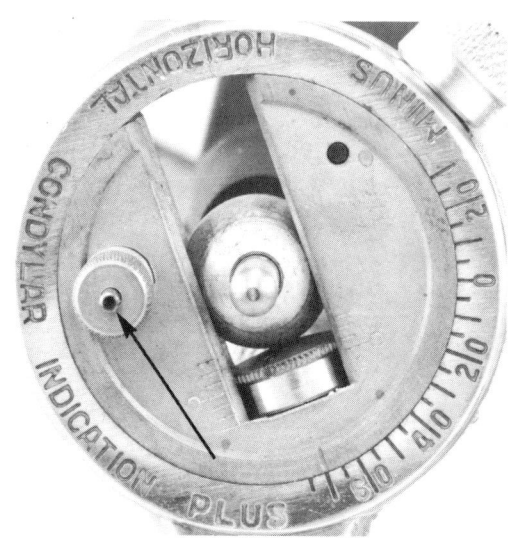

Abb. 7-21 Gesichtsbogenübertragung mit Ohroliven. Der Gesichtsbogen wird vom Stift (Pfeil) an der Kondylenverriegelung getragen.

gesteckt (Abb. 7-21) und die Skalenstifte auf gleich große Werte links und rechts justiert.

9. Mit der verstellbaren Schraube am Ende der Bißgabelklemmvorrichtung wird die Bißebene so lange angehoben oder abgesenkt, bis sie das Niveau der untersten Kerbe am Inzisalstift erreicht. Für den Gesichtsbogen mit Ohroliven sollten die Inzisalkanten der mittleren Schneidezähne 58 mm oberhalb der Ebene des unteren Artikulatorteils stehen.

10. Die Übertragung mit dem nachfolgend beschriebenen „Einartikulieren des Oberkiefermodells" beenden.

Einartikulieren des Oberkiefermodells

Das Oberkiefermodell in die Wachseindrücke auf der Bißgabel (Bißebene) setzen (Abb. 7-22). Das Modell mit einem Gegenstand unterstützen und mit einer weichen Gipsmasse an den Haltering des Artikulatoroberteils angipsen.

Ausrichten des Unterkiefermodells in die zentrische Relation, zum Oberkiefermodell und zur Scharnierachse des Artikulators

Die zentrische Relation und die zentrische Okklusion sind wahrscheinlich die zwei am meisten verwendeten Stellungen des Unterkiefers zum Oberkiefer. Diese Stellungen können mit einer ganzen Anzahl verschiedener Materialien festgehalten werden. Hier wird aber nur die Verwendung von Wachs beschrieben. Restaurationen, die auf Modellen erstellt werden, die in ihrer Aus-

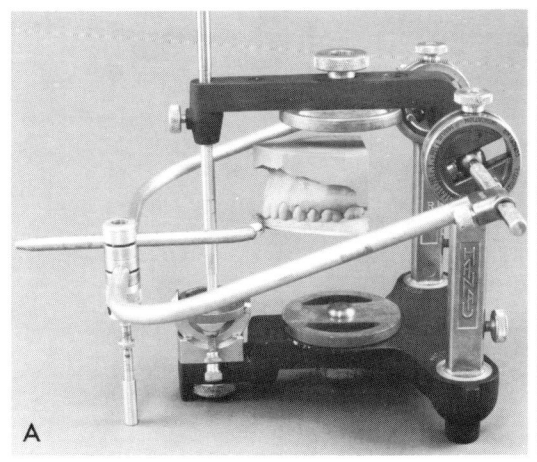

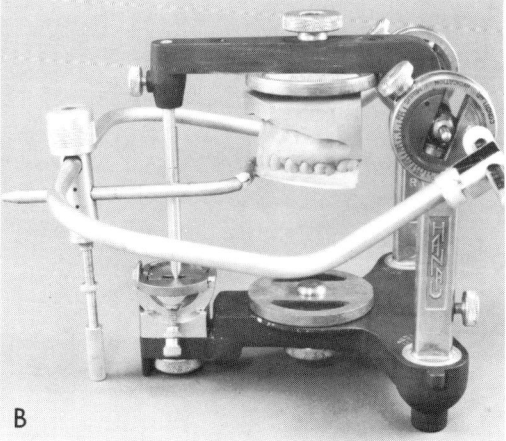

Abb. 7–22 Gesichtsbogenübertragung. Einartikulieren des Oberkiefermodells. Das Modell wurde mit den Kondylenstäben auf der Artikulatorachse für Gesichtsbogen ohne Ohroliven (A) bzw. auf dem Stift der Kondylenverriegelung für Ohroliven-Gesichtsbogen (B) in Position gebracht.

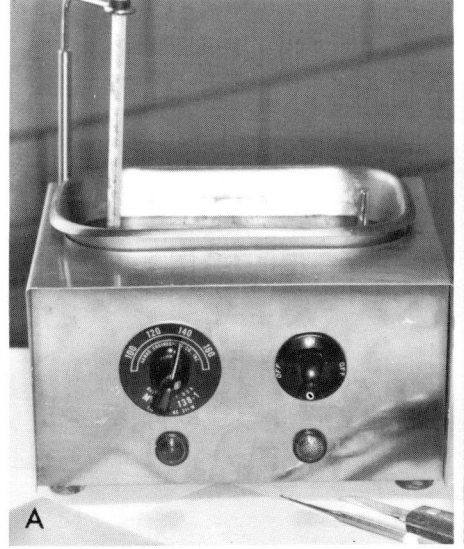

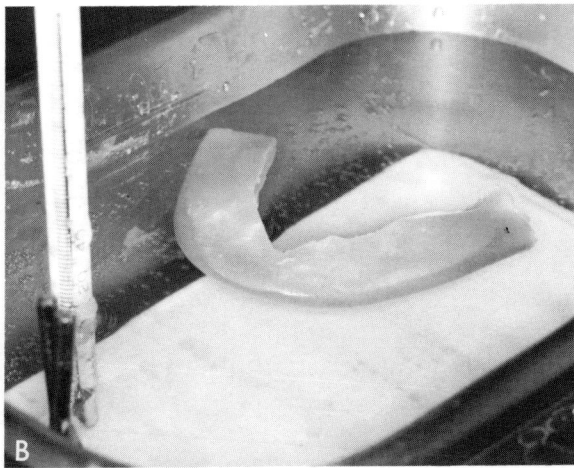

Abb. 7–23 Wachsbiß (checkbite) in zentrischer Relation. A und B: Die Registrierung der zentrischen Relation für das Einartikulieren des Unterkiefermodells erfordert eine bogenförmige Wachsbißplatte, die in einem Wasserbad erwärmt wird.

gangslage falsch ausgerichtet sind, werden im Munde des Patienten vorzeitige Kontakte und okklusale Interferenzen aufweisen.

Wachsbiß (checkbite) in zentrischer Relation

1. Den Patienten einüben lassen, zu entspannen, um den Unterkiefer in die zentrische Relation führen zu können.

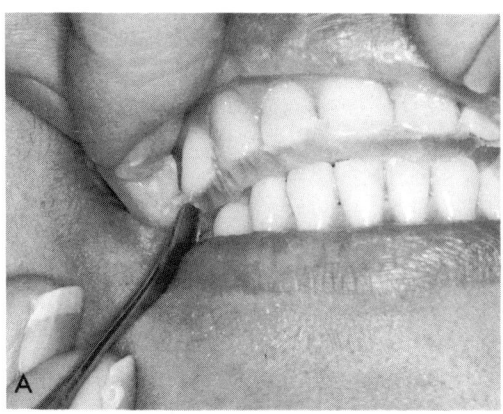

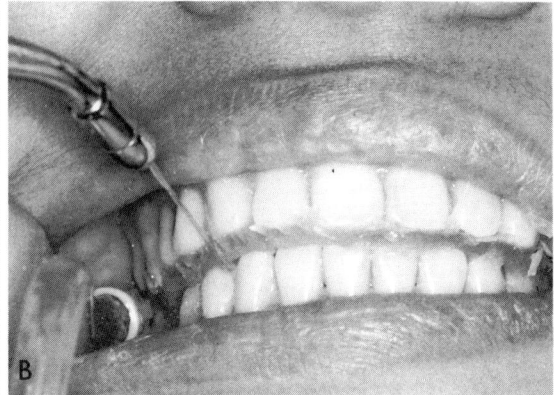

Abb. 7–24 Registrierung der zentrischen Relation. A: Das Wachs wird abgetragen, um den genauen Sitz der Modelle zu gewährleisten. B: Das Wachs wird vor dem Entfernen aus dem Mund gekühlt.

2. Zwei bis drei Lagen rosa Basisplattenwachs in der Form und Länge der Oberkieferzahnreihen vorbereiten. In einem Wasserbad von 76°C erwärmen (Abb. 7–23A, B).
3. Das erweichte Wachs auf die Zahnreihen des Oberkiefers aufbringen und den Unterkiefer in das Wachs führen. Die Zähne dürfen nicht in antagonistischen Kontakt treten, und der Patient darf nicht aktiv in das Wachs beißen. Das Wachs muß weich sein, und die Zähne müssen vom Behandler hineingeführt werden.
4. Überschüssiges Wachs entfernen (Abb. 7–24A).
5. Das Wachs abkühlen (Abb. 7–24B).
6. Das überschüssige Wachs von der Oberfläche des Wachsbisses wegschaben.
7. In der klinischen Situation ist zu diesem Zeitpunkt eine Registrierung in protrusiver Stellung angezeigt. Das Vorgehen dazu ist auf Seite 146 im Abschnitt „Funktionelle Registrate zur Einstellung des H2-PR-Artikulators" beschrieben.

Einartikulieren des Unterkiefermodells in zentrischer Relation

1. Das Unterkiefermodell mit dem Wachsbiß (checkbite) zum Oberkiefermodell orientieren. Das Wachs so zurechtschneiden, daß die Modelle mühelos mit dem Checkbiß zusammengesetzt werden können.
2. Den Inzisalstift 2 bis 3 mm absenken, um die Dicke des Wachsbisses zu kompensieren (Abb. 7–25). Den horizontalen Kondylenwinkel auf 25° stellen.
3. Mit dem umgedrehten Artikulator auf dem Montagestand (Abb. 7–26A) das Unter- und Oberkiefermodell in der CR-Wachsbißstellung zusammenhalten. Das Unterkiefermodell und den Montagering des Artikulatorunterteils mit weich angerührtem Gips verbinden. Nachdem der Gips abgebunden ist, den Wachsbiß entfernen.
4. Den Inzisalstift anheben. Die Modelle in zentrischer Okklusion schließen und den Stift bis zum Kontakt mit dem Inzisalteller absenken (Abb. 7–26B).

Simulationsmethoden für die Gesichtsbogenübertragung und das Einartikulieren der Modelle

5. Das „Einstellen der horizontalen Kondylenneigung und des lateralen Kondylenwinkels" wird auf Seite 148 beschrieben.

Simulationsmethoden für die Gesichtsbogenübertragung und das Einartikulieren der Modelle

Simulierte Gesichtsbogenübertragung

Für Trockenübungen im Laboratorium kann der Gesichtsbogen dazu verwendet werden, das Oberkiefermodell zu positionieren und zu unterstützen. Um eine maximale Zahnführung zu erreichen, werden zwei allgemeine Grundsätze beim Aufwachsen von

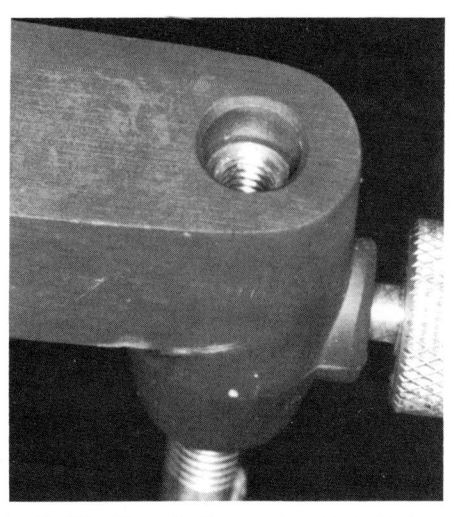

Abb. 7–25 Einartikulieren des Unterkiefermodells. Den Inzisalstift so weit absenken, wie es die Wachsdicke erfordert, so daß der Offset-Stift auf das Zentrum des Inzisaltellers eingestellt werden kann.

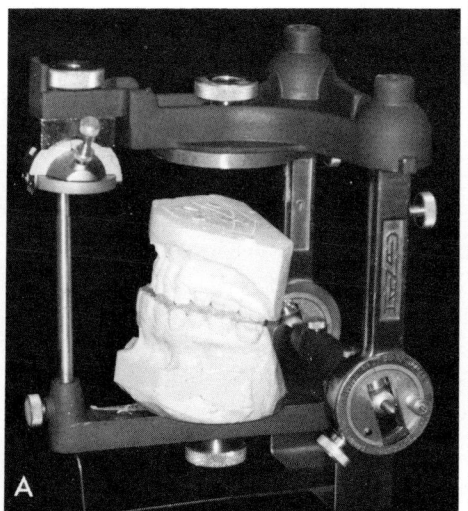

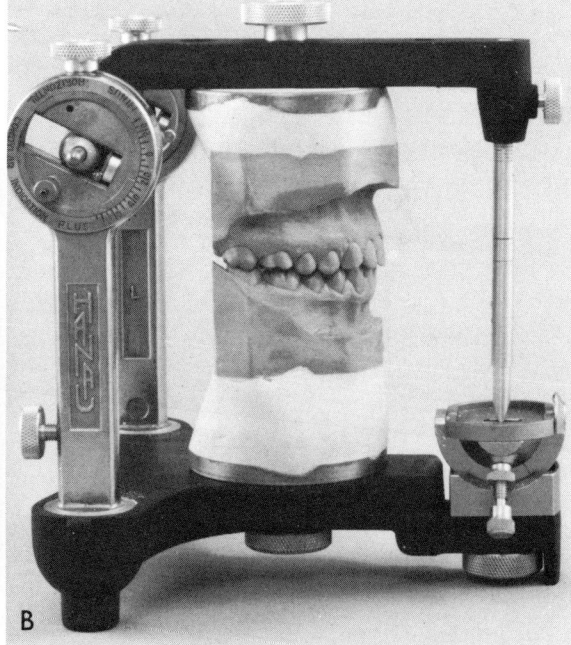

Abb. 7–26 Einartikulieren des Unterkiefermodells in zentrischer Relation. A: Das Modell ist sicher im Wachsbiß plaziert und wird von Hand gehalten. Dabei wird mit Modellgips der Zwischenraum zum Montagering ausgefüllt. B: Der Inzisalstift wird mit dem Teller in Kontakt gebracht, wenn die Modelle in zentrischer Okklusion stehen. Wenn dies mit dem geraden Inzisalstift nicht möglich ist, muß der Offset-Stift verwendet werden.

Restaurationen möglichst weitgehend befolgt:

1. Das Oberkiefermodell vorne plazieren (aber für den Inzisalteller genügend Platz lassen) und das Modell in der Sagittalen zentrieren.
2. Die Okklusalebene so parallel wie möglich zu einer flachen Neigung der Kondylarführung (10° bis 15°) und möglichst hoch bringen, und zwar so hoch, wie es der Modellsockel erlaubt, ohne daß er den Montagering berührt. Die Okklusalebene sollte nicht mehr als 15° nach hinten oben geneigt sein. Das allgemeine Prinzip besteht darin, die Artikulatorführung durch Kondylarelemente so zu reduzieren, daß die Zahnführung der Modelle dominiert.

Einartikulieren des Unterkiefermodells in einer simulierten zentrischen Relation (für die Abgleitbewegung in die Zentrik, *slide in centric*)

Das Unterkiefermodell kann in einer simulierten zentrischen Okklusion einartikuliert werden, um bei einem Patienten mit Muskelverspannung oder Kiefergelenksdysfunktion eine Okklusionsanalyse vorzunehmen und um eine Schiene in Wachs herzustellen. Das simulierte Einartikulieren in zentrischer Relation wird auch im Labor als Lehrmittel oder in ausgewählten Fällen für die Herstellung von Restaurationen eingesetzt, wenn ein guter Wachsbiß in zentrischer Relation wegen Kiefergelenk-Muskel-Schmerz-Dysfunktion nicht zu gewinnen ist. Um das Einartikulieren in zentrischer Relation auf dem *Hanau* H2-PR zu simulieren, wird die PR-Einstellung verwendet, wie sie in 1a und 2a beschrieben ist (siehe unten).

Wenn kein *Hanau*-H2-PR-Artikulator eingesetzt wird, soll den Schritten 1b und 2b gefolgt werden.

1. a) Die Kondylenverriegelungen lösen und die Zentrikstops im Gegenuhrzeigersinn auf die 1-mm-Distanzmarke drehen. Die Verriegelung wieder anziehen (Abb. 7–27A). Wenn man eine seitliche Abgleitkomponente wünscht, den einen Zentrikstop auf 1 mm und den anderen auf 1/2 oder 3/4 mm stellen.
1. b) Eine Metallfolie oder Kunststoffolie von 1 mm Dicke zwischen dem Kondylarstop und dem Kondylenelement einfügen (Abb. 7–27B).
2. a) Das Kondylenelement mit dem Kondylarstop in Kontakt halten und die Kondylenverriegelung feststellen.
2. b) Das Kondylarelement mit der Folie in Kontakt halten und verriegeln.
3. Das Unterkiefermodell in das Oberkiefermodell stellen, und zwar in zentrischer Okklusion (maximale Interkuspidation).
4. Mit dem umgedrehten Artikulator auf dem Montagestand das Unterkiefermodell in zentrischer Okklusion halten und mit Gips am unteren Artikulatorteil befestigen.
5. Nachdem der Gips abgebunden hat, die Kondylarstops auf Null zurückstellen. Wenn die Kondylarelemente vorne in Kontakt mit den Zentrikstops sind, stehen die Modelle in zentrischer Relation zueinander. Sind die Modelle in maximaler Interkuspidation, so stehen die Kondylarelemente in zentrischer Okklusion. Die Diskrepanz zwischen zentrischer Okklusion und zentrischer Relation beträgt 1 mm.

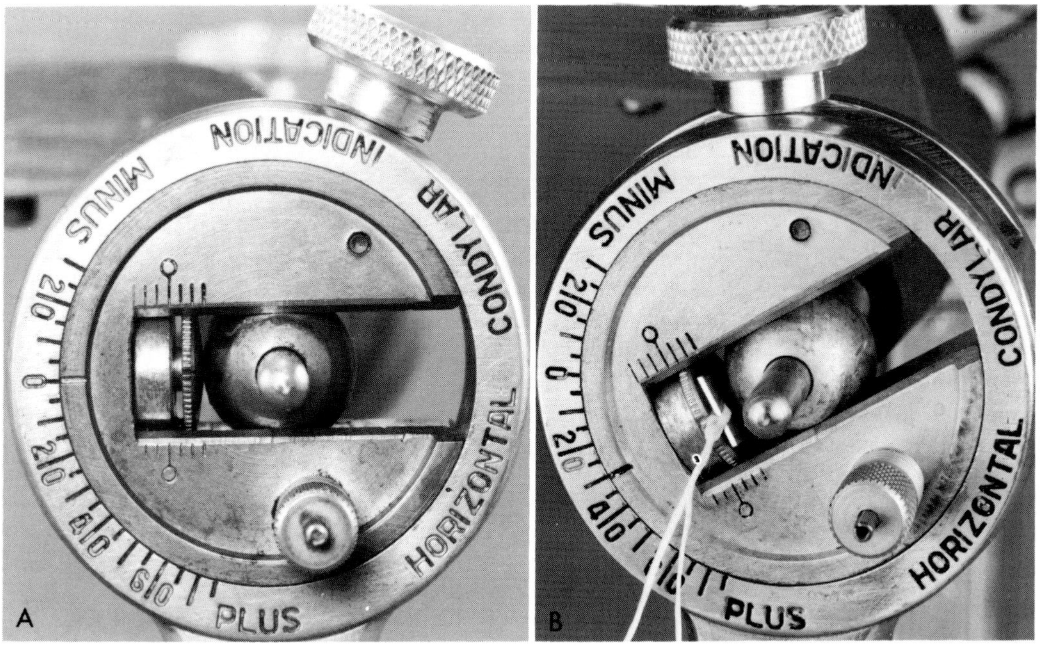

Abb. 7–27 Einartikulieren des Unterkiefermodells in simulierter zentrischer Relation. A: Zentrikstop im Uhrzeigersinn auf die 1-mm-Marke drehen, um eine Abgleitbewegung von 1 mm zu erzeugen. B: Gebrauch einer Folie, um das gleiche Resultat wie in A zu erhalten. Das Kondylarelement steht sowohl in A als auch in B in der Position der zentrischen Okklusion.

Simuliertes Einartikulieren des Oberkiefermodells für zentrische Relation (klinisch zweckdienlich)

Wenn ein Wachsbiß in zentrischer Relation nicht brauchbar ist, weil die Modelle in dieser Stellung nicht genügend okkludieren (kein hinterer Zahnkontakt), wenn aber die Abgleitbewegung in die Zentrik und der vorzeitige Kontakt in zentrischer Relation akzeptabel sind, kann das Oberkiefermodell neu einartikuliert werden, um eine vernünftige Montage in zentrischer Relation zu bekommen. Eine solche Remontage kann zu Studienzwecken und für einige restaurative Prozeduren verwendet werden. Sie ist klinisch zweckdienlich, da kein anderer Checkbiß notwendig ist. Die Methode wird vor allem aus praktischen Gründen angewendet.

Schritt 1: Die Kondylenführung mit dem Protrusionswachsbiß oder mit der Methode, die auf Seite 148 beschrieben wird, einstellen.

Schritt 2: Die Kondylenverriegelung und die Schraube zur Befestigung des Montagerings des Oberkiefermodells lösen. Das Oberkiefermodell in zentrische Okklusion bringen.

Schritt 3: Den Kondylarstop im Gegenuhrzeigersinn so weit drehen, daß er mit den Kondylarelementen leicht in Kontakt kommt. Die Zentrikstops und die Kondylenführungen verriegeln.

Schritt 4: Das Oberkiefermodell vom Artikulator entfernen und vom Montagering ablösen. Den Gipssockel soweit abtragen, daß ein neuer Montagering Platz hat. Den Inzisalstift zentrieren und mit dem Oberteil des Artikulators bündig stellen.

Schritt 5: Das Oberkiefermodell in zentrischer Okklusion auf das untere Modell stellen (dieses befindet sich immer noch im Artikulator). Die Modelle fest aufeinander halten und das Oberkiefermodell mit Gips neu einartikulieren.

Schritt 6: Die Zentrikriegel lösen, die Stops im Uhrzeigersinn bis auf Null zurückdrehen und die Kondylenverriegelung lösen.

Schritt 7: Alle Kontaktbeziehungen zwischen den Modellen überprüfen: zentrische Okklusion, zentrische Relation, Arbeits-, Balance- und Protrusionsstellungen.

Alle okklusalen Kontakte sollen denjenigen am Patienten entsprechen, so wie sie bei der Befundaufnahme gefunden wurden. Auch die Bewegungskomponenten der Abgleitbewegungen mit ihren vertikalen, horizontalen und lateralen Dimensionen sollten denjenigen am Patienten entsprechen. Falls dies nicht der Fall ist, müssen die Modelle mit neuen Wachsbissen nochmals einartikuliert werden.

Funktionelle Registrate zur Einstellung des H2-PR-Artikulators

Die funktionellen Einstellgrößen für den *Hanau*-H2- und den H2-PR-Artikulator und für andere Artikulatoren werden nicht aus echten funktionellen Registraten gewonnen. Die Gewinnung funktioneller Registrate bezieht sich auf die Registrierung von Kieferstellungen (zentrische Relation und protrusiver Checkbiß) sowie Annäherungsmessungen von Kondylenbahnen mit Instrumenten wie dem Pantograph. Von einem protrusiven Wachsbiß werden zwei Einstellgrößen gewonnen: 1. die Kondylenneigung und 2. der seitliche Winkel. Der letztere wird aus der Formel berechnet, die früher angegeben wurde.

Gewinnung des protrusiven Registrats

Für jede Registrierung ist es nötig, den Patienten die Bewegungen dafür einüben zu lassen und den Ablauf des Vorgehens durchzugehen, um einen korrekten Wachsbiß (Checkbiß) zu erhalten. Das Wachs muß für die Bißnahme immer vollständig durchwärmt sein.

1. Den Wachsbiß so vorbereiten, daß er im hinteren Zahnbereich drei bis vier und im vorderen Teil zwei Schichtdicken aufweist.
2. Wenn man den Unterkiefer mit dem weichen Wachs in die Protrusionsstellung führt, darf dem Patienten nicht erlaubt werden, Kopfbiß-Zahnkontakt herzustellen. Es sollte kein Zahnkontakt entstehen. Die Protrusion sollte nicht mehr als 4 bis 5 mm vor der zentrischen Relation oder der zentrischen Okklusion liegen (Abb. 7–28).
3. Den Patienten mehrmals in eine Kieferstellung führen, die gerade nach vorn geht. Die Mittellinie der Zahnreihen überprüfen, um sicher zu sein, daß der Patient von der zentrischen Relation gerade nach vorn geführt wurde. Das vollständig durchweichte Wachs auf die Oberkieferzahnreihen halten und den Patienten auffordern, langsam vorne zu schließen, ohne daß sich die Zähne berühren. Dem Patienten nicht gestatten, das Wachs durchzubeißen. Nochmals kontrollieren, ob die Mittellinien ebenso stehen wie in zentrischer Relation.

Funktionelle Registrate zur Einstellung des H2-PR-Artikulators

Zentrische Okklusion

Bißname in Protrusion

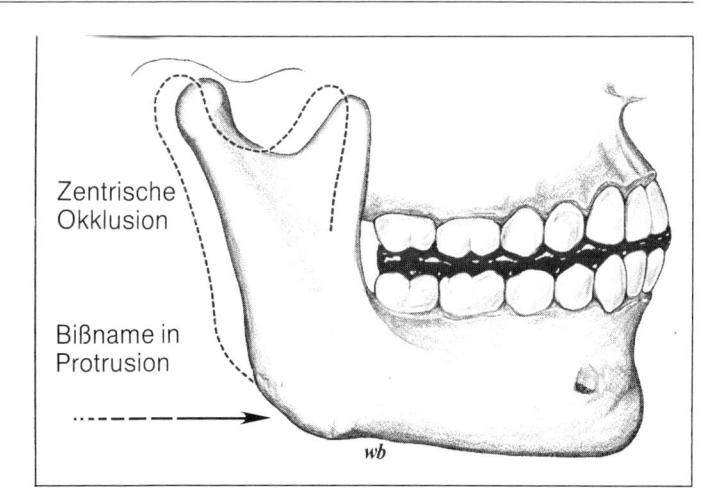

Abb. 7–28 Herstellung des protrusiven Registrats (siehe Text).

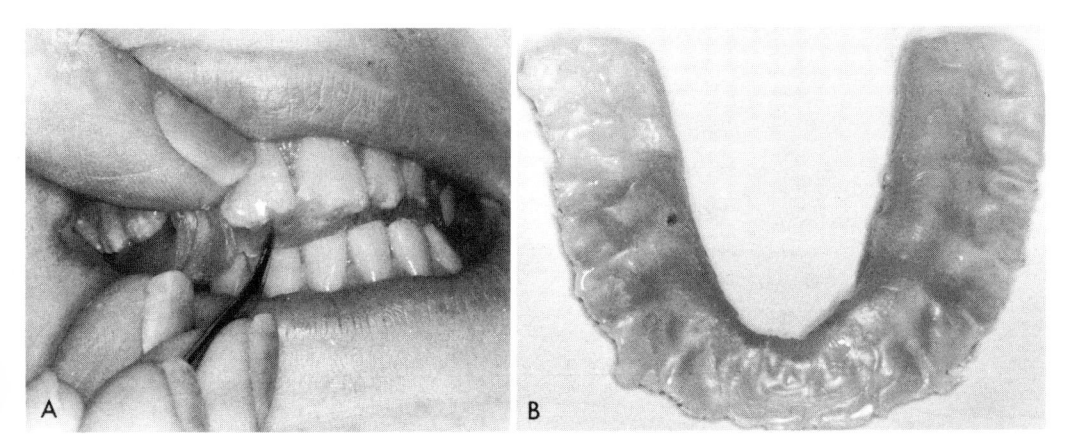

A B

Abb. 7–29 Herstellung des protrusiven Registrats. A und B: Das Wachs so beschneiden, daß die Modelle gut hineinpassen.

4. Mit einem kleinen Wachsmesser das Wachs von den bukkalen Flächen der Zähne entfernen (Abb. 7–29A).
5. Den Wachsbiß abkühlen und die obere und untere Fläche abflachen, so daß keine Weichteilkontakte stören und die Modelle genau darauf gesetzt werden können.

Im Diagramm der Abbildung 7–30 ist die Kondylenbahn gekrümmt (CP). Diejenige im Artikulator aber ist gerade (SP). Betrachtet man die Bahn von CR nach P, so wird das Problem der gekrümmten bzw. der geraden Kondylenbahn beim kürzeren protrusiven Checkbiß P_1 kleiner. Da eine steilere Kondylenbahn eine Erhöhung des Oberkiefermodells bewirkt, muß die Erhaltung der zentrischen Kontakte (centric stops) in bezug auf die Kondylenführung überprüft werden. Der protrusive Checkbiß muß minimal sein (nicht mehr und nicht weniger als 4 bis 5 mm), aber genügend für ein adäquates

147

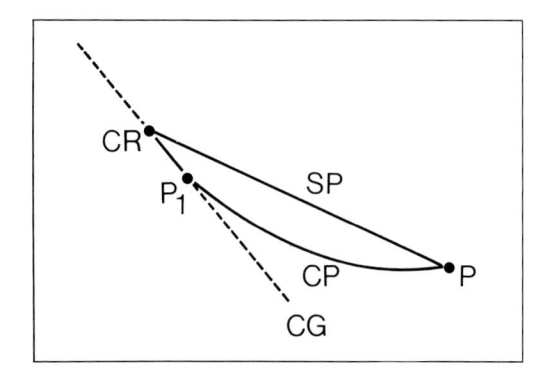

Abb. 7–30 Schematische Zeichnung der Kondylenbahn und ihrer Beziehung zur Registrierung in protrusiver Unterkieferstellung (siehe Text).

Registrat. Im allgemeinen gilt, daß mit dem Umfang der Protrusion auch die Möglichkeit von Fehlern zunimmt. Eine Protrusion von 4 bis 5 mm ist eigentlich ein Kompromiß zwischen dem physiologisch Erwünschten (weniger als 4 mm) und dem mechanisch Möglichen. Dieses Thema wird in weiteren Einzelheiten in Kapitel 8 besprochen.

Einstellen der horizontalen Kondylenneigung und des lateralen Kondylenwinkels

Für den Fall, daß kein protrusiver Wachsbiß zur Verfügung steht, wird auf Seite 148 das „Einstellen der horizontalen Kondylenneigung ohne protrusiven Wachsbiß" beschrieben.

1. Die Kondylarführungsstellschrauben und -verriegelungen lösen und damit dem oberen Artikulatorteil freie Beweglichkeit erlauben.
2. Den oberen Artikulatorteil anheben und das Wachsregistrat der Protrusionsstellung auf das Unterkiefermodell aufsetzen.
3. Das obere und untere Modell fest zusammenhalten. Nun die große Rändelschraube nach vorne (Abb. 7–31A) und hinten (Abb. 7–31B) bewegen, bis eine Stellung gefunden ist, in der das Oberkiefermodell im protrusiven Wachsbiß nicht schaukelt (Abb. 7–31C). Die Kondylenführungsrändelschrauben anziehen. Den gleichen Vorgang auf der Gegenseite wiederholen und die horizontalen Neigungswerte notieren. Die Distanz zwischen dem Kondylarelement mit dem Kondylarstop sollte auf beiden Seiten nahezu gleich groß und die Kondylenneigung sehr ähnlich sein.
4. Falls ein großer Unterschied festgestellt wird (mehr als 6° bis 7°), sollte ein neuer Wachsbiß genommen und die Situation damit überprüft werden.
5. Das „Einstellen des lateralen Kondylenwinkels" erfolgt, wie auf Seite 152 beschrieben.

Einstellen der horizontalen Kondylenneigung ohne protrusiven Wachsbiß

In einigen Fällen kann eine Registrierung in protrusiver Stellung nicht ereicht werden. Meistens kann aber die Kondylarneigung mit einer anderen Methode eingestellt werden. Diese Methode kann auch verwendet werden, um die Genauigkeit der protrusiven Bißnahme zu überprüfen. Dazu sind Kenntnisse einiger Aspekte der Kontaktbeziehungen im Mund nötig.

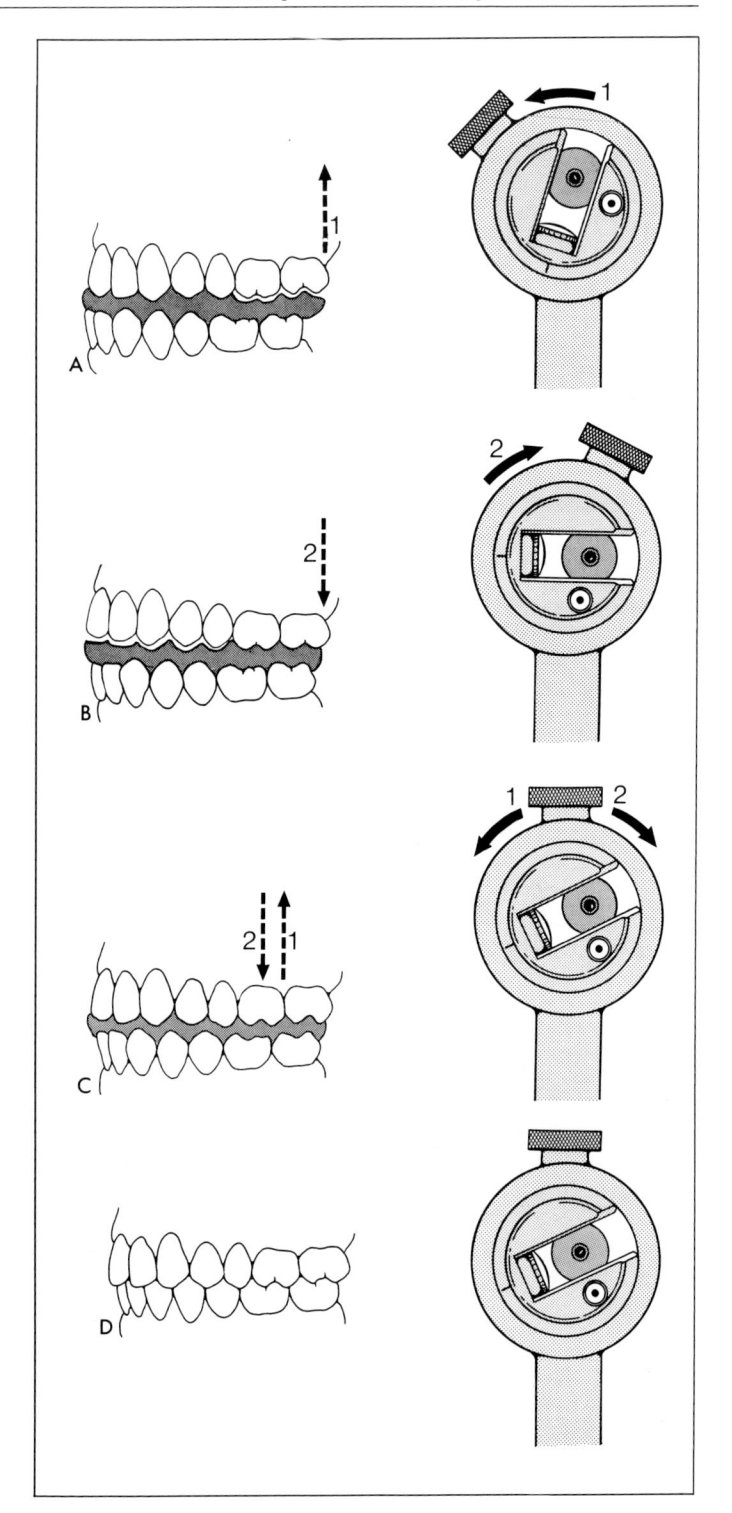

Abb. 7–31 Einstellen der horizontalen Kondylenneigung. A: Eine steilere Stellung der Kondylenneigung (1) bewirkt ein Aufwärtskippen des Oberkiefermodells im Molarenbereich (1). B: Eine flachere Kondylenneigung (2) führt zum Abwärtskippen des Modells (2) und damit zur Öffnung der Kontakte im anterioren Bereich. C: In dieser Stellung tritt kein Kippen des Oberkiefermodells auf (1 und 2). D: Nach dem Entfernen des protrusiven Wachsbisses stehen die Modelle in zentrischer Okklusion und das Kondylarelement in der Position der zentrischen Okklusion.

Das Einartikulieren der Modelle

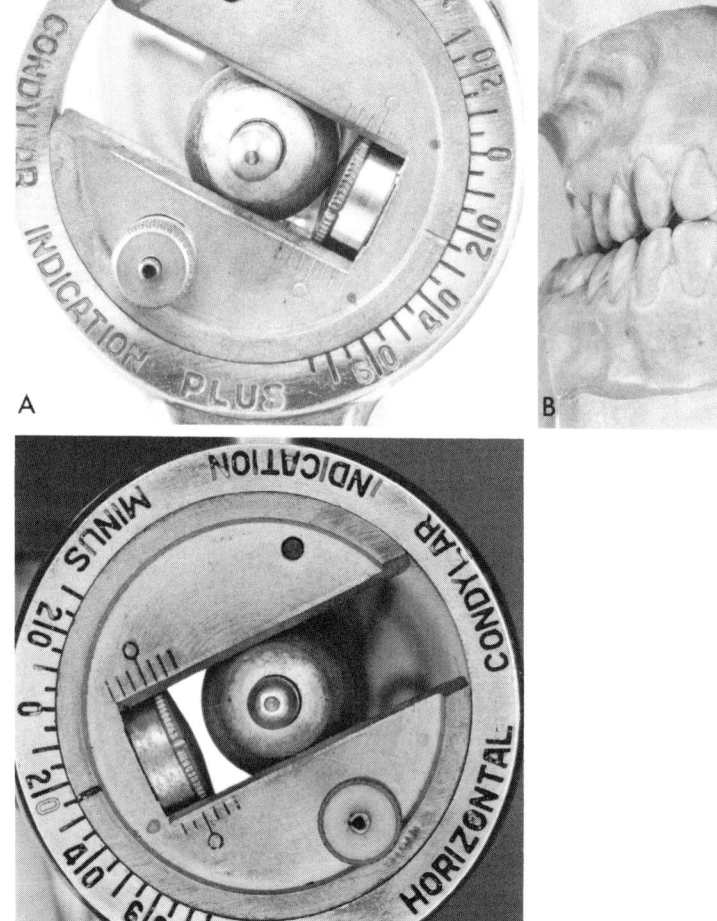

Abb. 7–32 Einstellung der horizontalen Kondylenneigung ohne protrusiven Checkbiß (siehe Text).

1. Die großen Rändelschrauben der Kondylenneigung lösen und sicherstellen, daß sich die Kondylarelemente frei im Führungsschlitz bewegen können. Die Kondylenneigung auf 20° bis 25° stellen.
2. Den Inzisalstift anheben, so daß kein Kontakt mehr mit dem Teller besteht.
3. Die Modelle so zusammenbringen, daß die Eckzähne in einer Exkursion nach vorne **rechts** in Kontakt treten (Abb. 7–32A bis C). Falls nötig die linke Kondylenneigung so verstellen, bis ein Eckzahnkontakt hergestellt ist. Die **linke** Kondylenneigungsführung nun so vorwärts

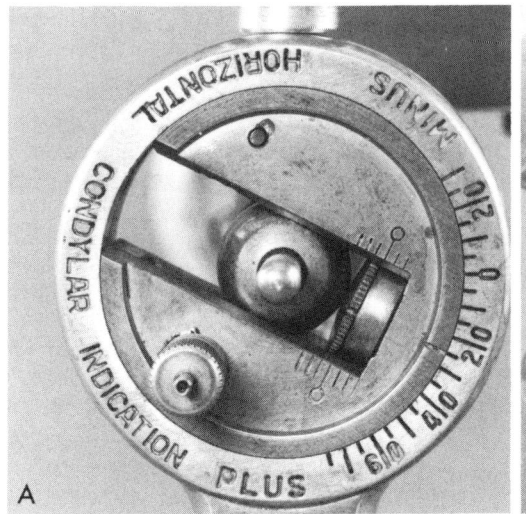

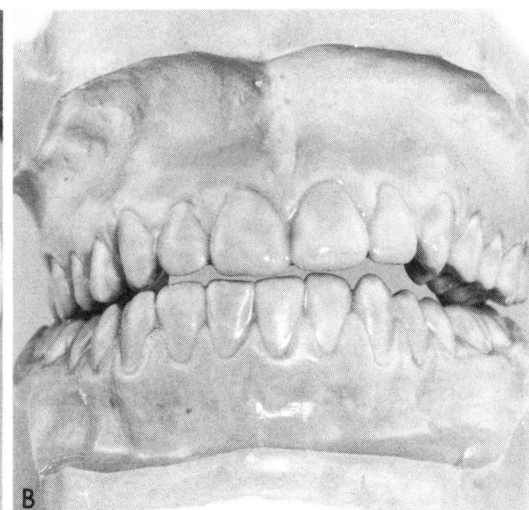

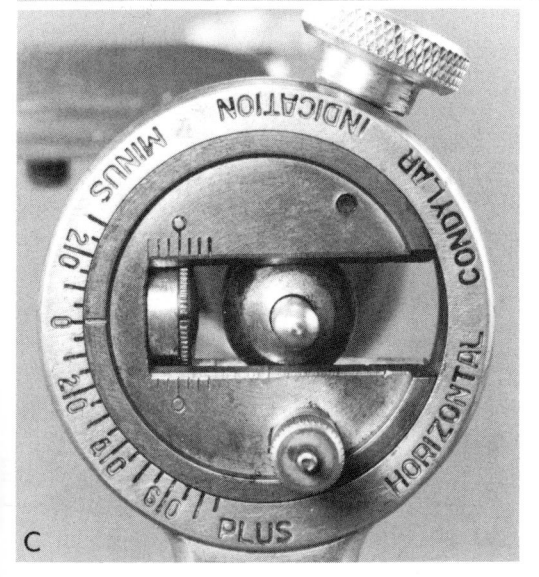

Abb. 7–33 Einstellung der horizontalen Kondylenneigung ohne protrusiven Checkbiß (siehe Text).

und rückwärts bewegen, bis eine Einstellung gefunden wird, in der die Eckzahnspitzen **rechts** gerade außer Kontakt sind (Abb. 7–33A bis C).
4. Die linke Kondylenneigung kann nahe bei 0 stehen (Abb. 7–33C) oder sogar einen negativen Wert aufweisen. Dann die rechten Eckzahnhöcker gerade in Kontakt bringen, indem die **linke** Kondylenneigung verstellt wird. Die horizontale Kondylenneigung bis zu leichtem Kontakt auf der Balanceseite vergrößern.
5. In dieser Stellung ist die minimale Kondylenneigung erreicht.* Das Vorgehen kann

nur dann angewendet werden, wenn posteriore Zähne vorhanden sind. Es kann auch dazu dienen, die Richtigkeit eines protrusiven Wachsbisses zu überprüfen (siehe Kapitel 8). Falls die Eckzahnkontaktsituation ungenügend ist, sollen die seitlichen Schneidezähne oder die Prämolaren dazu verwendet werden.

---

* Bemerkung: Zu diesem Zeitpunkt ist folgende Frage zu stellen: Hat der Patient einen Balanceseitenkontakt? Diese Information sollte aus dem klinischen Untersuchungsbefund hervorgehen. Falls es einen Balanceseitenkontakt gibt, muß die Kondylenneigung nur wenig verstellt werden, um den okklusalen Facettenkontakt auf der linken Seite herstellen zu können. Wenn bei der Kontrolle dieses Balanceseitenkontakts auf der rechten Seite eine Disklusion der Eckzähne auftritt, wurde zu viel verstellt, oder man findet im Munde eine Balanceinterferenz. Diese Information sollte ebenfalls bereits aus der klinischen Untersuchung vorhanden sein. Lautet die Antwort auf die eingangs gestellte Frage, daß kein Kontakt auf der Balanceseite besteht, muß sich der Kliniker für eine der folgenden zwei Maßnahmen entscheiden: Entweder er führt eine erneute Bißnahme am Patienten in Protrusion durch, oder er verwendet den Balanceseitenkontakt als „Täuschungsfaktor", der sicherstellt, daß beim Aufwachsen einer Restauration keine Balanceseiteninterferenz erzeugt wird.

6. Das Vorgehen in Punkt 3 mit einer Exkursion nach vorne links wiederholen. Die rechte Kondylenneigung einstellen.
7. Das Vorgehen im Punkt 3 mit den Modellen in einer Exkursion gerade nach vorne in Kopfbißstellung wiederholen. Die Beziehungen der protrusiven Kontakte oder Interferenzen bei den hinteren Zähnen, die die Okklusion der vorderen Zähne verhindern, herstellen.

Einstellen des lateralen Kondylenwinkels

1. Mit Hilfe der Formel (Abb. 2–4) auf der Unterseite des Artikulators die Einstellung des lateralen Kondylenführungswinkels berechnen (H = horizontale Kondylenführungseinstellung, L = lateral).
2. Die Stellschraube hinten an den Kondylarpfosten lösen, die senkrechten Pfosten drehen, bis der berechnete Wert eingestellt ist, und die Stellschrauben wieder anziehen.

Übungen zu Kapitel 7

1. Warum ist es notwendig, die einartikulierten Modelle einer Analyse zu unterziehen?

    a) _____

    b) _____

2. Wenn man die Modelle ruhig in einer protrusiven Exkursion hält und die horizontale Kondylenneigung von 50° auf 0° verstellt, verändert sich die Beziehung der oberen und unteren Molaren.
    a) Beschreiben Sie kurz diese Veränderung.

    _____

    _____

    b) Welcher Einfluß könnte beobachtet werden, wenn Restaurationen statt mit Hilfe eines Wachsbisses in Protrusion mit einer willkürlich steiler eingestellten Kondylenneigung hergestellt würden?

    _____

    _____

3. Wenn man die Modelle in einer geraden lateralen Exkursion ruhig hält (mit den oberen und unteren Eckzähnen später auf der linken Seite in Kontakt) und die rechte Balanceseiten-Kondylenführung von 50° auf 0° verstellt,
    a) verändert sich die Beziehung der Molaren auf der Balanceseite wie folgt:

    _____

    _____

    b) verändert sich die Beziehung der Molaren auf der Arbeitsseite wie folgt (mit den Kondylarelementen gegen die Zentrikstops):

    _____

    _____

    c) Die horizontale Kondylenneigung auf der Balanceseite wird willkürlich flacher eingestellt als diejenige, die beim Patienten vorhanden ist. Bringt dies beim Patienten eine größere oder kleinere lichte Weite auf der Balanceseite?

    _____

4. Die Modelle werden ruhig in einer lateroprotrusiven Exkursion zwischen der Exkursion gerade nach vorn und gerade seitwärts) gehalten. 1. Was ist das Resultat einer Verstellung der Kondylenneigung auf der Arbeitsseite von 50° auf 0°? 2. Was ist das Resultat einer Verstellung der Kondylenneigung auf der Balanceseite von 50° auf 0°?
   a) Beschreiben Sie die Veränderung auf der Arbeitsseite für 1 und 2.

   _____

   _____

   _____

   _____

   b) Beschreiben Sie die Veränderung auf der Balanceseite für 1 und 2.

   _____

   _____

   _____

   _____

5. Simulieren Sie eine Exkursion seitlich nach rechts bei einer horizontalen Kondylenneigung von 64° und einem lateralen Neigungswinkel von 20°. Nun wird mit dem Artikulator in dieser Stellung auf der Balanceseite die laterale Kondylenneigung von 20° auf 0° verstellt.
   a) Was passiert mit dem Abstand zwischen der Kondylenkugel und dem Schaftgehäuse auf der rechten Seite?

   _____

   _____

   Wiederholen Sie die Situation mit dem oberen Artikulatorteil gegen die Arbeitsseite gehalten.
   b) Beschreiben Sie die Beziehungen des Kondylarelements zum Schaftgehäuse:

   _____

   c) Welche Auswirkung auf die Okklusion kann erwartet werden, wenn der Artikulator nicht richtig gehandhabt wird (das Verschieben des oberen Artikulatorteils gegen die Balanceseite wird als richtig angesehen)?

d) Welche Wirkung kann bei einer aufgewachsten Krone beobachtet werden, wenn die laterale Kondylenneigung nicht registriert wird (*Bennett*-Winkel beim Patienten)?

6. Die Inzisalführung des Artikulators wird für die Okklusion ein bestimmender Faktor, wenn sie die natürliche Führung durch den Patienten nicht dupliziert. Was wäre die Konsequenz für eine posteriore Restauration mit einer zu steilen Frontzahnführung?

7. Welche Fehler sind in Abbildung 7–34 sichtbar?

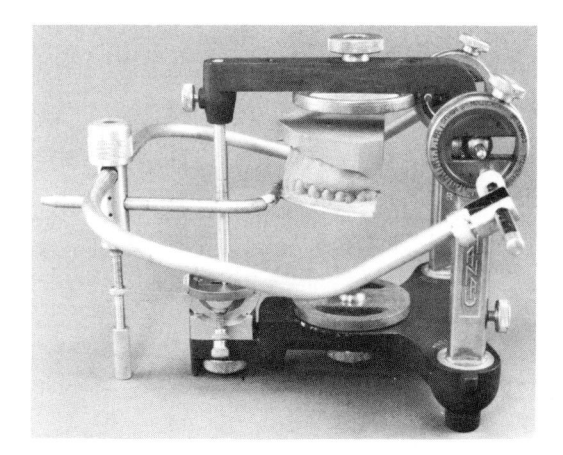

Abbildung 7–34

8. Worin liegt der Wert des Einartikulierens mit der Simulationsmethode?

9. Je weiter vorne der Unterkiefer bei der Bißnahme in Protrusion steht, um so größer ist die Fehlermöglichkeit für die Kondylenneigung infolge _____. Je weniger der Unterkiefer nach vorne gebracht wird, um so größer ist die Möglichkeit, keine ausgeprägte Differenz zwischen _____ zu erhalten.

10. Worauf weisen die Schliffacetten in Abbildung 7–35 in bezug auf die Einstellung der Kondylenneigung hin?

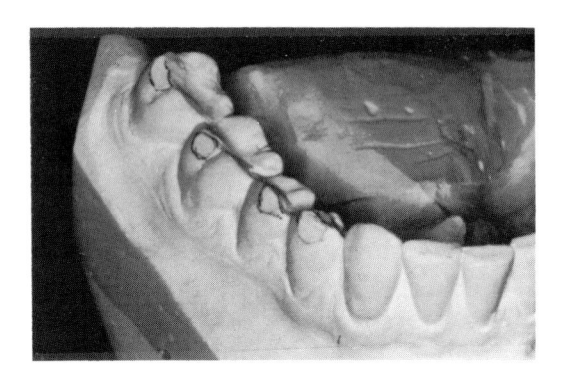

Abbildung 7–35

11. Auf welchen Wert wird die Kondylenneigung beim Einartikulieren des Unterkiefermodells in der simulierten zentrischen Relation und mit einem Wachsbiß eingestellt?

12. Je größer die Diskrepanz zwischen zentrischer Okklusion und zentrischer Relation ist, um so ausgeprägter ist der Einfluß der Kondylenneigung. Wie beeinflußt dieses Phänomen den Gebrauch des Artikulators während des Aufwachsens von Restaurationen?

Test zu Kapitel 7

1. Die genaueste Methode zur Bestimmung der wahren Scharnierachse ist:
   a) der Scharnierachsenlokalisator
   b) der einfache Gesichtsbogen
   c) der Gesichtsbogen mit Ohroliven
   d) ein Checkbiß in zentrischer Relation
   e) nichts von allem
2. Die arbiträre Scharnierachse wird am Patienten mit folgender Messung bestimmt:
   a) durch den Gebrauch eines kinematischen Gesichtsbogens
   b) ungefähr 13 mm anterior des Tragus
   c) a und b
   d) mit einem Gesichtsbogen mit Ohroliven *(Hanau)*
   e) a, b und d
3. Ein Ohroliven-Gesichtsbogen *(Hanau)* lokalisiert die arbiträre Scharnierachse:
   a) automatisch
   b) durch Messung
   c) 13 mm vor dem Tragus
   d) mit einem Fehler von ± 0,5 mm
   e) mit nichts von allem
4. Die Kondylenbahnneigung muß für den Gebrauch eines einfachen Gesichtsbogens eingestellt werden auf:
   a) 0°
   b) 20°
   c) 50°
   d) 70°
   e) keinen dieser Werte
5. Wenn die Kondylenneigung für den Einsatz des Ohroliven-Gesichtsbogens in der richtigen Stellung ist, beträgt die Distanz zwischen der Artikulatorachse und dem Stift für die Ohrolive am Artikulator:
   a) 10 mm
   b) 11 mm
   c) 12 mm
   d) 13 mm
   e) keinen dieser Werte
6. Wenn man den Ohroliven-Gesichtsbogen verwendet, sollte der Abstand der Inzisalkanten der oberen Frontzähne vom unteren Artikulatorteil betragen:
   a) 50 mm
   b) 54 mm
   c) 58 mm
   d) 62 mm
   e) keinen dieser Werte

7. Welches Ziel muß man anstreben, wenn das Oberkiefermodell ohne Gesichtsbogen einartikuliert wird?
   a) maximale Zahnführung
   b) maximale Inzisalführung
   c) maximale horizontale Kondylenführung
   d) maximale laterale Kondylenführung
   e) nichts von allem
8. Wie kann ein simuliertes Einartikulieren in zentrischer Relation erreicht werden, wenn kein Checkbiß in zentrischer Relation für das Einbringen des Unterkiefermodells verwendet wird?
   a) durch Einartikulieren des unteren Modells in zentrischer Okklusion, mit der PR-Einstellung im Uhrzeigersinn gedreht
   b) durch Einartikulieren des unteren Modells in zentrischer Okklusion mit einer Folie zwischen den Kondylarelementen und den Kondylarstops
   c) a und b
   d) durch Einartikulieren des Unterkiefermodells in zentrischer Okklusion mit der PR-Einstellung auf minus Null
   e) a, b und d
9. Welche klinische Information ist notwendig, um die Kondylenneigung einzustellen, falls kein protrusiver Checkbiß zur Verfügung steht?
   a) Balancekontakte
   b) Balanceinterferenzen
   c) a und b
   d) Winkelsteilheit der Eminentia
   e) a, b und d
10. Die kleinste Kondylenneigung wird sowohl beim Vorgehen ohne protrusiven Checkbiß als auch beim Überprüfen einer Einstellung, die mit einem protrusiven Checkbiß vorgenommen wurde, erreicht bei:
    a) Balancekontakten
    b) lateroprotrusiven Kontakten
    c) a und b
    d) Inzisalkantenkontakten
    e) a, b und d
11. Wenn die Kondylenneigung in Abbildung 7–36 nach 1 oder 2 bewegt wird, wird sich das obere Modell wie folgt bewegen:
    a) abwärts (1)
    b) aufwärts (2)
    c) aufwärts (1)
    d) abwärts (2)
    e) Es wird sich nicht bewegen (1 und 2).

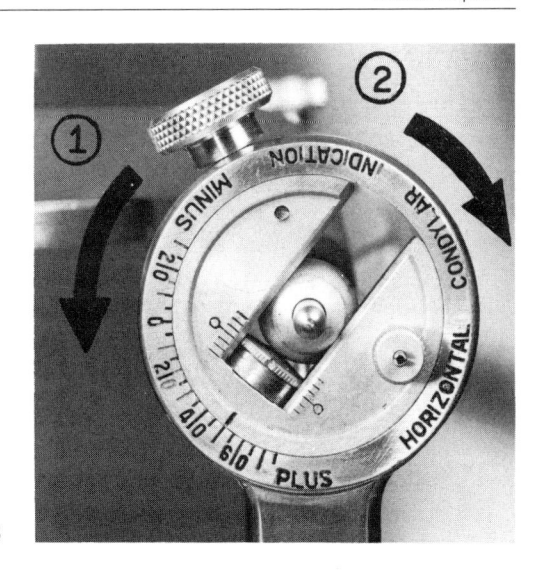

Abbildung 7–36

12. Welche Aussage(n) trifft/treffen für ein Unterkiefermodell zu, das in einer simulierten zentrischen Relation einartikuliert wurde?
    a) Das Modell steht in zentrischer Okklusion.
    b) Der Kondylarstop wurde im Gegenuhrzeigersinn gedreht.
    c) a und b
    d) Die Kondylenneigung ist auf Null eingestellt.
    e) a, b und d

Kapitel 8

Auswertung der einartikulierten Modelle und mögliche Fehler beim Einartikulieren

Nachdem die Modelle einartikuliert und die funktionellen Befunde erhoben worden sind, müssen die Okklusion und die Artikulation beurteilt werden. Weil beim Einsetzen des Unterkiefermodells häufig Fehler auftreten, muß dieser Schritt zuerst überprüft werden, bevor man zur eigentlichen Okklusionsanalyse der einartikulierten Modelle schreitet. Eine Anzahl möglicher Fehler bei der Montage kann das richtige okklusale Artikulieren der Modelle verhindern. Einige sind den Instrumenten zuzuschreiben, andere entstehen als menschliche Fehler. Beide Arten können minimal gehalten werden, wenn man die Fehlerquellen versteht.

Einführung: Lernziele und Lektüre

Das Ziel dieses Kapitels besteht darin, die Methoden darzustellen, die es erlauben, das richtige Einartikulieren der Modelle zu überprüfen und einige Ursachen möglicher Fehler zu beschreiben, die auf die Instrumente und auf die Arbeitsweise zurückzuführen sind.

Lernziele

1. Der Leser sollte fähig sein, schrittweise zu prüfen, ob die Modelle richtig einartikuliert sind.
2. Er sollte imstande sein, die Natur des Problems falsch einartikulierter Modelle zu erkennen.
3. Er sollte imstande sein, die potentiellen Fehler der verwendeten Instrumente (Artikulatoren und Gesichtsbogen) nachzuweisen.
4. Die möglichen Fehler beim Wachsbiß (checkbite) in zentrischer Relation sollten erfaßt werden können.

Lektüre (fakultativ)

Schuyler, C. H.: Occlusion in restorative dentistry. Ohio Dent J. March 1963.

Prüfung des Einartikulierens

Eine rasche Prüfung des korrekten Einartikulierens des Unterkiefermodells in zentrischer Relation besteht zuerst darin festzustellen, ob die Modelle in zentrischer Okklusion gegeneinander artikuliert werden können. Diese Probe kann durchgeführt werden, ohne auf die Split-cast-Methode beim Oberkiefermodell zurückzugreifen. Der erste Schritt bei der Überprüfung des richtigen Einartikulierens besteht darin, das Vorhandensein der zentrischen Stops zu bestimmen: anfänglich visuell und dann mit Shim stock, der ultradünnen Metallfolie*. Mit Aus-

---

* Artus Corp., Englewood, NJ 07631, USA

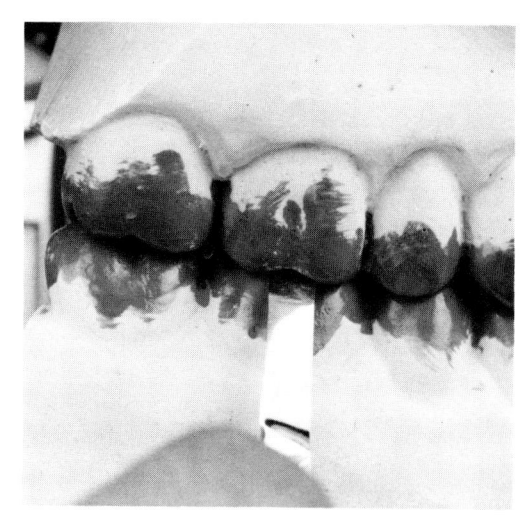

Abb. 8–1 Zentrische Stops. Sehr dünne Folie (Shim stock, 0,0005 Inch = 0,0125 mm) wird verwendet, um das Vorhandensein oder das Fehlen zentrischer Stops zu bestimmen.

nahme der bereits besprochenen möglichen Fehler sollten die zentrischen Haltekontakte (stops), die beim Okklusionsbefund am Patienten gefunden wurden, auch bei den einartikulierten Modellen vorhanden sein.

Zentrische Stops

Das Vorhandensein und der Ort der zentrischen Stops können mit grünem Okklusalindikatorwachs und Shim-stock-Folie (0,0005 Inch = 0,0125 mm) nachgewiesen werden (Abb. 8–1). Zuerst aber sollte ein visueller Test ausgeführt werden, indem die große Rändelschraube, die den Sockel des oberen Modells hält, gelöst wird, während das Oberkiefermodell fest gegen das Unterkiefermodell gehalten wird. Zieht man die Rändelschraube wieder an, so sollte sich das obere Modell nicht aus der maximalen Kontaktsituation mit dem unteren Modell lösen. Wenn es sich abhebt, oder seitlich bewegt, können die Modelle aus folgenden Gründen falsch einartikuliert worden sein:

1. unkorrekter Checkbiß in zentrischer Relation (CR)
2. fehlerhaftes Aufsetzen der Modelle auf den CR-Checkbiß
3. sowohl 1 als auch 2
4. falsche Einstellung der Kondylarelemente wegen eines fehlerhaften protrusiven Checkbisses
5. Kurvenform der Kondylenbahn
6. falsche Gesichtsbogenübertragung, speziell falsche Neigung der Okklusionsebene

Wenn die Modelle sicher und genau in den Checkbiß der zentrischen Relation gebracht wurden und die Rändelschraube gelöst wird, sollte sich das Oberkiefermodell nicht vom Checkbiß abheben, wenn man die Schraube wieder anzieht. Falls dies aber geschieht, sollte das Unterkiefermodell noch einmal mit genauem Sitz im Checkbiß einartikuliert werden. Der wahrscheinlichste Grund für eine Verschiebung aus der zentrischen Okklusion ist ein unkorrekter Checkbiß in zentrischer Relation.

Arbeitsseiten-, Balanceseiten- und Protrusionsbeziehungen

Wenn auf den Modellen Abrasions- und Schlifffacetten vorhanden sind, sollten Kontakte dieser Facetten möglich sein, wenn solche im Munde nachgewiesen werden können (Abb. 8–2). Alle diese Kontaktbeziehungen sollten analysiert werden, besonders aber diejenigen in seitlich-protrusiven Exkursionen. Wenn in diesen Exkursionen mit Facetten kein Kontakt erreicht werden kann, sollte die Neigung der Kondylenführung korrigiert werden, um Kontakt herzu-

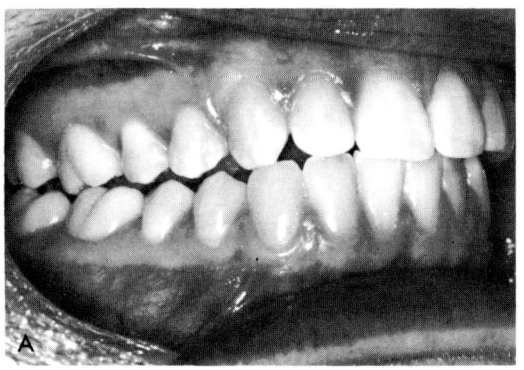

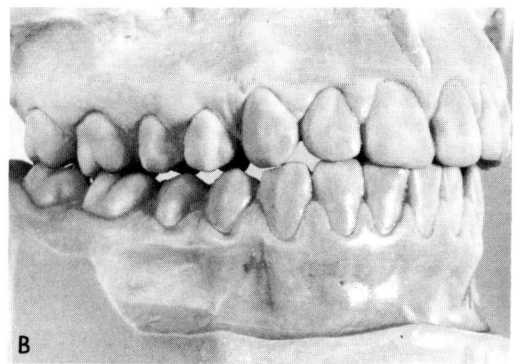

Abb. 8–2 Okklusale Kontakte. Eckzahn- und Molarenkontaktbeziehungen beim Patienten (A) sollten auf den einartikulierten Modellen (B) reproduzierbar sein. Alle anderen Kontakte sollten in Balance- und Protrusionsstellung überprüft werden.

stellen. Die okklusalen Kontakte im Artikulator sollten mit den klinischen Balanceseiten-, Arbeitsseiten- und Protrusionsinterferenzen übereinstimmen.

Direkte laterale Exkursion auf die Arbeitsseite: Bei Veränderungen der Kondylenneigung sollte keine Veränderung der Kontaktbeziehung auf der Arbeitsseite entstehen. Wenn keine Balanceinterferenzen vorhanden sind und wenn im Munde Schliffacetten Kontakt haben, sollten Arbeitsseitenkontakte auch auf den Modellen vorhanden sein. Wenn eine deutliche Diskrepanz zwischen zentrischer Okklusion und zentrischer Relation besteht, wird eine Veränderung der Arbeitsseitenkontakte zu beobachten sein, falls die Kondylenneigung am Kondylarelement in zentrischer Okklusion auf der Arbeitsseite verstellt wird.

Seitliche Protrusion: Die Modelle in seitliche Protrusionsstellung bringen, so daß die Spitzen der Eckzähne auf der Arbeitsseite in Kontakt stehen. Dann die Kondylenführung von 0° auf 50° und wieder auf 0° stellen und dabei die Beziehungen der Eckzähne und der Balanceseite beobachten. Wenn die Spitzen der Eckzähne aufgrund der Einstellung der Kondylenbahnführung auf der Balanceseite gerade Kontakt haben, sollten die Balanceseitenbeziehungen die gleichen sein wie im Munde. Balanceseitenkontakte mit Facetten sollten aufeinanderpassen.

Protrusive Kontaktbeziehungen: Mit den Modellen in Protrusionsstellung sollten die Bewegungsmuster, die zu Schneidezahn- und Eckzahnabrasion führten, auf den einartikulierten Modellen nachvollziehbar sein.

Abgleitbewegung in die Zentrik *(slide in centric)*

Die Größe und die Richtung der Abgleitbewegung im Artikulator sollten mit denjenigen im Munde übereinstimmen.

Vorzeitige Kontakte

Die Lokalisation der vorzeitigen Kontakte in zentrischer Relation sollten im Munde mit Artikulationspapier und mit grünem Okklusalindikatorwachs (28 Gauge = 0,32 mm) markiert werden. Die gleiche Wachsart dient

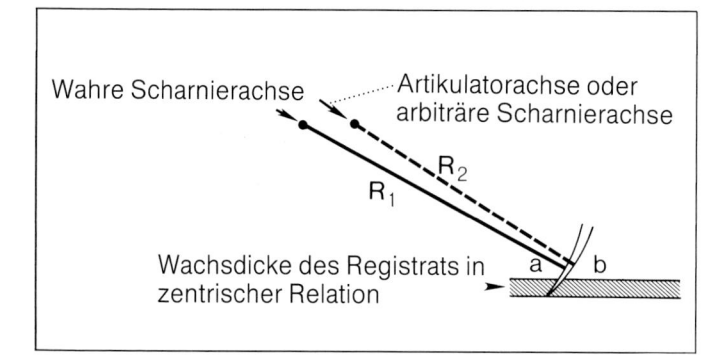

Abb. 8–3 Scharnierachsenfehler. Möglicher Fehler beim Gebrauch der arbiträren statt der wahren Scharnierachse (siehe Text).

auch zur Überprüfung der vorzeitigen Kontakte mit den einartikulierten Modellen. Die Lokalisation der Kontakte sollte im Munde und auf den Modellen übereinstimmen, das heißt, daß die Perforationen, die beim Führen des Unterkiefers des Patienten in zentrischer Relation durch initiale Kontakte entstehen, auch im Artikulator erzeugt werden können.

Mögliche Fehler beim Einartikulieren von Modellen

Die möglichen Fehler, die hier besprochen werden, beziehen sich auf halbeinstellbare Artikulatoren und speziell auf den *Hanau* H2 und den H2-PR. Allerdings kommen viele dieser Fehler auch beim Einartikulieren in andere Artikulatoren vor.
Folgende Fehler können auftreten:
1. der Methode inhärente Fehler (Unterschied zwischen wahrer und arbiträrer Scharnierachse) und Fehler in den Instrumenten (Artikulatoren und Gesichtsbogen)
2. Handhabungsfehler beim Umgang mit den Materialien Wachs und Gips bei der Registrierung der Unterkieferstellung in der zentrischen Relation
3. Schwierigkeiten bei der klinischen Führung des Unterkiefers in die zentrische Relation (Unerfahrenheit des Behandlers, Kiefergelenk- und/oder Muskel-Dysfunktion oder eine Kombination dieser Faktoren)

Inhärente Fehler

Scharnierachse

Ein einfacher Gesichtsbogen verwendet die arbiträre Scharnierachse, nicht die wahre Scharnierachse, wie sie mit einem kinematischen Gesichtsbogen bestimmt wird. Der Fehler, der dabei entsteht, kann minimal gehalten werden, wenn das interokklusale Registrat in zentrischer Relation sehr dünn – weniger als 3 mm – gehalten wird.
Abbildung 8–3 zeigt eine Simulation des antero-posterioren Fehlers (ca. 0,2 mm) auf der Höhe der zweiten Molaren mit einem interokklusalen Registrat in zentrischer Okklusion von etwa 3 mm, wenn eine Diskrepanz von 5 mm zwischen der wahren und der arbiträren Scharnierachse besteht. R_1 ist der Radius für die wahre Scharnierachse

Mögliche Fehler beim Einartikulieren von Modellen

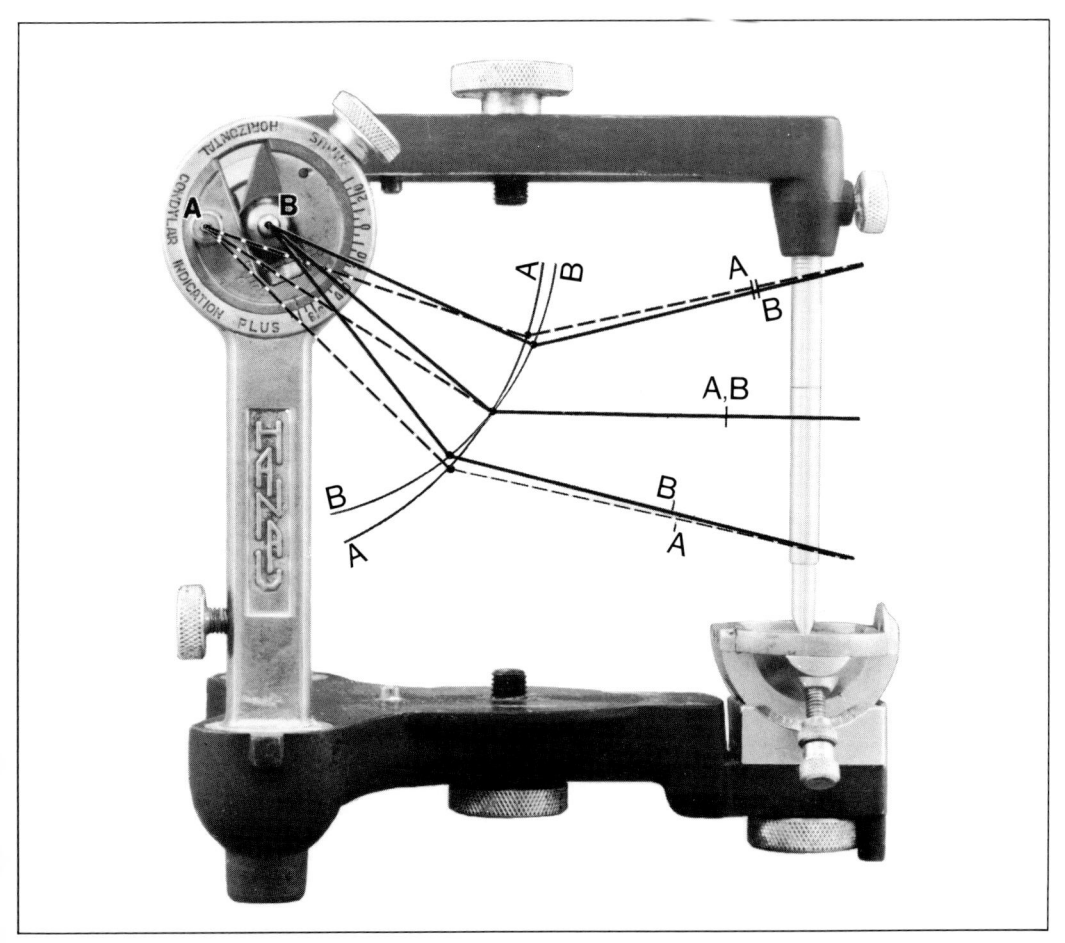

Abb. 8–4 Fehler mit dem Ohroliven-Gesichtsbogen. Mögliche Fehler mit dem *Hanau*-Gesichtsbogen mit Ohroliven im Zusammenhang mit dem dritten Referenzpunkt (siehe Text).

und R_2 der Radius für die arbiträre Scharnierachse. Der Fehler wäre theoretisch Null, wenn die Dicke des CR-Checkbisses Null wäre.

Dritter Referenzpunkt

Bei Verwendung eines Ohroliven-Gesichtsbogens sollte der dritte Referenzpunkt auf der unteren Kerbe des Inzisalstiftes stehen (ungefähr 58 mm oberhalb der Innenfläche des Artikulatorunterteils). Bei diesem Punkt ist der in Abbildung 8–4 gezeigte A/B-Unterschied praktisch gleich Null. Der Unterstützungsstift (A) für den Gesichtsbogen mit Ohroliven liegt ca. 0,046 mm unterhalb und ca. 12 mm hinter der Artikulatorachse (B). Anheben oder Absenken des dritten Referenzpunktes mit dem Ohroliven-Gesichtsbogen bewirkt einen Fehler in beiden Richtungen, sowohl antero-posterior als auch vertikal.

Kondylenbahn

Es gibt zwei Grundprobleme, die man gewöhnlich im Zusammenhang mit Fehlern beim Gebrauch eines halbeinstellbaren Artikulators wie dem *Hanau* H2 oder H2-PR diskutieren muß: Kondylenführung und *Bennett*-Bewegung (*Bennett* shift).

Kondylenführung

Die Kondylenführung verläuft in einer Geraden, während die eigentliche Kondylenbahn gebogen ist oder in Kurvenform verlaufen kann. Dies kann einen Fehler von praktischer klinischer Bedeutung bewirken. Wenn man die Auswirkungen der geraden Artikulatorführung auf das Einartikulieren der Modelle erfassen will, ist es notwendig, folgende Punkte in Betracht zu ziehen:

1. die Lage der Kondylen in zentrischer Relation und in zentrischer Okklusion
2. die Lage, die durch die gerade Führung und die Kondylarneigung dieser Führung am Artikulator diktiert wird
3. die Lage des Kondylarelements, die durch die Modelle in zentrischer Okklusion vorgeschrieben wird

Der Fehler, der von der gekrümmten Kondylenbahn herrührt, ist gewöhnlich klein im Vergleich zur möglichen und häufig auftretenden Fehlergröße, die aus der Herstellung des Wachsbisses in zentrischer Relation resultiert, d. h. aus dem Fehler des interokklusalen Registrats.

Wenn die Modelle in einen Artikulator (H2-PR) gebracht werden, indem man einen Checkbiß in zentrischer Relation verwendet, sollten die Kondylarelemente an den zentrischen Stops anliegen. Nun löst man die Zentrikverriegelung und bewegt das Oberkiefermodell in die zentrische Okklusion. Jede Veränderung der Kondylarführungseinstellung wird das Oberkiefermodell anheben oder absenken. Jede Bewegung von der zentrischen Relation in die zentrische Okklusion wird in einer Anhebung des Oberkiefermodells resultieren, und zwar für jede positive Neigung der Kondylenführung. Bei einer Kondylenneigung von 30° wird eine Bewegung des Kondylarelements um 1 mm aus der zentrischen Relation in die zentrische Okklusion ein Anheben des Oberkiefermodells um etwa 2,5 Tausendstel mm auf der Höhe des zweiten Molaren bewirken. Bei einer Neigung von 60° wird das Anheben etwa 5 Tausendstel mm betragen. Unser Teststreifen (Shim-stock-Folie) für zentrische Stützkontakte hat eine Dicke von 12,5 Tausendstel mm (5 Zehntausendstel Inch). Zwischen der zentrischen Relation und der zentrischen Okklusion sollte kein Verlust von zentrischen Stops auftreten. Jede Bewegung über die zentrische Okklusion hinaus wird aber zur Disklusion (Kontaktverlust) an den zentrischen Stops der hinteren Zähne führen. Das Aufrechterhalten von zentrischen Stops dient wesentlich dazu, die richtige zentrische Relationsstellung zu erhalten, inklusive der korrekten Distanz zwischen zentrischer Okklusion und zentrischer Relation.

Abbildung 8–5 zeigt im Schema des Artikulators für zwei gleiche einartikulierte Modellpaare die Situationen bei zwei verschiedenen Kondylenführungsneigungen (CG_1 und CG_2). Mit der richtigen Neigung (CG_1) ist Kontakt der unterstützenden Höcker in zentrischer Relation und zentrischer Okklusion vorhanden (es wird nur ein Kontakt mit dem Pfeil dargestellt). Auch zwischen zentrischer Relation und zentrischer Okklusion ist Kontakt vorhanden. Stellt man aber die Kondylarführungsneigung nicht richtig ein (CG_2^*),

---

* CG_2 wird als unkorrekte Einstellung angenommen. Der Beweis dafür ist das Fehlen des Kontakts in zentrischer Okklusion.

Abb. 8–5 Kondylenführungsfehler. Möglicher Fehler aufgrund der Diskrepanz zwischen Kondylenbahn und Kondylenführung am Artikulator (siehe Text). Die Pfeile weisen auf Oberkieferhöckerspitzenkontakte hin. CG ist die Kondylarführungsneigung am Artikulator, PC ist die Ebene der zentrischen Stops.

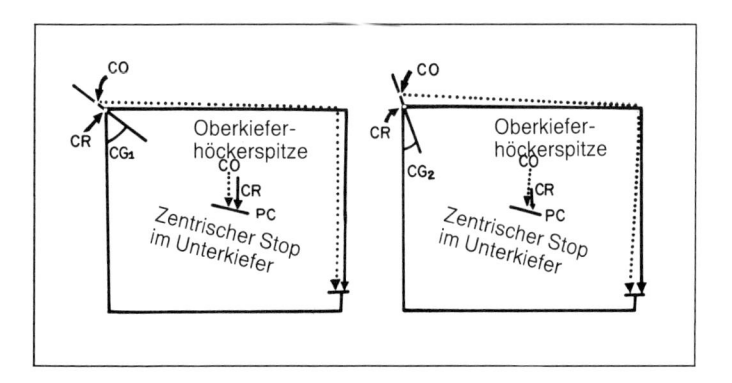

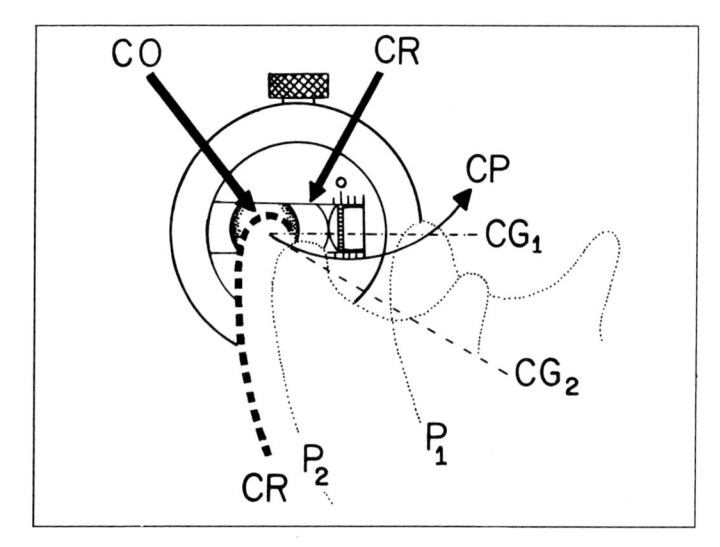

Abb. 8–6 Kondylenführungsfehler. Mögliche Fehler infolge der Diskrepanz zwischen gekrümmter Kondylenbahn und geradem Verlauf der Kondylarführung des Artikulators (siehe Text).

besteht mit dem unterstützenden Höcker kein Kontakt in zentrischer Okklusion. Nur in zentrischer Relation gibt es Kontakte. Eine gekrümmte Kondylenbahn könnte den gleichen Fehler bewirken. Aber angesichts des massiven Fehlers, der mit dem Checkbiß in zentrischer Relation entstehen kann, und wegen des polsternden Effekts des Gelenkdiskus bildet die gekrümmte Kondylenbahn kein allgemeines Problem. Zwischen der Neigung der Okklusionsebene, dem Radius der *Spee*-Kurve und der Fehlergröße durch unkorrekte Einstellung der Kondylenneigung besteht darüber hinaus eine Korrelation. Je stärker die Okklusionsebene und die Kondylenbahnneigung abweichen, um so größer ist der Fehler, wenn die Distanz zwischen zentrischer Relation und zentrischer Okklusion groß ist (>1 mm). Je kleiner der Radius der *Spee*-Kurve ist, um so kleiner wird der Fehler sein.

In Abbildung 8–6 ist eine gekrümmte Kondylenbahn und eine mit einem protrusiven Checkbiß (P_1) eingestellte Kondylenführung CG_1 dargestellt. Der Unterkiefer wurde zu weit nach vorne geführt. CG_2 zeigt die Kondylenführung aus einem Checkbiß (P_2), der bei geringerer Protrusion hergestellt wurde, der aber die Bahn von der zentrischen Relation zur zentrischen Okklusion aufnimmt. Der *Hanau* H2-PR, aber auch andere ähnliche Artikulatoren haben keine Vorrichtung für gekrümmte Kondylenbahnen.

Da die horizontale Kondylenbahnneigung von zwei Punkten bestimmt wird (von einer protrusiven Stellung und einer Stellung in zentrischer Relation bzw. zentrischer Okklusion), ist die Stellung des Kondylarelements in zentrischer Okklusion von großer Bedeutung. Die Modelle okkludieren nicht (haben keinen Kontakt) in der Molarenregion, wenn die Kondylenführung nicht korrekt eingestellt ist, besonders bei der gekrümmten Kondylenbahn. Von einem praktischen Standpunkt aus jedoch können die Kontaktverhältnisse im hinteren Zahnbereich im Artikulator überprüft werden. Jene Kontakte, die am Patienten vorhanden sind, sollten im Artikulator ebenfalls vorhanden sein. Fehlen sie im Artikulator, liegt der Fehler am ehesten beim Checkbiß in der zentrischen Relation.

Die Fehlermöglichkeit durch eine gekrümmte Kondylenbahn ist kleiner, wenn ein gutes protrusives Registrat gewonnen wird und die Aufmerksamkeit auf die An- und Abwesenheit von zentrischen Stops in zentrischer Okklusion gerichtet wird. Wenn ein erfahrener Praktiker einen Checkbiß in zentrischer Relation nimmt und eine optimale Kondylenführung einstellt, aber die Modelle in zentrischer Okklusion nicht zusammenbringen kann, so ist es möglich, daß die Kondylenbahn gekrümmt verläuft und die Kondylenführung nicht genau eingestellt werden kann. Dieses Problem tritt am ehesten auf, wenn eine ausgeprägte Abgleitbewegung in die Zentrik und eine gekrümmte Kondylenbahn vorliegen. Dem unerfahrenen Praktiker wird manchmal empfohlen, das Unterkiefermodell direkt in zentrischer Okklusion einzuartikulieren (ohne einen Checkbiß in zentrischer Okklusion) und die PR-Einstellung auf Null zurückzustellen. (Man muß dabei wissen, daß die wahre Position der zentrischen Relation nicht bekannt ist. Restaurationen müssen unter Umständen nachträglich eingeschliffen werden, damit es nicht vorkommt, daß von der zentrischen Okklusion in die zentrische Relation kein Kontakt vorhanden ist.) Der Hauptgrund für dieses Vorgehen ist das Unvermögen des unerfahrenen Klinikers,

1. ein adäquates interokklusales Registrat in zentrischer Okklusion zu gewinnen,
2. die Kontakte in zentrischer Okklusion richtig und genau zu bestimmen,
3. einen guten protrusiven Checkbiß zu erhalten.

Eine weitere Erklärung wäre die gekrümmte Kondylenbahn.

Die Anwendung einer simulierten zentrischen Relation ist kein Ersatz für das Erlernen der Arbeitsabläufe zur Herstellung eines optimalen Protrusionscheckbisses und eines genauen Wachsregistrats in zentrischer Relation und auch nicht für die genaue Analyse der zentrischen Stops. Wenn man ein adäquates Einartikulieren für diagnostische Zwecke bewerkstelligen kann, ist dies auch für restaurative Arbeiten möglich, besonders was die zentrischen Stops in zentrischer Okklusion anbelangt. Wenn es scheint, daß ein Checkbiß in zentrischer Relation aus Unerfahrenheit oder wegen Muskelverspannung des Patienten nicht gelingt, können die Modelle in zentrischer Okklusion einartikuliert und die PR-Beziehungen mit einer simulierten zentrischen Relation etabliert werden, dies allerdings nur, wenn man die Grenzen der simulierten zentrischen Relationsstellung versteht.

Mögliche Fehler beim Einartikulieren von Modellen

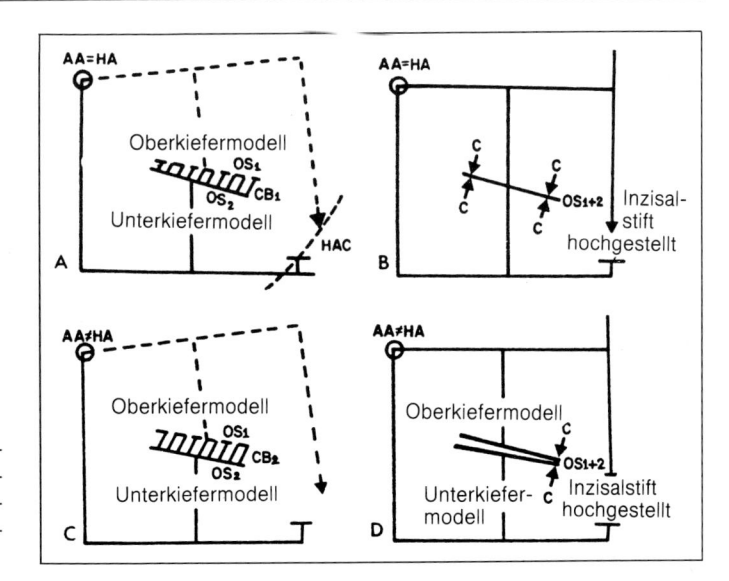

Abb. 8–7 Fehler beim interokklusalen Registrat (CR). Möglicher Fehler als Folge eines falschen Checkbisses in zentrischer Relation (siehe Text).

Bennett-Bewegung und seitliche Abgleitbewegung

Die Bewegung des Balanceseitenkondylus nach medial und nach vorn (*Bennett*-Bewegung) wird auf dem Artikulator als Winkeleinstellung simuliert. Die ganze Bewegung besteht auf dem *Hanau*-H2-PR-Artikulator in einer progressiven Seitwärtsverschiebung. Es gibt keine signifikante unmittelbare Querverschiebung. Die theoretische Möglichkeit, daß ein Fehler entstehen kann, wenn die Messung der unmittelbaren Seitwärtsverschiebung unterlassen wird, wurde im Zusammenhang mit den sogenannten kondylären Determinanten der Okklusion besprochen.

Die Bewegung des Arbeitsseitenkondylus in der vertikalen und horizontalen Ebene wird an anderer Stelle dargestellt. Der *Hanau* H2-PR simuliert nur eine Art von Bewegung. Sie kann am Kondylarschaft auf der Arbeitsseite beobachtet werden. Mögliche Fehler werden auch in bezug auf die kondylären Determinanten der Okklusion besprochen.

Interokklusale Registrate

Zentrische Relation

In der Abbildung 8–7A wird ein genauer Checkbiß in zentrischer Relation (CB_1) dargestellt. Wenn das Unterkiefermodell mit CB_1 einartikuliert wird, entstehen gleichzeitig Kontakte aller zentrischen Stops (Pfeile c in Abb. 8–7B) als Folge der Scharnierachsenschließbewegung (HAC). Wenn aber ein Fehler entsteht wie bei CB_2 (Abb. 8–7C), z. B. durch einen Checkbiß, der nicht in der Scharnierachse des Patienten (HA) genommen wird, oder wenn die Scharnierachse des Patienten derjenigen des Artikulators (AA) nicht entspricht, werden die Okklusalflächen (OS_1 und OS_2) nicht gleichzeitig Kontakt aufnehmen. Häufig wird nur auf den vorderen Zähnen Kontakt möglich sein (Abb. 8–7D). Dieser Fehler entsteht dann, wenn das Wachs für den Checkbiß nicht genügend weichgemacht oder der Unterkiefer nicht richtig in die zentrische Relation geführt wurde. Auch kann die Gesichtsbo-

169

genübertragung die Scharnierachse des Patienten nicht korrekt übertragen haben (AA/HA). Diese genannten Fehler können sich kumulieren.

Protrusion

Der Checkbiß in protrusiver Kieferstellung, der für die Einstellung der Kondylenführung auf dem *Hanau* H2-PR verwendet wird, verlangt, daß die Protrusionsbewegung nur über eine kleine Distanz und gerade nach vorn ausgeführt wird. Beide Kondylenführungen werden gleich sein. Der Fehler, der bei einer gekrümmten Kondylenbahn und einer Bewegung über mehr als 4 bis 5 mm entsteht, ist bereits diskutiert worden. Wenn die Bewegung nicht genau in der Sagittalen nach vorn erfolgt, kann die Kondylenführung leicht um mehr als 10° differieren. Wenn das Registrat in Protrusion nicht korrekt genommen wurde, können unter anderem folgende Unstimmigkeiten beim Einsetzen von Restaurationen auftreten:

1. vorzeitige Kontakte in zentrischer Relation und in zentrischer Okklusion
2. Infraokklusion (offene Kontakte) in zentrischer Relation und zwischen zentrischer Okklusion und zentrischer Relation
3. falsche Kontaktbeziehungen in lateroprotrusiver Exkursion, also Balanceinterferenzen

Eine gute Überprüfung der richtigen Kondylenneigungseinstellung kann auch ohne Patient vorgenommen werden. Ein Vergleich der okklusalen Beziehungen am Patienten mit denjenigen im Artikulator ist jedoch die einzige befriedigende Methode, wenn die okklusale Befundaufnahme, wie in Kapitel 6 dargestellt, adäquat ist.

Die Verwendung eines interokklusalen Registrats, sowohl auf der Balance- als auch auf der Arbeitsseite, ermöglicht eine Kontrolle des protrusiven Checkbisses und der Kondylarneigungseinstellung. Man muß sich aber daran erinnern, daß der *Hanau* H2-PR keine lateralen Checkbisse akzeptiert. Die Einstellung von 15° bei der lateralen Kondylenführung liefert eine Annäherung an die mittlere seitliche Kondylenführung, und die Checkbisse können mit einem gewissen Genauigkeitsgrad verwendet werden.

Zusammengefaßt kann gesagt werden, daß Begrenzungen bei Instrumenten wie halbeinstellbaren Artikulatoren oder Gesichtsbogen mit verschiedenen Vorgehensweisen oder mit komplexeren Instrumenten kompensiert werden können. Die funktionell generierten Pfade zum Beispiel oder volleinstellbare Artikulatoren sind Wege dazu. Auf jeden Fall ist die genaue Registrierung der zentrischen Relation ein Vorgang, der bis zu einem bestimmten Grad beherrscht werden muß. (Der Gebrauch von pantographischen oder stereographischen Methoden, um Grenzbewegungen auszumessen und volleinstellbare Artikulatoren zu programmieren, oder auch der Einsatz von Bewegungssimulatoren wie dem Gnathic Relator sind für die allermeisten Fälle nicht notwendig. Ihre Verwendung wird nicht beschrieben).

Übungen zu Kapitel 8

1. Welches ist der erste Hinweis darauf, daß ein Unterkiefermodell nicht richtig in der zentrischen Relation einartikuliert worden ist?

2. Was kann der Grund dafür sein, daß die Eckzähne in einer lateroprotrusiven Exkursion nicht in Kontakt kommen?

3. Warum ist der dritte Referenzpunkt beim Gebrauch des Gesichtsbogens mit Ohroliven wichtiger als bei der Verwendung des einfachen Gesichtsbogens?

4. Was wäre der potentielle Fehler, wenn man mit einem einfachen Gesichtsbogen einen Checkbiß in zentrischer Relation mit der theoretischen Dicke Null verwenden würde?

5. In welchem Bereich liegt das optimale Maß der Protrusion für einen Checkbiß in protrusiver Stellung?

6. Angenommen, das Einartikulieren ist so erfolgt, daß alle zentrischen Stops korrekt sind, daß die vorzeitigen Kontakte am richtigen Ort liegen und daß alle Kontakte bei Unterkieferexkursionen im Mund auch an den Modellen im Artikulator reproduziert werden können. Welche klinischen Probleme können vorhanden sein?

7. Die Modelle wurden in zentrischer Relation nicht richtig einartikuliert, so daß Kontakte auf einigen hinteren Zähnen fehlen. Wie kann der Fehler korrigiert werden?

8. Welches sind die potentiellen Fehler, die am Patienten in Erscheinung treten, wenn die Modelle für das Aufwachsen der Restaurationen in simulierter Zentrik einartikuliert wurden?

9. Auf einem Arcon-Artikulator wie dem Denar oder dem Whip-mix liegt der Artikulatoroberteil auf den Kondylarelementen auf, kann aber entfernt werden. Welche Fehler können an aufgewachsten Restaurationen im hinteren Zahnbereich auftreten, wenn der Kontakt zwischen der Führung des Artikulatoroberteils und dem Kondylarelement nicht aufrechterhalten wird?

10. Was bedeutet es, wenn beim Aufwachsen von Restaurationen Kontakte der Modelle in Seitbißbewegungen fehlen? Und was bedeuten Kontakte auf der Arbeitsseite, wenn keine solchen im Munde bestehen?

Test zu Kapitel 8

1. Der verbreitetste Fehler beim Einartikulieren von Modellen in einen halbeinstellbaren Artikulator in zentrischer Relation hat seinen Ursprung in:
    a) einem falschen Checkbiß in zentrischer Relation
    b) einer gekrümmten Führungsbahn des Artikulator-Kondylenteils
    c) dem Gebrauch einer arbiträren Scharnierachse
    d) einer unkorrekten Einstellung des dritten Referenzpunktes mit dem Gesichtsbogen
    e) nichts von allem

2. Ein häufiger Grund für einen unkorrekten Checkbiß in zentrischer Relation ist:
   a) Es wurde nicht vollständig durchweichtes Wachs für die Bißnahme verwendet.
   b) Es lag eine Muskelverspannung des Patienten vor.
   c) a und b
   d) Die Bißnahme wurde nicht mit dem Patienten eingeübt.
   e) a, b und d
3. Wenn Abrasionsfacetten in einer Arbeitsseitenbeziehung auf dem Modell nicht okkludieren, wohl aber im Munde, kann folgendes Problem vorliegen:
   a) falsche Kondylareinstellung
   b) inadäquate Konstruktion des Artikulators
   c) eine Diskrepanz zwischen der richtigen Okklusionsebene und der Einstellung der Kondylarneigung
   d) unkorrekter Checkbiß in zentrischer Relation
   e) alle genannten Probleme
4. Wenn unmittelbar nach dem Einartikulieren des Unterkiefermodells in zentrischer Relation festgestellt wird, daß die Molaren keine zentrischen Stops aufweisen, sollte der erste Schritt darin bestehen,
   a) einen neuen Checkbiß in zentrischer Relation zu nehmen.
   b) das Oberkiefermodell zu lösen, es in zentrischer Relation okkludieren zu lassen und die Rändelschraube am Oberkiefermodell wieder anzuziehen, um zu prüfen, ob das Modell im Checkbiß die Kontakte beibehält.
   c) die Kondylenbahnneigung auf $-0°$ zu stellen.
   d) die Kondylenbahnneigung auf $50°$ zu stellen.
   e) das Oberkiefermodell zu entfernen und neu einzuartikulieren.
5. Der dritte Referenzpunkt ist für den *Hanau*-Gesichtsbogen mit Ohroliven wichtiger als für denjenigen ohne Ohroliven, weil
   a) die Ohroliven nicht an der Querachse des Artikulators angebracht werden.
   b) der dritte Referenzpunkt für den Gesichtsbogen ohne Ohroliven an jedem Punkt ohne Fehler eingestellt werden kann.
   c) der Gesichtsbogen ohne Ohroliven keine Beziehung mit der Scharnierachse aufnimmt.
   d) der Gesichtsbogen mit Ohroliven an sich genauer ist.
   e) nichts von allem
6. Wenn eine Vollgußkrone mit Kontakt in der zentrischen Okklusion aufgewachst wird, die zentrischen Okklusionsstops aber infolge eines unkorrekten Einartikulierens fehlen, wird die Krone im Munde
   a) in zentrischer Okklusion zu hoch sein.
   b) auf der Arbeitsseite zu hoch sein.
   c) auf der Balanceseite zu hoch sein.
   d) in der Protrusion zu hoch sein.
   e) alles oben Genannte

7. Welches der folgenden Verfahren ist das genaueste, um das Einartikulieren des Unterkiefermodells in zentrischer Relation vorzunehmen?
   a) Verwendung der PR-Justierung
   b) Gebrauch von Folie zwischen dem Kondylarelement und dem Kondylarstop
   c) Einsatz eines CR-Checkbisses
   d) Gebrauch eines Scharnierachsenlokalisators
   e) nichts von allem

8. Wenn die Kondylarneigung zwischen links und rechts um mehr als 7° differiert, ist die häufigste Ursache:
   a) Der Gesichtsbogen wurde nicht korrekt eingestellt.
   b) Der protrusive Checkbiß wurde zu weit vorne genommen.
   c) Die Protrusion für den Checkbiß war ungenügend.
   d) Die Protrusionsbewegung wurde nicht gerade nach vorn geführt.
   e) nichts von allem

9. Um die Kondylareinstellung richtig überprüfen zu können, die aus einem protrusiven Checkbiß resultiert, ist es notwendig, Informationen aus der klinischen oralen Untersuchung zu besitzen. Es muß bekannt sein,
   a) ob Balanceseitenkontakte vorhanden sind oder nicht.
   b) ob die Inzisiven im Kopfbiß Kontakt haben oder nicht.
   c) ob Balance- oder Arbeitsseiteninterferenzen vorhanden sind oder nicht.
   d) ob Protrusionsinterferenzen bestehen oder nicht.
   e) nichts von allem

10. Wenn die Modelle statt in zentrischer Relation in zentrischer Okklusion einartikuliert wurden und die Kondylarelemente des *Hanau*-H2-Artikulators an den zentrischen Stops anliegen, so wird das Kondylarelement
    a) auf der Scharnierachse des Artikulators ruhen.
    b) seine Lage mit der Veränderung der Kondylarneigung verändern.
    c) a und b
    d) sich in eine retrusive Lage bewegen.
    e) a, b und d

Kapitel 9

Okklusales Einschleifen

Okklusales Einschleifen kann bei der Behandlung funktioneller Störungen indiziert sein, und es wird vor umfangreichen restaurativen Arbeiten durchgeführt. Die Methodik des Einschleifens wurde andernorts im Detail beschrieben. Hier erfolgt nur eine kurze Darstellung des Vorgehens, wie es bei Modellen, die entsprechend den Kapiteln 6 und 7 in simulierter zentrischer Okklusion einartikuliert wurden, ausgeführt wird. Die eingeschliffenen Modelle können für das Aufwachsen einer okklusalen Schiene, wie in Kapitel 11 beschrieben, verwendet werden. Im Kapitel 10 („Aufwachsen der funktionellen Okklusion – 1") werden Modelle, die nicht eingeschliffen wurden, verwendet. Das Ziel des vorliegenden Kapitels besteht darin, einige der allgemeinen Prinzipien des okklusalen Einschleifens zu beschreiben.

Für das Einschleifen der Modelle werden nur ein scharfes Messerchen, Okklusionsfolie (Shim stock) und Artikulationspapier benötigt.

Einführung: Lernziele und Lektüre

Während des okklusalen Einschleifens müssen fortwährend Entscheidungen gefällt werden, wo und wieviel geschliffen werden muß. Ohne die Kenntnis des bei jedem Schritt anvisierten Ziels und der Regeln des Vorgehens wäre das Einschleifen eine hoffnungslose Prozedur. Ziel dieses Kapitels ist die Vermittlung verschiedener praktischer Fähigkeiten.

Lernziele

1. Der Leser sollte in der Lage sein, die Schritte des Einschleifens von Modellen aufzuzählen.
2. Er sollte fähig sein, die Kriterien für den Abschluß des Einschleifens zu nennen.
3. Er sollte die Prinzipien und Regeln für das okklusale Einschleifen aufführen können.

Lektüre (fakultativ)

Ramfjord, S. R., and *Ash, M. M., Jr.:* Okklusion. 3rd edition. W. B. Saunders Co., Philadelphia 1983, Chapter 13.

Schuyler, C. H.: Fundamental principles in the correction of occlusal disharmony, natural and artificial. J Am Dent Assoc 22, 1193–1202, July 1935.

Schritte beim okklusalen Einschleifen von Modellen

Schritt 1: Die okklusalen Flächen der Modelle mit Die-Spacer* (Farblack) bemalen. Die zentrischen Stops bestimmen und aufzeich-

---

* Die-Spacer, Protex-M, 735 Ocean Ave., Brooklyn, NY, 11226, USA

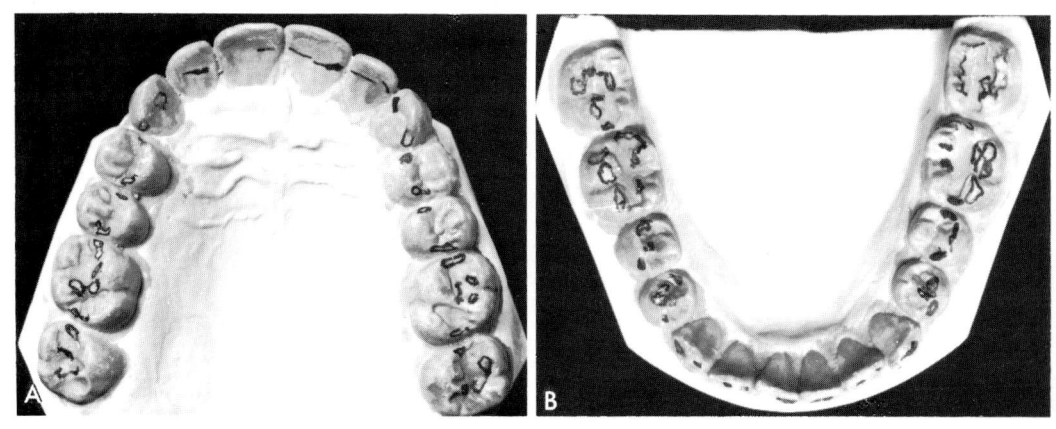

Abb. 9–1 Zentrische Stops. Zentrische Stops bestehen in der natürlichen Bezahnung selten in Einzelkontakten. A und B: Erst- und Zweitkontakte auf Ober- und Unterkieferzähnen.

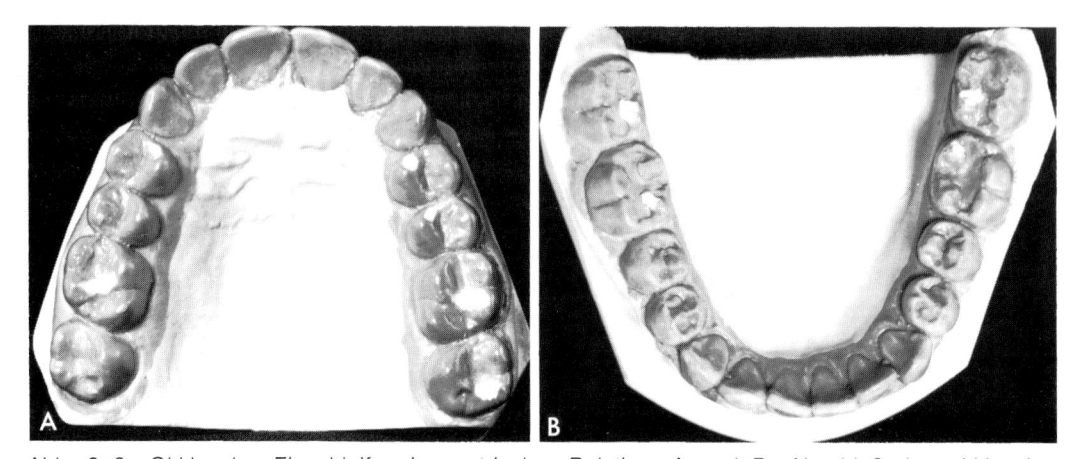

Abb. 9–2 Okklusales Einschleifen in zentrischer Relation. A und B: Abschluß des okklusalen Einschleifens an Ober- und Unterkiefermodellen. Die bukkalen Abhänge der lingualen Höcker an den Unterkiefermolaren wurde zur Elimination von vorzeitigen Kontakten an den axialen Flächen und Höckerleisten der Oberkiefermolaren beschliffen.

nen (Abb. 9–1). Der Inzisalstift sollte mit dem Inzisalteller in Kontakt stehen.

Schritt 2: Das Einschleifen in zentrischer Relation ausführen (Abb. 9–2). Wenn der obere Artikulatorteil in zentrischer Relation verriegelt ist, wird der Inzisalstift mit dem Teller nicht in Kontakt kommen, bis die okklusale Interferenz in zentrischer Relation entfernt worden ist.

Schritt 3: Mit dem Einschleifen auf der Ar- beits- und auf der Balanceseite fortfahren (Abb. 9–3).

Schritt 4: Das Einschleifen in Protrusion und Lateroprotrusion beschließen.

Schritt 5: Zum Schluß die eingeschliffenen Gebiete glätten. Der Inzisalstift sollte mit dem Inzisalteller in zentrischer Okklusion und in zentrischer Relation in Kontakt stehen.

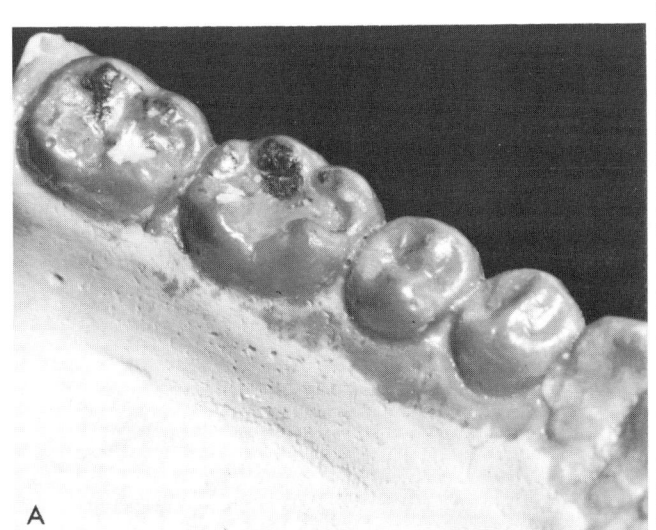

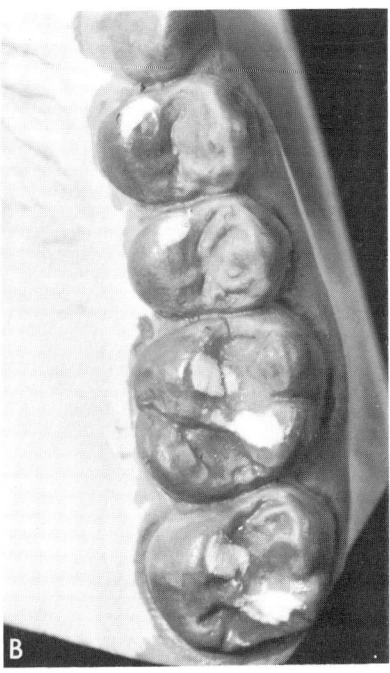

Abb. 9–3 Okklusales Einschleifen der Arbeitsseiten-, Balanceseiten- und Protrusionsinterferenzen. Okklusale Interferenzen waren nur auf der Balanceseite bei der Exkursion nach rechts vorhanden. A: Balanceinterferenzen vor dem Einschleifen; B: nach der Entfernung der Interferenzen. An den Oberkiefermolaren war zur Elimination der Balanceinterferenzen kein Einschleifen nötig.

Okklusales Einschleifen: Theoretische Überlegungen

Wenn ein okklusales Einschleifen an Modellen durchgeführt wird, besteht häufig die Tendenz, zuviel zu schleifen, beinahe so, als ob das Ziel des Einschleifens eine balancierte Okklusion wäre. Das Einschleifen sollte jedoch nicht auf eine balancierte Okklusion, einen Gruppenkontakt, eine eckzahngeschützte Okklusion, eine Punktzentrik (point centric) oder irgendeine Beschränkung der Unterkieferstellungen oder -bewegungen zielen. Es sollte vielmehr auf die Elimination von Interferenzen beim Schließen des Unterkiefers und auf das Ziel ebenmäßig verlaufender Gleitkontaktbewegungen ausgerichtet sein.

Einschleifen an Modellen

Das Einschleifen am Modell bringt klare, einleuchtende visuelle Vorteile. Das selektive Einschleifen im Munde des Patienten kann allerdings nur mit Vorbehalt auf dem Resultat des Modelleinschleifens beruhen. Grund dafür sind die begrenzten Möglichkeiten, mit dem Artikulator die Unterkieferbewegungen zu simulieren. Die Ermittlung von okklusalen Balance- und Arbeitsseiteninterferenzen ist im Munde häufig schwierig, weil es notwendig ist, starke Kontakte oder Zahnbewegungen durch Palpation festzustellen. Wenn eine Balanceinterferenz eine Disklusion auf der Arbeitsseite bewirkt, kann man dies auf den einartikulierten Modellen sehr leicht sehen. Im Munde allerdings kann ein Zahn mit einer Balanceinterferenz bei starker Funktion ausweichen, und die Disklusion auf der Arbeitsseite kann u. U. nicht auftreten. Dies geschieht mit Modellen nicht. Deshalb bedarf es zur Entdeckung von Balanceseiten- oder Arbeitsseiteninterferenzen im Munde einer differenzierten klinischen Beobachtungsgabe.

Der Kontakt lediglich eines einzelnen oder nur zweier Zähne auf der Arbeitsseite wird manchmal als Interferenz angesehen und als Hindernis für mehrere Arbeitsseitenkontakte. Kontakte auf individuellen Zähnen werden jedoch nicht als Interferenzen betrachtet, außer die betroffenen Zähne weisen erhöhte Zahnbeweglichkeit oder Verlust von parodontaler Unterstützung oder beides auf, und es ist erwünscht, okklusale Kräfte über mehrere Zähne zu verteilen. Massive Entfernung von Zahnsubstanz zur Schaffung multipler Kontakte ist kontraindiziert.

Mit der Reduktion von Balanceseitenkontakten kann vermehrter Kontakt auf der Arbeitsseite auftreten (Prämolaren, Eckzähne, seitliche und/oder mittlere Schneidezähne). Eine Reduktion des Eckzahnkontakts, um posteriore Kontakte zu vermehren, kann zu starke Kontakte von den Prämolaren bis zu den mittleren Schneidezähnen bringen. Eine Reduktion des Eckzahns und der Schneidezähne im Oberkiefer, um zusätzliche posteriore Kontakte oder Gruppenkontaktfunktion zu erreichen, ist kontraindiziert.

Der Wert des Einschleifens von Studienmodellen

Über die Lehrfunktion hinaus ist der Wert des Einschleifens von Modellen in der klinischen Situation von mehreren Faktoren abhängig:

1. von der Notwendigkeit des Einschleifens auf Modellen, bevor der Patient behandelt wird,
2. vom Ausmaß, wie weit der Artikulator Kieferbewegungen simulieren kann, und
3. davon, wie gut die okklusalen Beziehungen des Patienten „eingefangen" und auf den Artikulator übertragen worden sind.

Wenn die Prinzipien des okklusalen Einschleifens einmal erlernt worden sind, ist es selten notwendig, ein Einschleifen am Modell durchzuführen. Allerdings ist es manchmal unmöglich, genau vorauszusagen, wieviel Zahnsubstanz beim Einschleifen ohne Gefahr entfernt werden darf und wie die Schleifkorrekturen für ein restauratives Problem durchgeführt werden müssen, ohne daß das Schleifen am Modell vorher durchgeführt wird. Darüber hinaus können auch nicht alle okklusalen Probleme durch Einschleifen gelöst werden. Food impaction (aproximales Einklemmen von Nahrungsresten), die durch auseinandergehende approximale Kontakte verursacht wird, kann ihre Ursache in unzulänglichen okklusalen Beziehungen haben. Nachdem ein Zahn nach distal gewandert und der interproximale Kontakt verlorengegangen ist, können eine neue Restauration und adäquate okklusale Beziehungen die einzige Lösung für das Problem der Food impaction sein. Für die allermeisten Fälle von Food impaction ist der Gebrauch von Zahnseide eine rein symptomatische Behandlungsart. Die definitive Behandlung bringt okklusale Maßnahmen mit sich. In vielen Fällen kann die genaue Natur des okklusalen Problems nur anhand von Studienmodellen und einem Modelleinschleifen eruiert werden. Ob ein okklusales Einschleifen am Modell notwendig ist, muß bei jedem Patienten individuell entschieden werden.

Der *Hanau*-H2-PR-Artikulator eignet sich gut für das okklusale Einschleifen von Studienmodellen. Die Grenzen seiner Reproduktionsmöglichkeiten von Unterkieferbewegungen können am besten mit der Beobachtung der Kontaktbeziehungen am Patienten und an den Modellen erkannt werden. Alle Artikulatoren haben Beschränkungen, einige größere als andere. Der Einsatz eines volleinstellbaren Artikulators für eine Modellanalyse wäre ein ungerechtfertigter Aufwand an Zeit und Mühe. In den meisten Fällen genügt ein halbeinstellbarer Artikulator vollauf.

Entscheidungen beim Einschleifen

Während des Einschleifvorganges müssen ständig Entscheidungen gefällt werden, ob an den Oberkiefer- oder Unterkieferzähnen geschliffen werden muß, ob ein zentrischer Stop eingeschliffen werden darf oder ob durch Einschleifen mehr Arbeitskontakte erreicht werden sollen. Eine allgemeine Regel lautet, außerhalb der Funktion zu schleifen, also fern von Höckerkämmen und Höckerabhängen (cusp ridges) oder außerhalb von zentrischen Stops und bukkalen Abhängen, die auf der Arbeitsseite in Funktion treten.

Ein Beispiel: Wo soll man schleifen, um eine massive Balanceinterferenz zwischen dem palatinalen Höcker des Zahn 16 (oberer rechter erster Molar) und dem distalen Höcker des Zahns 46 (unterer rechter erster Molar) zu entfernen, wenn ein unterstützender Höcker eliminiert werden muß? In diesem Fall wird am palatinalen Höcker geschliffen. Als Folge der vorhandenen Anzahl von zentrischen Stops auf den Molaren kann der Verlust des unterstützenden Kontakts am oberen rechten ersten Molaren, Zahn 16, ohne Stabilitätsverlust eher in Kauf genommen werden als das Verlorengehen des unterstützenden Kontakts auf dem unteren rechten ersten Molaren, Zahn 46. Unter gewissen Umständen kann es möglich sein, die Okklusion an beiden Zähnen, 16 und 46, einzuschleifen, ohne den zentrischen Stop am mesiopalatinalen Höcker des Zahnes 16 zu verlieren.

Eine okklusale Interferenz an den Prämolaren findet sich häufig zwischen der mesiopalatinalen Höckerleiste des oberen ersten Prämolaren und der distalen Höckerleiste des unteren Prämolaren. Das Einschleifen der mesialen Höckerleiste sollte erfolgen, bis der zentrische Stop am oberen Prämolaren gefährdet ist. Dann sollte am distalen Höcker des unteren Prämolaren geschliffen werden. Wenn der vorzeitige Kontakt in zentrischer Relation am distalen Abhang des diagonalen Wulstes vorhanden ist, kann hier zusätzlich geschliffen werden, wenn die Höckerleiste nicht unterminiert wird oder eine Stufe zwischen zentrischer Relation und zentrischer Okklusion entsteht. Die Entscheidung, wo zu beschleifen ist, muß aus dem Abwägen der Notwendigkeit der okklusalen Stabilität und der Funktion gefällt werden.

Zähne, die restauriert werden müssen

Wenn ein okklusales Einschleifen unmittelbar vor restaurativen Maßnahmen durchgeführt wird, wird manchmal gedacht, daß die normalen Regeln für das Einschleifen in bezug auf okklusale Stabilität und schonendes Erhalten von Zahnsubstanz nicht mehr gelten. Dieser Gedanke sollte weder am Patienten noch am Studienmodell Anwendung finden, bis der beste Weg klargeworden ist. Was das Einschleifen am Patienten betrifft, können die Zähne wandern und extrudieren, bevor die eigentliche restaurative Phase be-

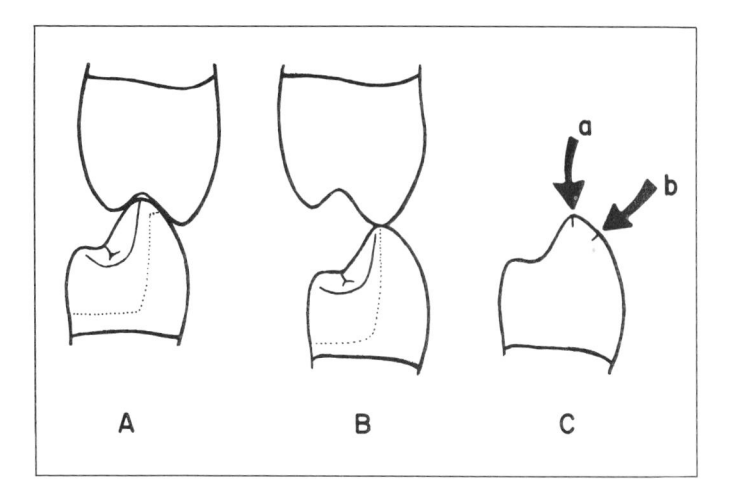

Abb. 9–4 Okklusales Einschleifen und Füllungsränder (siehe Text).

gonnen wird. Betrachtet man die Studienmodelle, muß der Gegenbiß mit der geplanten restaurierten Okklusion vereinbar sein. Wenn das weitere Einschleifen an einem Zahn zu ausgedehntem Substanzverlust führen würde, muß die Schleifkorrektur am Antagonisten vervollständigt werden. In einigen Fällen können aber beide Zähne so dysfunktionell sein, daß für die Entwicklung einer funktionellen Beziehung beide restauriert werden müssen. In diesem Fall muß irgendeine Zentrik-Stop-Stabilität aufrechterhalten werden, bis die restaurative Behandlung ausgeführt wird.

Ein anderer Aspekt des okklusalen Einschleifens, der im voraus berücksichtigt werden muß, ist das Plazieren der Ränder von Restaurationen. Ein Randwulst sollte keine zentrischen Stops und keine Höckerkontakte einbeziehen (Abb. 9–4A und B). Wegen der Konvexität der Höckerabhänge (axiale Flächen) werden oft kleine Bezirke an den Füllungsrändern abradiert, die gerne wegen der mechanischen Beanspruchung in der Arbeitsbewegung, besonders beim Knirschen, aufgehen. Breite Flächen zu konstruieren, ist ebenfalls kontraindiziert. Eine allgemeine Regel lautet, die Füllungsränder außerhalb der Kontaktzonen anzulegen (zwischen a und b in Abb. 9–4C). Wenn die Ästhetik ein Problem darstellt, weil ein Füllungsrand nach zervikal plaziert wird (leicht über a hinaus), kann etwas Einschleifen des Oberkieferprämolaren nötig sein. Das Problem des Aufgehens von Füllungsrändern tritt bei Patienten mit Knirschgewohnheiten besonders bei Federrandpräparationen in den Vordergrund.

Beim Einschleifen sollte man nach Möglichkeit nicht auf Rändern von Restaurationen schleifen. Allerdings sollte ein zentrischer Stop nicht geopfert werden, um einen Füllungsrand zu schonen. Es kann nötig sein, einen neuen Rand zu legen.

Kontakte in zentrischer Relation

Ein sehr wichtiger Punkt scheint bisweilen übergangen und vergessen zu werden, wenn der Unterkiefer in die zentrische Relation bewegt wird. Das horizontale Überlap-

Abb. 9–5 Vorzeitiger Kontakt in zentrischer Relation. A: vorzeitiger Kontakt in zentrischer Relation; B: die punktierte Linie zeigt die Abgleitbewegung in die Zentrik; C: zentrische Okklusionsstellung. Das Einschleifen muß an Oberkieferprämolaren erfolgen und darf die Höckerspitzen oder die distalen Höckerleisten des Unterkieferprämolaren nicht einbeziehen.

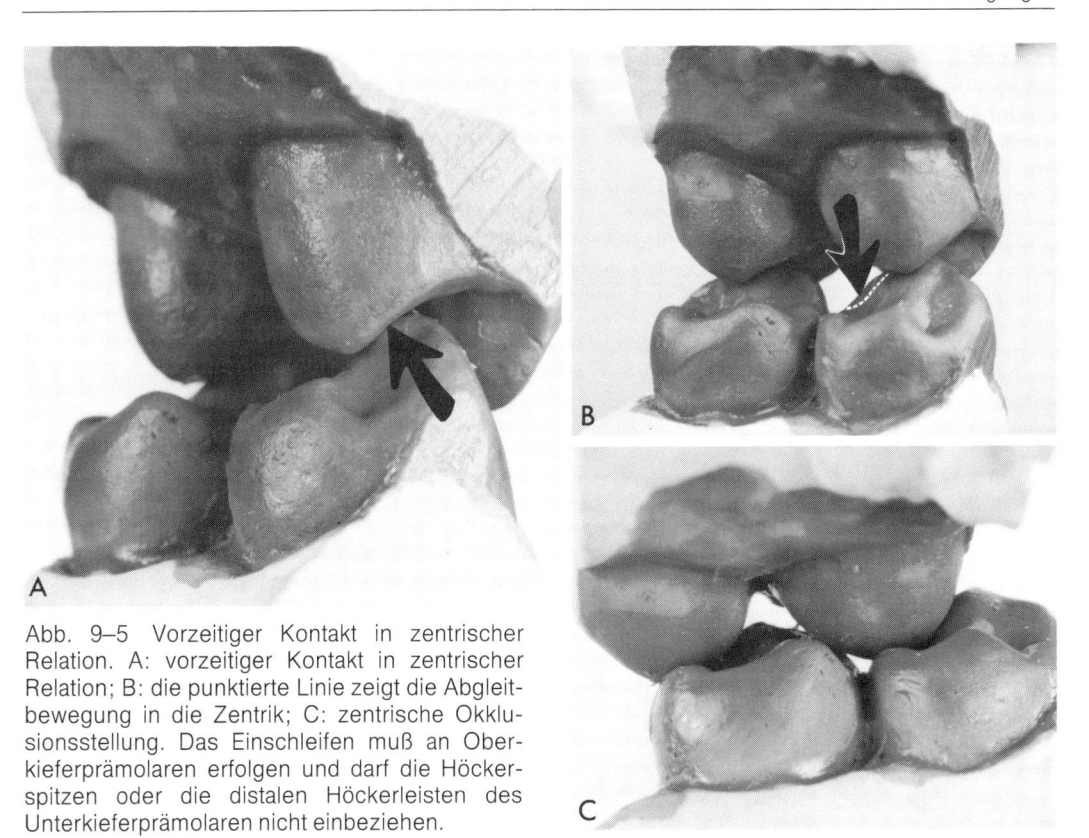

pen des Oberkieferzahnbogens über den Unterkieferzahnbogen nimmt zu. Abhängig vom Grad einer eventuellen Zahnrotation und dem Charakter des Zahnbogens (ovoid, spitz zulaufend, rechteckig) treten vorzeitige Kontakte am häufigsten an den inneren Abhängen der bukkalen Oberkieferhöcker auf (Abb. 9–5). Diese vorzeitigen Kontakte betreffen die distalen Abhänge der triangulären Leisten. Je spitzer der Zahnbogen zuläuft und je mehr der Unterkiefer nach distal bewegt werden kann, um so geringer wird das horizontale Überlappen der Oberkiefermolaren und -prämolaren sein. Die vorzeitigen Kontakte in zentrischer Relation werden damit näher bei den Unterkieferhöckerspitzen liegen. Ein sehr häufiger vorzeitiger Kontakt in zentrischer Relation betrifft eine unterstützende Höckerspitze, den distobukkalen Höcker des ersten Unterkiefermolaren. Es entsteht hier aber selten ein Problem bei der Entscheidung, wo geschliffen werden soll, nämlich an der schrägen Leiste des Oberkiefermolaren.

Weil die Höckerspitze und die distale Höckerleiste unterminiert oder entfernt würden, ist das Beschleifen am Unterkieferprämolaren kontraindiziert. Die Höckerspitze des Prämolaren ist ein stützender Punkt, und die distale Höckerleiste ist eine funktionelle Leiste auf der Arbeitsseite.

Abschluß des Einschleifens

Abschluß des Einschleifens in zentrischer Relation

Die vertikale Dimension bei den Inzisiven oder am Inzisalstift des Artikulators sollte beim Kontakt in zentrischer Relation dieselbe sein wie diejenige in zentrischer Okklusion. Wenn der Inzisalstift in zentrischer Okklusion mit dem Inzisalteller Kontakt hat, wird der Stift in zentrischer Relation oberhalb des Tellers auf einer Höhe, die gleich der Höhe des vorzeitigen Kontakts ist, stehen. Wenn der vorzeitige Kontakt eliminiert worden ist, steht der Inzisalstift in Kontakt mit dem Teller, und die Abgleitbewegung (slide in centric) ist eliminiert.

Abschluß des Einschleifens der Arbeitsseite

Das Einschleifen der Arbeitsseite ist abgeschlossen, wenn es möglich ist, das Oberkiefermodell in einer rein seitlichen und einer lateroprotrusiven Richtung ohne Interferenzen zu bewegen, das heißt in einer glatten, ununterbrochen ebenmäßig verlaufenden Gleitbewegung von der Zentrik nach außen bis zu einer bukkalen Höcker-Höcker-Beziehung und zurück in die Zentrik, also aus der zentrischen Okklusion, der zentrischen Relation und allen Stellungen dazwischen heraus. Um mehrfache Kontakte zu erreichen, sollte nur ganz wenig geschliffen werden. Zusätzlich einen oder zwei Kontakte gewinnen, ist alles, was getan werden sollte, und dies nur, wenn an den anterioren Zähnen nicht geschliffen werden muß und wenn zusätzliches Schleifen der Balanceseite nicht den Verlust von zentrischen Stops auf der Balanceseite zur Folge haben würde.

Abschluß des Einschleifens auf der Balanceseite

Das Einschleifen der Balanceseite wird auf den Modellen dann als abgeschlossen betrachtet, wenn Interferenzen, die ein glattes Gleiten in Lateralbewegungen aus der zentrischen Relation und aus der zentrischen Okklusion störten, eliminiert worden sind. Falls nötig, darf ein palatinaler Höcker mit einem Zentrikstop, der eine Balanceseiteninterferenz darstellt, entfernt werden. Der betreffende Höcker sollte aber nicht verunstaltet werden. Das Wegschleifen oder Unterminieren eines distobukkalen Höckers eines Unterkiefermolaren oder das Ausschleifen eines Kanals zwischen den distalen Höckern ist kontraindiziert.

Abschluß des Einschleifens in Protrusion

Das protrusive Einschleifen ist beendet, wenn alle Interferenzen, die ebenmäßiges Gleiten verhindern, entfernt worden sind. Jede Kontaktführung sollte von den Oberkiefereckzähnen und -inzisiven ausgehen. Die Palatinalflächen der Oberkieferinzisiven sollten nur geringfügig beschliffen werden, da in diesem Bereich das Einschleifen hauptsächlich der Einschätzung des Patienten folgen soll. Nur selten wird an den unteren Inzisiven geschliffen. Als Ausnahme gilt der anteriore Kreuzbiß.

Grundsätze des Einschleifens

Unterstützende Höcker und zentrische Stops

Prinzip: Unterstützende bukkale Höcker und Höckerleisten von Unterkiefermolaren haben Kontaktfunktion in der Zentrik und in exzentrischen Stellungen; unterstützende palatinale Höcker und Höckerleisten von Oberkiefermolaren sollten nur in der Zentrik Kontakt haben.

Prinzip: Einschleifen soll außerhalb der funktionellen Bereiche und der zentrischen Stops erfolgen.

Regel: An bukkalen Höckerspitzen oder Höckerleisten von Unterkiefermolaren soll nicht geschliffen werden, um eine okklusale Interferenz zu entfernen.

Prinzip: Unterstützende bukkale Höcker und Höckerleisten von Unterkieferprämolaren haben Kontaktfunktion sowohl in der Zentrik als auch in exzentrischen Stellungen. Unterstützende palatinale Höcker und Höckerleisten von Oberkieferprämolaren sollten nur in der Zentrik Kontakt haben.

Prinzip: Okklusale Kräfte sollten auf der Längsachse des Zahnes orientiert sein.

Regel: An bukkalen Höckern oder an bukkalen Höckerleisten der Unterkieferprämolaren soll nicht geschliffen werden.

Marginale Randwülste (Randleisten)

Prinzip: Die okklusalen Flächen von benachbarten Randwülsten können der Ort von zentrischen Stops sein. Die Beziehungen zwischen approximalen Kontakten, zentrischen Stops und Randwulstgebieten müssen aufrechterhalten bleiben, um Food impaction zu vermeiden.

Regel: Den marginalen Randwulst nicht unter die Höhe des benachbarten Randwulstes beschleifen und mit dem Kontaktgebiet nicht interferieren.

Übungen zu Kapitel 9

1. Wann ist das Einschleifen der zentrischen Relation abgeschlossen?
Die Interferenzen bei Kontakt in zentrischer Relation (CRC) sind dann eliminiert, wenn die Abgleitbewegung in die Zentrik verschwunden ist, die zentrische Relation mit der zentrischen Okklusion zusammenfällt, Freiheit in der Zentrik erreicht worden ist, die vertikale Dimension mit Kontakt in der zentrischen Relation und der zentrischen Okklusion etabliert wurde oder alle erwähnten Punkte erfüllt sind. (Die zutreffendste Antwort unterstreichen.)

2. Welche Bedingung muß in bezug auf die Antwort auf die vorangegangene Frage erfüllt sein?
Die Antwort hat zur Voraussetzung, daß alle zentrischen unterstützenden Kontakte (stops), die vor dem Einschleifen bestanden, erhalten geblieben sind, die Randwülste funktionell nicht zerstört worden sind, keine der Höckerspitzen und -leisten der bukkalen Unterkieferhöcker beschliffen wurde, unterstützende Kontakte wenn möglich auf flachen und nicht auf schiefen Ebenen liegen oder alle erwähnten Bedingungen erfüllt sind. (Die zutreffendste Antwort unterstreichen.)

3. Wann ist das Einschleifen auf der Arbeitsseite beendet?
Arbeitsseiteninterferenzen, die gleichmäßige Seitwärtsbewegungen stören, sind eliminiert, wenn Eckzahnführung hergestellt ist, die meisten der bukkalen Höcker mindestens 2 mm außerhalb der zentrischen Okklusion Kontakt haben, eine vorhandene Balanceinterferenz eliminiert worden ist, eine gleichmäßige laterale Bewegung mit optimalen Arbeitskontakten möglich ist oder alle erwähnten Punkte erfüllt sind. (Die zutreffendste Antwort unterstreichen.)

4. Wann ist das Einschleifen auf der Balanceseite abgeschlossen?
Balanceinterferenzen sind dann eliminiert, wenn alle Kontakte auf der nichtfunktionellen oder Nichtarbeitsseite eliminiert worden sind, alle bukkalen Höcker auf der funktionellen oder Arbeitsseite in der Arbeitsseitenexkursion in Kontakt treten, höchstens leichter oder gar kein Kontakt auf der Balanceseite vorhanden ist und optimale Arbeitsseitenkontakte an den Eckzähnen und seitlichen Schneidezähnen vorhanden sind oder alle erwähnten Punkte erfüllt sind. (Die zutreffendste Antwort unterstreichen.)

5. Welche Schlüsselwörter müssen definiert sein, damit man die richtige Antwort auf die vorangegangene Frage geben kann?

_____

_____

_____

6. Wenn der Patient nicht zugegen ist und die Daten der klinischen Untersuchung fehlen, muß man das Einschleifen der Arbeits- und Balanceseite auf den Modellen ansehen als: eine Schätzung, eine diagnostische Hilfe, eine Übung für Anfänger, eine gute Anleitung zum Einschleifen am Patienten (bei richtiger Indikation) oder alle erwähnten Punkte (Die zutreffendste Antwort unterstreichen.)

7. Wann ist das Einschleifen in Protrusion beendet?

   Es ist abgeschlossen, wenn keine posterioren Kontakte auf irgendwelchen Zähnen (samt den ersten Unterkieferprämolaren) bei der geraden und seitlichen Protrusionsbewegung vorhanden sind, die ganze Führung von den Oberkiefereckzähnen übernommen wird, alle Schneidezähne und Eckzähne bei gerader und leicht seitlicher Exkursion Kontakt haben, keine Interferenz gleichmäßige Gleitkontakte verhindern, gleichmäßige Gleitkontakte bestehen und die Zähne sich bei protrusiver Exkursion nicht bewegen oder alle Punkte erfüllt sind. (Die zutreffendste Antwort unterstreichen.)

8. Was sollte mit unterstützenden Höckern getan werden, die in der Zentrik mit schiefen Ebenen in Kontakt treten?

   In der klinischen Situation kann es nach dem okklusalen Einschleifen immer noch vorkommen, daß unterstützende Höcker mit zentrischen Stops auf schiefen Ebenen vorhanden sind. Eine solche Beziehung muß durch weiteres Einschleifen verändert werden, verlangt Stabilisierung durch neue Restaurationen, ist unstabil und erfordert unmittelbare Behandlung, muß beobachtet werden, bis Verschiebungen von Zähnen auftreten, sollte mit einer Okklusionsschiene stabilisiert werden, muß orthodontisch behandelt werden. Alle Antwortmöglichkeiten sind korrekt. (Die zutreffendste Antwort unterstreichen.)

9. Was sollte getan werden, wenn ein unterstützender Höcker nur auf einem von zwei benachbarten Randwülsten unterschiedlicher Höhe Kontakt hat?

   Angenommen, die benachbarten Randwülste zwischen Zahn 46 und 47 (unterer rechter erster und zweiter Molar) sind unterschiedlich hoch und die unterstützenden Höcker stehen nur mit einem Randwulst in Kontakt, dann sollte der höhere marginale Randwulst auf die Höhe des anderen heruntergeschliffen werden, sollte der niedrigere auf die höchste Höhe des anderen angehoben werden, so daß Kontakt auf beiden hergestellt werden kann, sollte die ganze Okklusion restauriert werden, sollte die Situation am Modell mit derjenigen im Munde verglichen werden, bevor eingeschliffen oder aufgebaut wird, liegt kein Problem vor, solange keine klinischen Anhaltspunkte für die Notwendigkeit therapeutischer Maßnahmen existieren. Keine Antwortmöglichkeit ist korrekt. (Die zutreffendste Antwort unterstreichen.)

10. Beim okklusalen Einschleifen muß die Wahl zwischen dem Verlust eines zentrischen Stops auf dem distobukkalen Höcker eines Unterkiefermolaren und dem Verlust eines zentrischen Stops auf dem mesiopalatinalen Höcker des oberen ersten Molaten getroffen werden, um eine Balanceinterferenz zu eliminieren. Welcher zentrische Stop sollte geopfert werden?

    _____

    _____

    _____

    _____

Test zu Kapitel 9

1. Die Anforderungen an eine annehmbare Technik des okklusalen Einschleifens schließen alle folgenden Punkte ein mit Ausnahme:
   a) Der Elimination vorzeitiger Kontakte okklusaler Interferenzen
   b) des Erreichens optimaler Kautüchtigkeit
   c) der Schaffung stabiler okklusaler Beziehungen
   d) der Errichtung eines effizienten Funktionsmusters, das auf das Erreichen der zentrischen Relation ausgerichtet ist
   e) keine Ausnahme

2. In bezug auf unterstützende Unterkieferhöcker und antagonistische Fossae wird ein Höcker nur beschliffen,
   a) wenn er einen vorzeitigen Kontakt in der Zentrik und in lateraler Exkursion bewirkt.
   b) wenn er einen vorzeitigen Kontakt in der Zentrik, nicht aber in lateraler Exkursion bewirkt.
   c) wenn er zu hoch ist, sowohl in zentrischer Relation als auch in zentrischer Okklusion (selten).
   d) Wenn er einen vorzeitigen Kontakt in zentrischer Relation, zentrischer Okklusion und in protrusiven Exkursionen bewirkt.
   e) in keiner der obengenannten Situationen

3. Für zentrische Stops gilt:
   a) Sie sollten nie entfernt werden.
   b) Falls sie entfernt werden müssen, sollte dies nach der BOLU-Regel (bukkal oben, lingual unten) erfolgen.
   c) Sie müssen unter Umständen entfernt werden, aber nach sehr speziellen Regeln.
   d) Wenn sie sich auf schiefen Ebenen befinden, erfordert dies okklusale oder marginale Restaurationen oder beides.
   e) Zentrische Stops in zentrischer Relation sind immer höher als diejenigen in zentrischer Okklusion, sogar nach einem okklusalen Einschleifen.

4. Als Leitlinie für okklusales Einschleifen gilt folgende Regel:
   a) Um die Zentrik herum sollte maximaler funktioneller Kontakt aufrechterhalten werden.
   b) Das Beschleifen der palatinalen Höckerabhänge sollte vermieden werden.
   c) Das Beschleifen der bukkalen Höckerabhänge der Unterkieferzähne sollte vermieden werden.
   d) Okklusale Interferenzen in der Protrusion durch anteriore Zähne sollten durch Beschleifen der palatinalen Flächen der Oberkieferzähne entfernt werden.
   e) alle obengenannten Regeln

5. Ein vorzeitiger Kontakt in der Zentrik, der von einem Unterkieferprämolaren erzeugt wird,
   a) sollte nur beschliffen werden, nachdem der Oberkieferprämolar eingeschliffen worden ist.
   b) kann eingeschliffen werden, bevor der Oberkieferprämolar beschliffen wurde, wenn das Einschleifen die Höckerspitze oder die Leiste nicht betrifft.
   c) wird im Kreuzbiß immer zuerst beschliffen.
   d) kann nicht eingeschliffen werden, ohne daß eine Stufe zwischen zentrischer Relation und zentrischer Okklusion entsteht.
   e) keiner der erwähnten Punkte
6. Übermäßiges Einschleifen ist charakterisiert durch:
   a) unnötigen Verlust von zentrischen Stops
   b) Verlust von funktionellen Randwülsten und Höckerleisten
   c) a und b
   d) Einschleifen von unnötigen Gruppenkontakten
   e) a, b und d
7. Übermäßiges Einschleifen kann beim Patienten zur Folge haben:
   a) Pulpitis
   b) Dentinüberempfindlichkeit
   c) okklusale Instabilität
   d) Kiefergelenk-Muskel-Schmerz-Dysfunktion
   e) alle obengenannten Punkte
8. Der erste Schritt beim okklusalen Einschleifen auf Modellen besteht in:
   a) der Markierung von Balanceseiteninterferenzen und vorzeitigen Kontakten
   b) der Markierung von zentrischen Stops und unterstützenden Höckern
   c) dem Einschleifen der Arbeitsseite
   d) dem Einschleifen von Balanceseiteninterferenzen
   e) dem Einschleifen von protrusiven Interferenzen
9. Die Regel für das Einschleifen von unterstützenden bukkalen Unterkiefermolarenhöckern und -leisten lautet:
   a) Außerhalb der Funktion schleifen.
   b) Nicht an den Höckerspitzen und -leisten von Unterkiefermolaren schleifen.
   c) In Richtung auf die Interferenz schleifen.
   d) Zur zentrischen Relation hin einschleifen.
   e) keine der erwähnten Regeln
10. Das Einschleifen der Balanceseite ist beendet, wenn
    a) Dentin exponiert ist.
    b) Balanceseitenkontakte entfernt sind.
    c) die Zähne nicht mehr erhöht beweglich sind.
    d) das Einschleifen der Balanceseite in gleichmäßigen Gleitbewegungen resultiert.
    e) nichts des Erwähnten zutrifft.

Kapitel 10

Aufwachsen der funktionellen Okklusion – 1

Beim Aufwachsen der okklusalen Flächen von Restaurationen ist es notwendig, die Form der Okklusion auf die Art und Weise abzustimmen, in der die Zähne beim Kauen, Schlucken und sogar bei Parafunktionen (Knirschen) zusammenkommen. Das Hauptziel dieses Kapitels besteht darin, die okklusale Form mit Hilfe eines Aufwachs-Systems und eines Artikulators funktionell zu gestalten.

Die drei Zähne, die in diesem Kapitel aufzuwachsen sind, stehen alle im Oberkiefer: Der rechte mittlere Schneidezahn, der rechte Eckzahn und der rechte erste Molar. Die Okklusion des Schneidezahns wird durch die Form der benachbarten Inzisiven und die anterioren Determinanten bestimmt. Die Inzisalführung ist hauptsächlich durch die Kontaktverhältnisse und die Schliffacetten der anterioren Zähne gegeben. Die Okklusion des Eckzahns wird durch anteriore und posteriore Größen bestimmt. Balancekontakte müssen fehlen, und Arbeitsseitenkontakte* müssen vorhanden sein. Für die Okklusion der Molaren sind vorwiegend posteriore Determinanten maßgeblich, also hintere Kontaktverhältnisse, Abrasionsfacetten und Kondylenbahnneigung. Die Bewegungen des Artikulators mit den Zähnen in Kontakt werden dazu verwendet, die Höckerhöhe, die Leisten und Furchen sowie den Grad der palatinalen Konkavität der Oberkieferfrontzähne zu bestimmen. Damit wird die Okklusion auf dem Artikulator durch die Zahnführung, die Facetten mit eventueller Abrasion samt Kontaktmuster und durch die Kondylenbahnneigung sowie die Artikulatorbewegungen bestimmt.

Es ist klar, daß das Aufwachsen der okklusalen Fläche nur einen Teil des ganzen Aufwachsens darstellt. Randgestaltung, gingivale Konturen, approximale Kontakte und interproximale morphologische Charakteristika sind ebenfalls wichtig. Diese Aspekte werden aber hier nicht behandelt.

Einführung: Lernziele und Lektüre

Das Ziel dieses Kapitels besteht darin, das Aufwachsen von drei Zähnen darzustellen, die unterschiedliche okklusale Bestimmungselemente aufweisen. Die Unterschiede beruhen auf dem Zahntyp und der Stellung im Zahnbogen. In diesem Zusammenhang sollten verschiedene praktische Fähigkeiten erworben werden.

Lernziele

1. Der Leser sollte fähig sein, die Schrittfolge für das Aufwachsen der funktionellen Okklusion zu beschreiben.
2. Er sollte imstande sein, die Funktionen

---

* Die Art der Arbeitsseitenkontakte ist je nach Patient verschieden. Gruppenkontakt oder Eckzahnführung ist nicht unbedingt zwingend.

jedes Teils der aufzuwachsenden Okklusalflächen aufzuzeigen, besonders, wie jeder Teil in richtiger Reihenfolge entwickelt wird und wie er in die Funktion kommt.
3. Er sollte fähig sein, die Okklusalflächen des mittleren Oberkieferschneidezahns, des oberen Eckzahns und des oberen ersten Molaren aufzuwachsen, und zwar mit der additiven Aufwachsmethode.
4. Er sollte beurteilen können, welche Folgen das Fehlen eines okklusalen Einschleifens und das Unterlassen des Einartikulierens der Modelle in zentrischer Relation auf das Aufwachsen in die funktionelle Okklusion haben.

Lektüre (fakultativ)

Huffman, R. W.: Occlusal morphology (Part 6). In: Guichet, N. F.: Procedures for Occlusal Treatment: A teaching Atlas. Denar Corp., Anaheim 1968.
Thomas, P. K.: Syllabus on Full Mouth Waxing Technique for Rehabilitation. Instant Printing Service, San Diego 1967.
Videokassetten über die Okklusionsanalyse eines Patienten, über die Modellanalyse und das Aufwachsen sind unter dem Titel „Waxing Occlusion in Harmony with Mandibular Movements" erhältlich. Die Videokassetten werden in U-matic-Format mit Tonspur produziert. Bänder sind auch in Quadruplex, IVC Helical und EIAJ-1 erhältlich. Weitere Informationen bei: Dr. Major M. Ash, School of Dentistry, University of Michigan, Ann Arbor, MI 48109, USA.

Aufwachstechniken

Es gibt zwei allgemein angewandte Methoden, Restaurationen außerhalb der Mundhöhle aufzuwachsen: Die additive Aufwachsmethode und die Wachs-Schnitz-Methode. Die letztere wurde auch die „Aufdruck-und-Schabe"-Methode genannt, weil ein Stück Wachsmasse auf den Zahnstumpf gebracht wird und nach dem Erwärmen und Schließen des Artikulators modelliert wird, bis die richtige vertikale Kontaktdimension erreicht ist.

Eine andere Methode des Schnitzens besteht darin, einen Teil des Wachsmusters im Munde zu erzeugen und es auf dem Stumpf auf den Arbeitsmodellen fertigzustellen. Dabei wird erwärmtes Wachs in die Kavitätenpräparation gebracht. Der Patient wird durch verschiedene Unterkieferexkursionen mit den Zähnen in Kontakt geführt. Dieses funktionell generierte Wachsmuster wird auf dem Modell fertiggestellt. Eine solche indirekte Technik ist für ganze Kronen oder mehrere Restaurationen nicht ideal. Direktes Aufwachsen von Füllungen im Munde ist nicht weit verbreitet.

Verschiedene Wachsadditions-, Auffüll- oder Wachs-zu-Wachs-Methoden wurden entwickelt, um eine schrittweise Kontrolle des Aufwachsens zu ermöglichen, damit Höcker, Furchen (Fossae) und Leisten in den Beziehungen zu den Exkursionen des Artikulators ausgeformt werden können. Bei der hier beschriebenen Methode können ein oder zwei Aspekte der Okklusion auf einmal entwickelt werden. So müssen nicht alle Gesichtspunkte der Okklusion gleichzeitig beachtet werden. Unterstützende Höcker lassen sich exakt setzen, was die okklusale Stabilität fördert. Dies ist speziell für diagnostische Zwecke des Aufwachsens nützlich.

Eines der Ziele beim Entwickeln von aufgewachsten Restaurationen besteht darin, auf Teilbereichen von okklusalen Flächen in der zentrischen Okklusion und in verschiedenen Exkursionen Kontakte herzustellen und andere bewußt ohne Kontakt zu belassen. Gebiete, die in Kontakt treten sollen, werden durch Auftragen kleiner Wachsmengen bis zum Entstehen des Kontakts aufgebaut. Die Gebiete, die ohne Kontakt bleiben sollen, werden nur so weit aufgebaut, daß sie mit der Funktion nicht interferieren. Die additive Wachstechnik, die hier beschrieben wird, kann für einzelne wie auch für mehrere Restaurationen, aber auch für eine ganze orale Rehabilitation eingesetzt werden. Sie ist im wesentlichen eine Methode, die den Anforderungen des Konzepts der Freiheit in der Zentrik (freedom in centric) genügt. Die Technik eignet sich für das Entwickeln eines Höcker-zu-Fossa- und Höcker-zu-Marginalleisten-Okklusionskonzepts und schließt Zahn-zu-Zweizahn-Beziehungen ein. Sie kann jedoch für jede beliebige Zahnanordnung verwendet werden.

Einartikulieren der Modelle

Das Einartikulieren der Modelle kann 1. mit Modellen eines Patienten in zentrischer Relation, 2. mit einem Satz Standardmodelle* in einer simulierten zentrischen Relation oder 3. mit den Modellen in zentrischer Okklusion erfolgen. In der vorliegenden Anleitung wird die Methode 2 verwendet. Das Aufwachsen erfolgt aber in und aus der zentrischen Okklusion.

Merke: Für dieses Kapitel sollen die Modelle nicht vorher okklusal eingeschliffen worden sein, weder am Patienten vor dem Abdruck, noch im Artikulator. Eines der Ziele ist zu zeigen, welchen Einfluß okklusale Interferenzen in zentrischer Relation auf die Aufwachsvorgänge und das Resultat haben.

Ausrüstung und Materialien

Modelle

Die Modelle, die in diesem Kapitel gezeigt werden, stammen vom gleichen Individuum (Abb. 10–1) wie diejenigen in den Kapiteln 6, 7 und 9. Es können aber auch ohne weiteres ähnliche Modellpaare verwendet werden, vorausgesetzt, es wurde am Patienten vor der Abdrucknahme kein okklusales Einschleifen durchgeführt. Normalerweise hätte ein Einschleifen erfolgt sein sollen. Um aber die Beziehungen zum Aufwachsvorgang aufzuzeigen, wird dies am nicht eingeschliffenen Fall gezeigt.

Aufwachsinstrumente

Es existiert eine ganze Anzahl geeigneter Aufwachsinstrumente, die eingesetzt werden können. Z. B. ist der *P.-K.-Thomas*-Spatel Nr. 1 ausgezeichnet geeignet für das Aufbringen von Wachstropfen, das Instrument Nr. 2, um Furchen zu modellieren, und das Instrument Nr. 3, um axiale und approximale Flächen zu bearbeiten.*

---

* Standardmodelle werden durch Ausgießen der gleichen Negativform mit Gips hergestellt, um die gleiche Okklusion einer großen Anzahl von Individuen zur Verfügung zu stellen. Die Modellformen können in jedem Dentallabor aus Kunststoff hergestellt werden oder bei Viade Products, Inc., Camarillo, CA 93010, USA, bezogen werden. Standardmodelle können bei Columbia Dentoform, New York, NY 10010, USA, gekauft werden.

---

* American Dental Mfg. Co., Missoula, MO 59801, USA

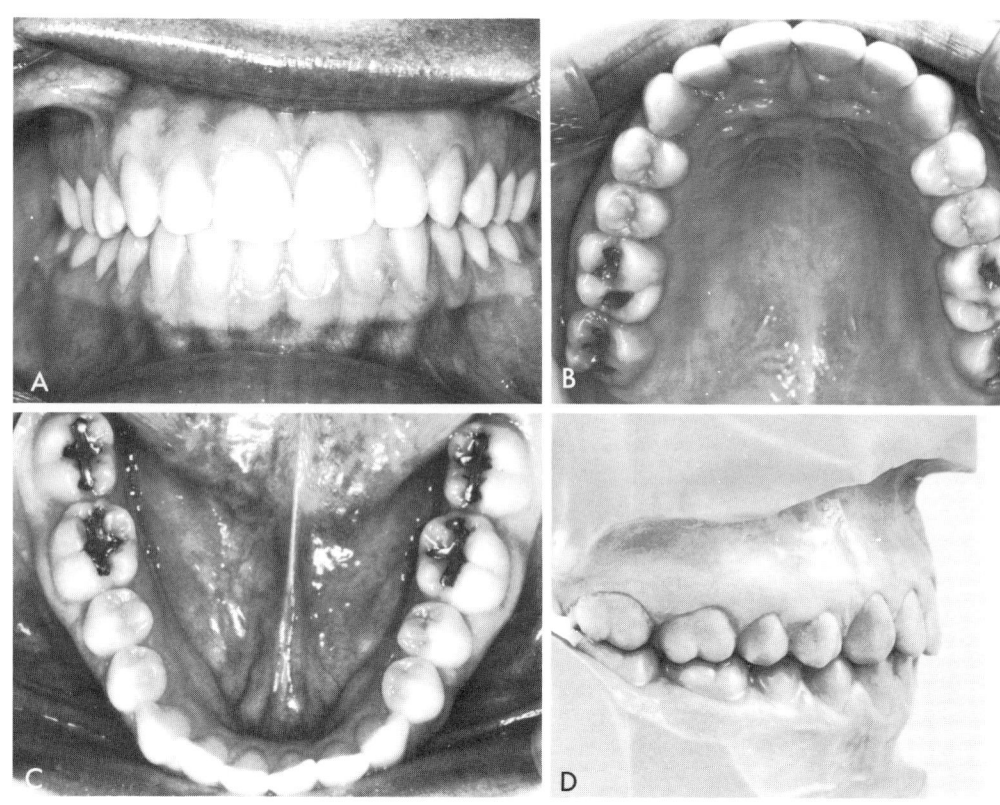

Abb. 10–1 Patient und Modell. Die Untersuchung dieses Patienten wurde im Kapitel 6 beschrieben. A bis C sind klinische Ansichten der Okklusion; D zeigt die Modelle von der rechten Seite, auf der das funktionelle Aufwachsen vorgenommen wird.

Wachse

Inlay-Wachse verschiedener Farben und Härten sind nützlich. Unterschiedliche Farben* können verschiedene Phasen des Aufwachsens erleichtern, sind aber nicht unbedingt Voraussetzung. Die Raumtemperatur im Arbeitszimmer ist ein wichtiger Faktor in bezug auf die Härte des Wachses und seine Fließeigenschaften. Weiche Wachse können in einem warmen Raum Schwierigkeiten verursachen.

Harte Wachse können so brüchig sein, daß normale oder kühle Raumtemperatur zu leichtem Abbröckeln von Höckern und Leisten führen kann.

Zinkstearat-Pulver ist für die Wachsisolierung und die Bestimmung der Okklusionspunkte sehr von Nutzen. Bei Verwendung eines doppelendigen Pinsels kann man mit dem weichen Ende das Zinkstearat-Pulver auftragen und mit dem steiferen Ende Wachssplitter entfernen.

Grünes Plattenwachs (28 Gauge = 0,32 mm) dient zur Bestimmung des Ausmaßes der verlangten okklusalen Reduktion.

---

* Delar Rainbow Color-Coded Waxes, Almore International Inc., Portland, OR 97225, USA

Entfernung des Zahnmodellmaterials

Mit Instrumenten wie einem Messer und/oder einem Bohrer Nr. 701 am Handstück können die okklusalen Gips- und Kunststoffflächen reduziert werden, bevor die anatomische Fläche mit Wachs wiederaufgebaut wird.

Okklusales Markiermaterial

Es gibt viele Artikulationspapiere und -streifen zur Bestimmung von okklusalen Kontakten. Im allgemeinen sind sehr dünne Artikulationspapiere und Schreibmaschinenfarbbänder am geeignetsten. Um verschiedene Kieferstellungen voneinander zu unterscheiden, können verschiedene Farben verwendet werden. Sowohl Papier- als auch Farbbandstreifen müssen frisch (oder versiegelt) sein und vor Austrocknung geschützt werden.
Dünne Zellophan-Silberfolie (Shim stock*) wird für das Kontrollieren der Abwesenheit von okklusalen Kontakten empfohlen.

Ziele des Aufwachsens

Zentrische Stops sollten in stabilen Zonen lokalisiert sein. Unterstützende Höcker sollten stabilisierend wirken. Posteriore Kontakte zwischen Höckerspitzen und -flächen okklusaler Stops sollen in den Fossae liegen (Abb. 10–2). Auf den Inzisiven sind leichte Kontakte wünschenswert.
Die unterstützenden Höcker der posterioren Zähne sollten im Gebiet der zentralen Furche liegen, damit protrusive Bewegungen ohne posteriore Kontakte möglich sind.

---

* Artus Corp., Englewood, NJ 07631, USA

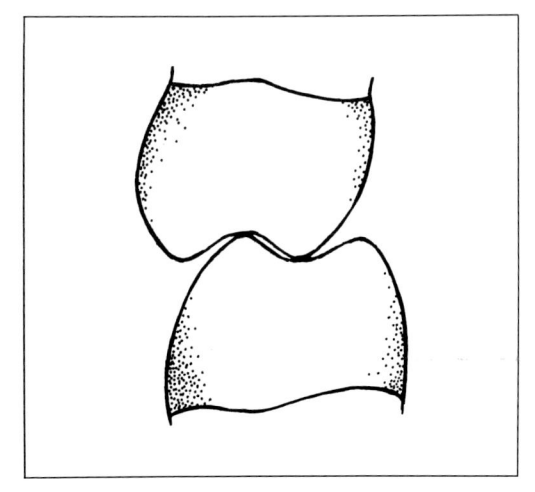

Abb. 10–2 Ziele des Aufwachsens. Ein Hauptziel besteht darin, unterstützende Höcker zu schaffen, die Kontakt mit flachen Ebenen haben.

Trianguläre Leisten interferieren oft mit protrusiven Bewegungen, wenn beim Aufwachsen nicht darauf geachtet wird.
Kontakte der Inzisiven in Protrusion sollten zu anderen anterioren Kontakten in Beziehung stehen. Eckzahnkontakte können über zentrale und laterale Inzisivenkontakte dominieren, sollten aber direkten Kontakt zwischen den Inzisiven in Kopfbißstellung (Schneidekante zu Schneidekante) nicht verhindern.
Die einzigen Stellen, die in der Zentrik außer den zentrischen Stops Kontakt haben sollten, sind die Spitzen der unterstützenden Höcker. Die hinteren unterstützenden Höcker dürfen auf der Balanceseite in keinen Kontakt treten.
Die nichtunterstützenden Höcker sollten kleiner und kürzer sein und näher an den äußeren Grenzen der Okklusalflächen liegen als die unterstützenden Höcker. Damit werden Kontakte dieser Höcker in der zentrischen Okklusion vermieden.
Die Höhe der nichtunterstützenden Höcker

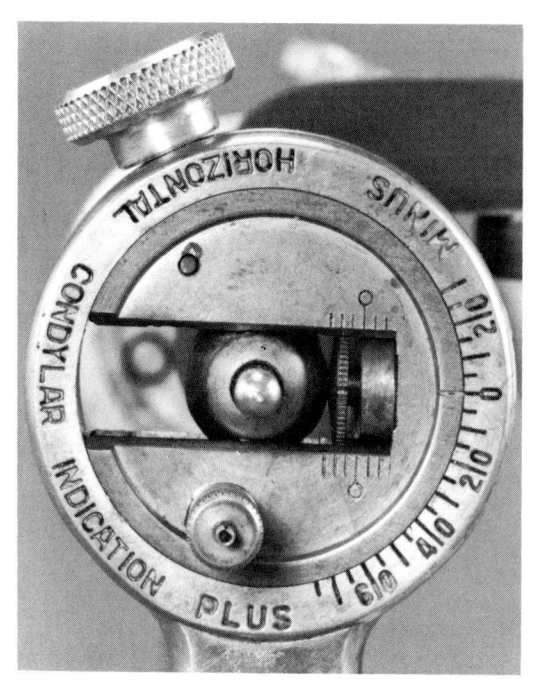

Abb. 10–3 Simuliertes Einartikulieren in zentrischer Relation. Die Kondylarstops werden so weit zurückversetzt, bis eine Abgleitbewegung auf den Modellen in die zentrische Okklusion bewirkt wird.

sollte derjenigen auf den Nachbarzähnen entsprechen, nicht nur bei Oberkiefermolaren, sondern auch bei den Oberkieferschneidezähnen. Die lingualen Höcker der Unterkieferprämolaren und -molaren müssen gegen Zungenbeißen schützen.

Der vertikale und horizontale Überbiß der hinteren Oberkieferzähne muß der Breite der Okklusalfläche entsprechen, erforderlichen Arbeitsseitenkontakt erlauben und ein Wangenbeißen verhindern.

Marginale Randwülste von aufgewachsten Restaurationen müssen die gleiche Höhe aufweisen wie diejenigen der benachbarten Zähne. Leisten und Gruben sollten der Richtung folgen, die durch die Unterkieferbewegungen im Artikulator vorgegeben ist.

Vorbereitung für das Aufwachsen

Der Artikulator wird in diesem Kapitel in zwei Stellungen verwendet: 1. in der zentrischen Okklusion der Modelle für das initiale Aufwachsen, 2. in der zentrischen Relation im Endstadium, um aufzuzeigen, welchen Einfluß das Fehlen des okklusalen Einschleifens hat und wie es sich auswirkt, daß nicht zur Funktion in zentrischer Relation und in zentrischer Okklusion aufgewachst wurde.

Beachte: Um ein Abreiben des Gipses zu vermeiden, sollten die okklusalen Flächen der Modelle mit einem Schutzlack* behandelt werden.

Einartikulieren der Modelle

Zunächst wird überprüft, ob der Artikulator auf Null eingestellt ist.

Falls ein Gesichtsbogen mit Ohroliven verwendet wird, muß die Kondylenneigung auf 70° gestellt werden. Es folgt das Eingipsen des Oberkiefermodells mit dem Gesichtsbogen und der Bißgabel. Die Okklusionsebene soll vom Molarenende aus 10° bis 15° abwärts geneigt sein. Die Inzisalkante der Oberkieferschneidezähne sollte bei oder zwischen den Markierungslinien auf dem geraden Inzisalstift stehen.

Den Kondylarstop im Gegenuhrzeigersinn auf 1 mm über 0 hinaus stellen (Abb. 10–3). Wenn der Artikulator keine PR-Einstellung erlaubt, soll eine Folie aus Zinn oder Plastik von 1 mm Dicke verwendet werden.

Die Kondylenneigung auf 25° und die seitliche Neigung auf 15° stellen. Weil der Kondylenschaft in der Führung nicht zentriert ist, kann die Kondylenführung nicht bewegt

---

* W/G 1-in-3, Sealer, Hardner, Spacer. Williams Dental Instruments, 520 Wildwood, Park Forest, IL 60466, USA

werden, ohne daß die Kontakte in zentrischer Okklusion verlorengehen (Disklusion).

Nun das Unterkiefermodell in der zentrischen Okklusion mit schnellhärtendem Gips einartikulieren. Den Inzisalteller einstellen und eventuell individualisieren, um die Zahnführung maximal zu gestalten (siehe Kapitel 3).

Identifikation von Okklusalflächen

Da jeder Teil der okklusalen Flächen entsprechend seiner Funktion in Wachs entwickelt wird, sollten die Teile vorher identifiziert werden. Die zentrischen Stops, die unterstützenden Höcker und die nichtunterstützenden Höcker werden dazu auf der linken Unterkieferhälfte bestimmt. Auf den bukkalen Flächen der Oberkiefermolaren wird die Lage der unterstützenden Höcker der Unterkieferzähne mit Bleistift markiert.

Die Höckerabhänge und -leisten, die Dreiecksleisten und die wichtigsten Fissuren auf der linken Seite identifizieren. Die Lage der bukkalen und lingualen Fissuren mit Bleistift anzeichnen.

Die zentrischen Stops, die unterstützenden Höcker und die nichtunterstützenden Höcker auf den linken Oberkieferzähnen markieren.

Die Richtung und die Bahn der unterstützenden Höcker bei Arbeitsseiten- und Balanceseitenbewegungen und in Protrusion identifizieren und markieren.

Vorbereiten der Zähne

Vom rechten oberen mittleren Schneidezahn, vom rechten oberen Eckzahn und vom rechten oberen ersten Molaren werden 2 bis 3 mm Gips von der okklusalen Fläche entfernt (Abb. 10–4). Um am Schneidezahn genügend Wachs auftragen zu können, wird so viel Substanz entfernt, daß der Gips in protrusiven und lateroprotrusiven Exkursionen keinen Kontakt mit dem Antagonisten hat.

Beim Entfernen des Gipses sollen die Artikulatorteile in die verschiedenen Exkursionen bewegt werden, um genügend Zwischenraum in allen möglichen Kontaktbeziehungen sicherzustellen. Die reduzierte Oberfläche sollte der ursprünglichen Zahnform folgen.

Wenn es scheint, daß genügend Substanz entfernt worden ist, werden fünf Schichten grünen Wachses auf die reduzierten Flächen gebracht, und der Artikulator wird in allen verschiedenen Exkursionen bewegt, um eventuelle Kontakte zu entdecken. Falls sich Kontakte zeigen, sollten die Flächen des Kontaktgebietes weiter reduziert werden.

Wachsverarbeitung

Nur wenn mit den Aufwachsinstrumenten der Wachsfluß durch richtiges Aufwärmen kontrolliert wird, kann das Aufwachsen gelingen. Ist das Wachs zu kalt, wird es nicht ausfließen. Ist es zu heiß, wird es sich unkontrolliert verteilen. Die Steuerung der Wärme wird am besten mit der Übertragung von Hitze auf das Instrument und vom Instrument auf das Wachs bewerkstelligt.

Das Aufwachsinstrument sollte mit der blauen Spitze der Flamme erwärmt werden (der reduzierenden Zone). Das Instrument wird so durch die Flamme geführt, daß die blaue Spitze der Flamme die Hitze etwa 1 cm von der Spitze des Arbeitsendes entfernt zuführt (Abb. 10–5, Seite 198). Damit die Instru-

Aufwachsen der funktionellen Okklussion – 1

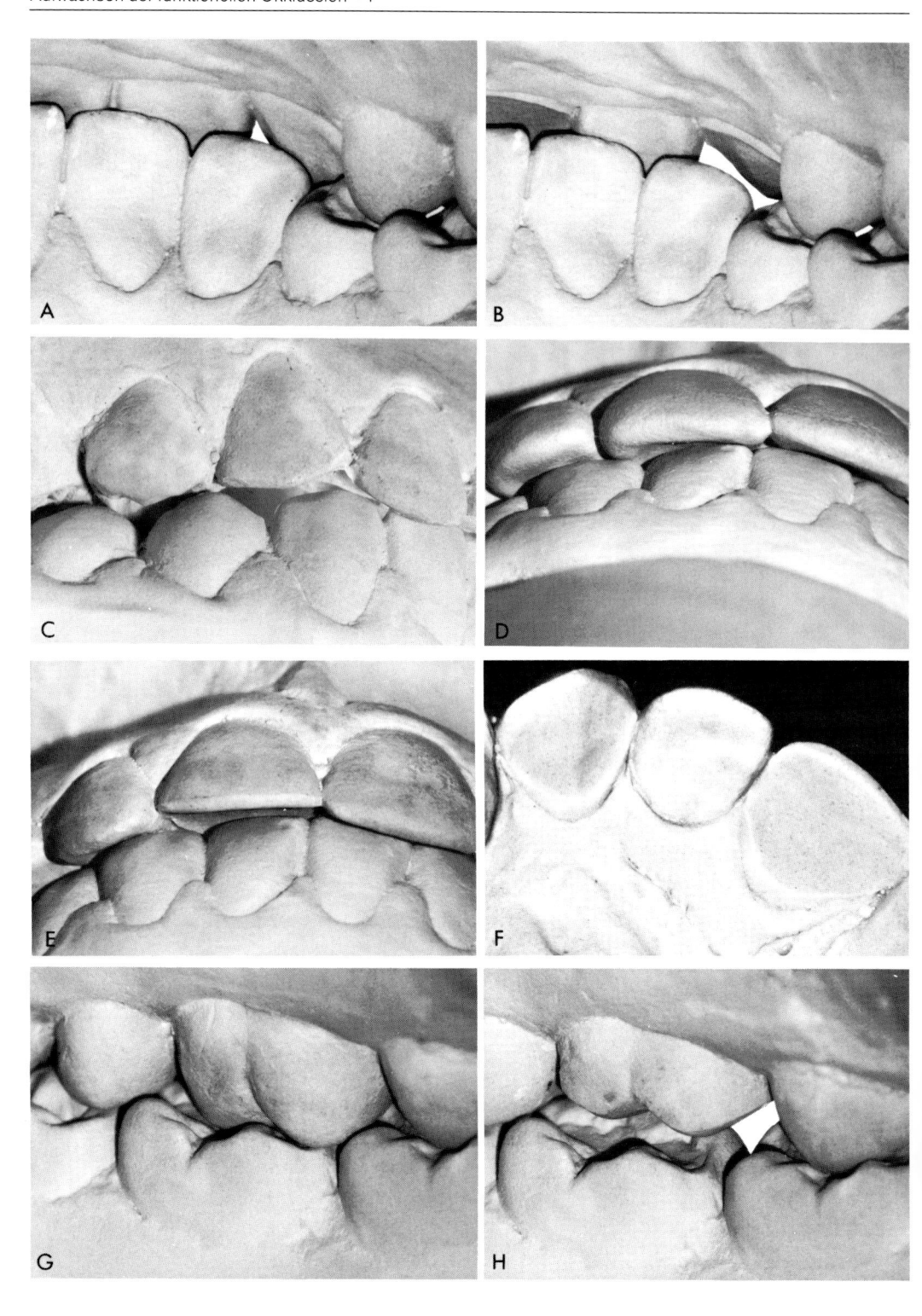

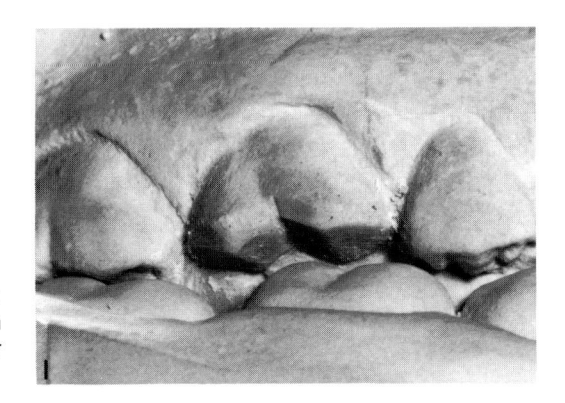

Abb. 10–4 Vorbereitung der Modelle. A bis C: Präparation des Eckzahns; D bis F: Präparation des Schneidezahns; G bis I: Präparation der Molaren.

mentenspitze und die Flamme gut sichtbar sind, empfiehlt sich der Gebrauch eines dunklen Hintergrundes, z. B. in der Form einer geschwärzten Metallplatte oder des Schildes eines Bunsenbrenners.*

Zur Übung werden Wachskegel auf einer ebenen Gips- oder Hartgipsfläche hergestellt. Zuerst verteilt man eine Schicht von elfenbeinfarbigem Wachs über die Fläche. Das PKT Nr. 1 oder ein anderes geeignetes Instrument wird derart durch die Flamme gezogen, daß die Spitze des Arbeitsendes außerhalb der Flamme bleibt und das Wachs auf die Spitze und nicht auf den Schaft zufließt (Abb. 10–5A). Nun wird das Wachs mit der heißen Stelle des Instruments in Kontakt gebracht (Abb. 10–5B). Ein Tropfen geschmolzenen Wachses wird in Richtung der Instrumentenspitze fließen und haften bleiben (Abb. 10–5C). Wenn nötig kann das Arbeitsende in die Flamme zurückgebracht werden, aber oberhalb des Wachses. Es ist nötig, das Prozedere zu üben, um den richtigen Zeitpunkt für die Wachswärme zu finden. Eine weitere Einschätzungshilfe für die richtige Wärmemenge kann das Aufbringen von Wachskegeln auf den Daumennagel sein. Diese Übung aber sollte nicht versucht werden, bevor eine gewisse Geschicklichkeit im Umgang mit heißem Wachs erreicht ist.

Die mit Wachs beschickte Spitze des PKT Nr. 1 wird mit dem Gips in Berührung gebracht. Wenn das Wachs korrekt erwärmt wurde, sollte es dem Instrument entlang nach unten fließen und einen kleinen Wall bilden. Das Instrument wird mit einer Kreisbewegung langsam vom Kontakt mit dem Gips abgehoben. Das Wachs wird in dem Moment abkühlen und erstarren, wenn die Instrumentenspitze vom Wachskegel entfernt wird. Auf diese Weise wird das Wachs graduell aufgebracht, bis ein Kegel von korrekter Höhe modelliert ist.

Als Übung sollte man Kegel bilden, die etwa 3 mm hoch und 5 bis 6 mm voneinander entfernt sind. Wenn die Kunst des Kegelbildens beherrscht wird, sollte geübt werden, diese Kegel mit Leisten zu verbinden, um Höckerleisten zu simulieren. Anschließend wird das Aufwachsen von Kegeln und triangulären Leisten geübt.

---

* Bunsen Burner Shield, Almore International, Portland, Or 97227, USA

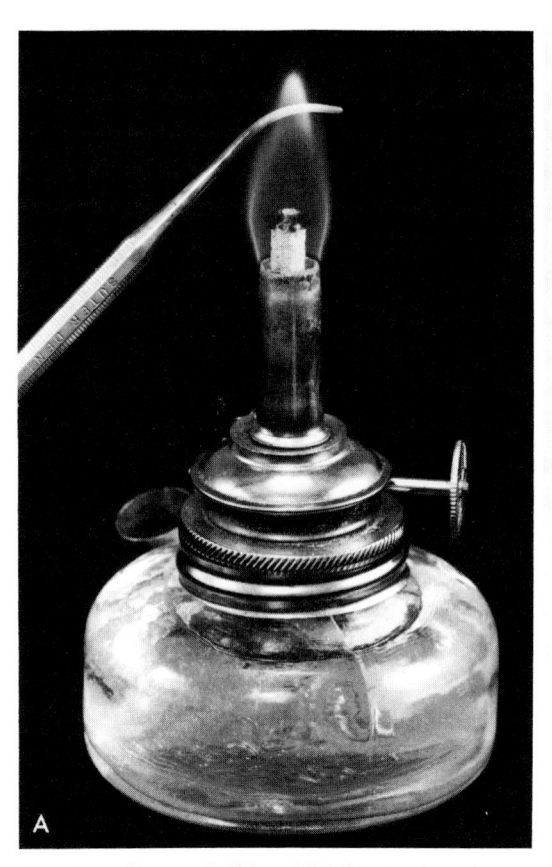

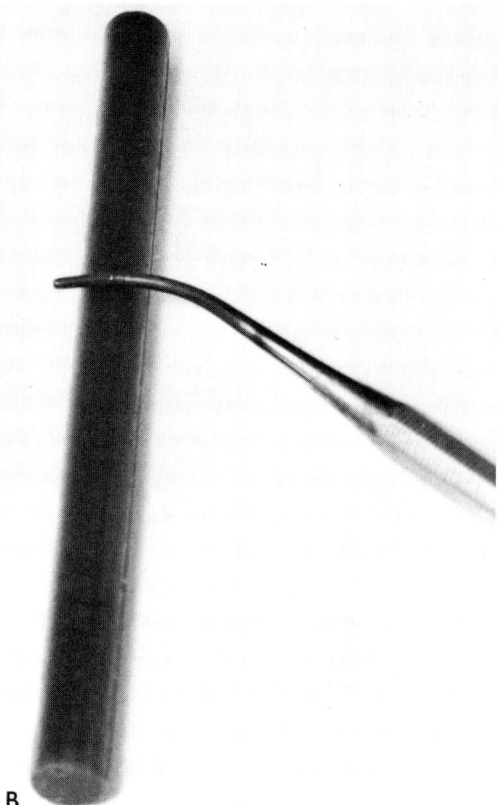

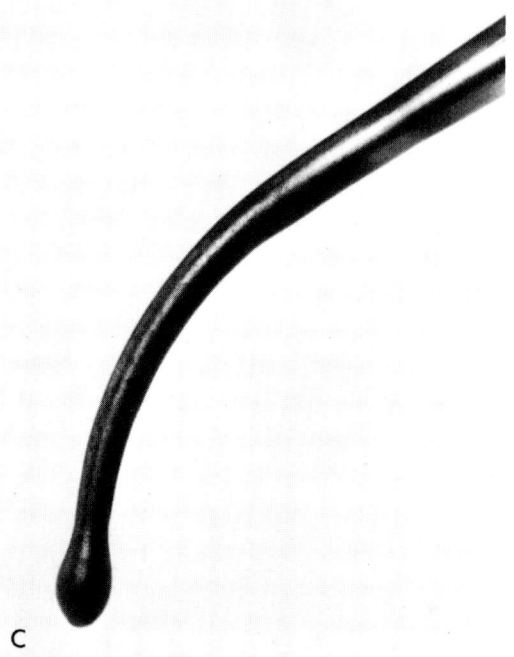

Abb. 10–5 Wachshandhabung. A: Stellung des Wachsinstruments in der Flamme; B: Aufnehmen von Wachs; C: Wachstropfen an der Instrumentenspitze (siehe Text).

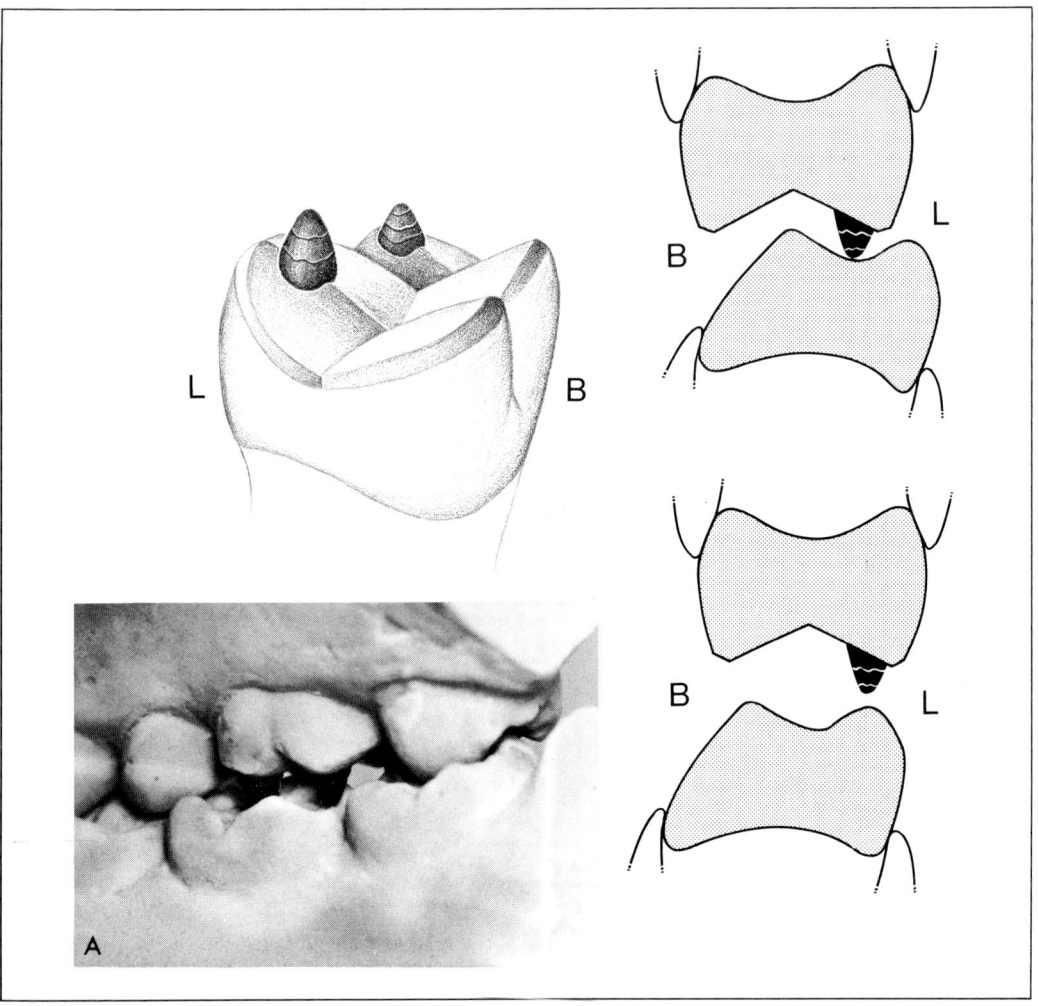

Abb. 10–6A Aufbau der unterstützenden Höcker. Oben links: rechter erster Oberkiefermolar, der durch Aufklappen des Artikulatoroberteils aufwärts orientiert ist. Die Höckerkegel für die palatinalen Höcker wurden in Wachs aufgebaut. B: bukkal; L: lingual. Unten links: Die aufgewachsten Kegel okkludieren auf den zentrischen Stops der unteren ersten Molaren. Oben rechts: Unterstützende Höckerspitze in Kontakt mit zentrischem Stop, der in Schritt 1 auf dem Unterkiefermolaren eingezeichnet wurde. Unten rechts: Laterale Bewegungen wie Arbeitsbewegungen nach rechts und in Protrusion sollten ausgeführt werden, um sicherzustellen, daß die aufgewachsten Höcker nicht kollidieren.

Übersicht über die Schritte des Aufwachsens

Schritt 1: Lokalisieren und Markieren der zentrischen Stops auf den präparierten und den antagonistischen Zähnen.

Schritt 2: Aufbau von unterstützenden Höckern (Abb. 10–6A).

Schritt 3: Aufbau der zentrischen Stops für die antagonistischen Höcker (Abb. 10–6B).

Schritt 4: Aufbau der nichtunterstützenden Höcker (Abb. 10–6C).

Aufwachsen der funktionellen Okklussion – 1

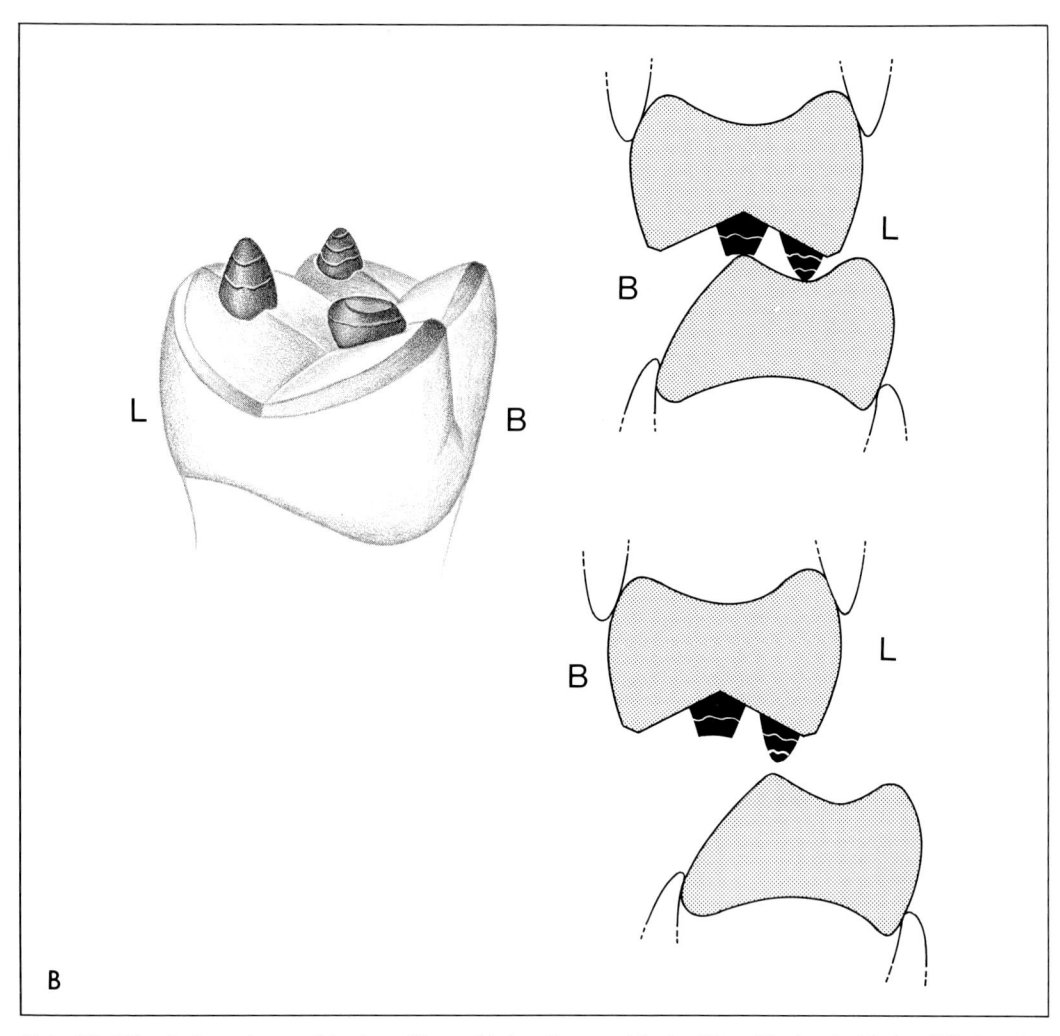

Abb. 10–6B Aufbau der zentrischen Stops. Links: Der zentrische Stop für den bukkalen Höcker des rechten unteren ersten Molaren wird in der zentralen Fossa des oberen ersten Molaren entwickelt. Oben rechts: Die Höhe des zentrischen Stops wird in der zentrischen Okklusion festgelegt. Unten rechts: Die Kurvatur der Zentrik wird durch exzentrische und protrusive Bewegungen festgelegt.

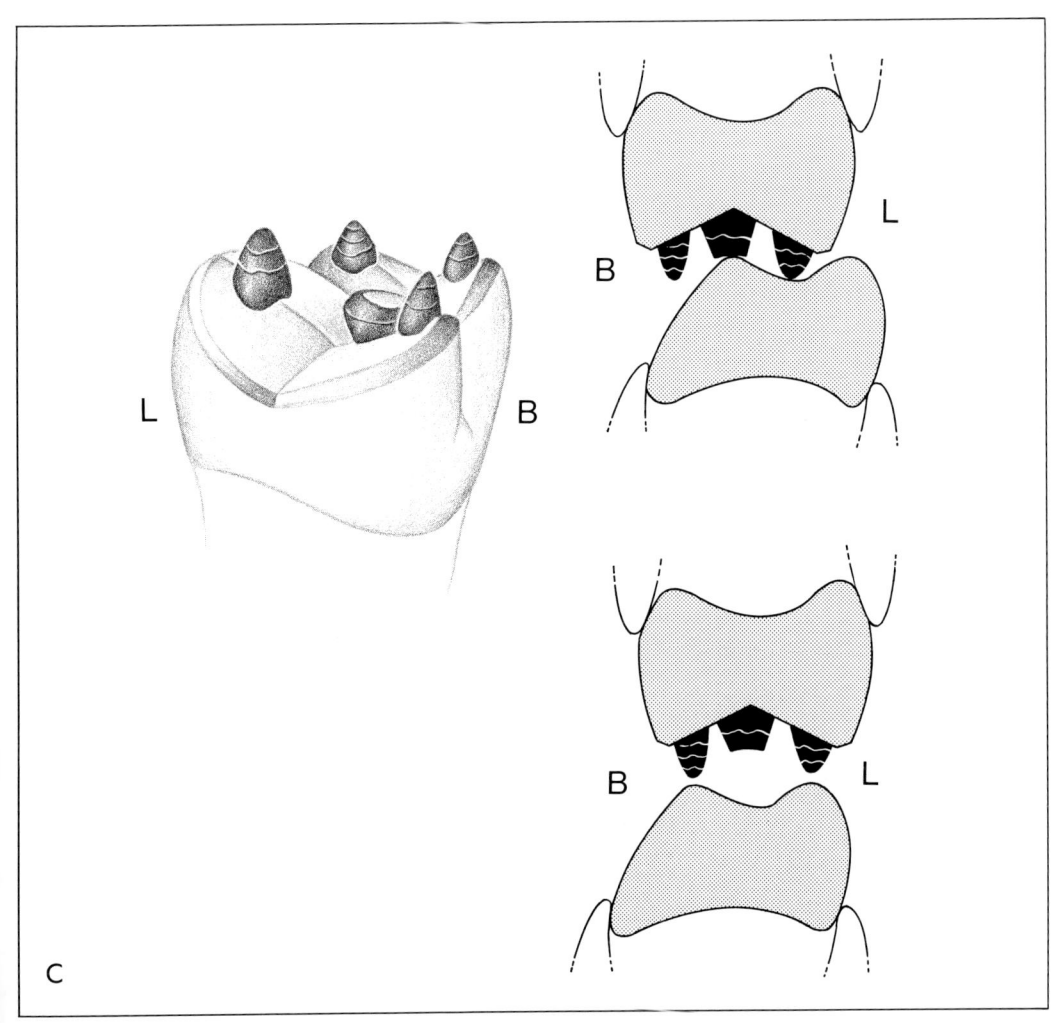

Abb. 10–6C Aufbau der nichtunterstützenden Höcker. Links: Bukkale nichtunterstützende Höcker sind aufgewachst. Oben rechts: Die Höhe der bukkalen Höcker wird der Höhe der anderen bukkalen Höcker der rechten Seite und dem nötigen Überlappen (Overlap) angepaßt. Unten rechts: Die Höckerhöhe sollte auf die funktionellen Bewegungen abgestimmt sein.

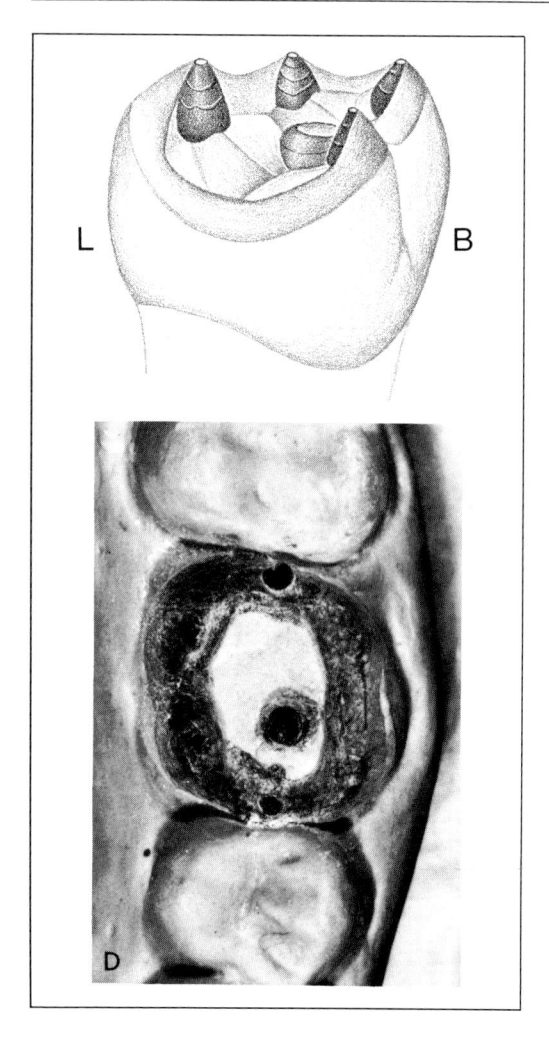

Abb. 10–6D Aufbau der Höckerleisten, der Randleisten und der axialen Konturen. Oben: Höckerleisten werden entsprechend den lateralen und protrusiven Bewegungen ausgeformt. Bei der Protrusion darf kein Kontakt auf den distalen Leisten des distobukkalen Höckers auftreten. Bei alleiniger Eckzahnführung besteht auf den Höckerleisten kein Kontakt. Er kann aber in gewissen Fällen mit Gruppenkontakt vorhanden sein. Die palatinalen Höckerleisten sollen in der Zentrik (CR oder CO) keinen Kontakt haben, auch in lateralen Bewegungen nicht. Bukkale Höckerleisten dürfen in der Zentrik ebenfalls keinen Kontakt haben. Marginalleisten (Randleisten) sollten nur in der Zentrik (CR oder CO) in Kontakt stehen. Die axialen Konturen sollten in gar keiner Stellung oder Bewegung in okklusalem Kontakt stehen. Unten: Aufgewachste Höckerleisten, Randleisten und axiale Konturen.

Abb. 10–6E Aufbau der triangulären Leisten. Links: Trianguläre Leisten werden so aufgewachst, daß in zentrischer Relation und zentrischer Okklusion und in Protruions- sowie Balancebewegungen kein Kontakt auftritt. Die Kontakte auf der Arbeitsseite sind abhängig von Gruppenfunktion oder reiner Eckzahnführung. Rechts: Trianguläre Leiste und axiale Flächen stehen in der Zentrik ohne Kontakt.

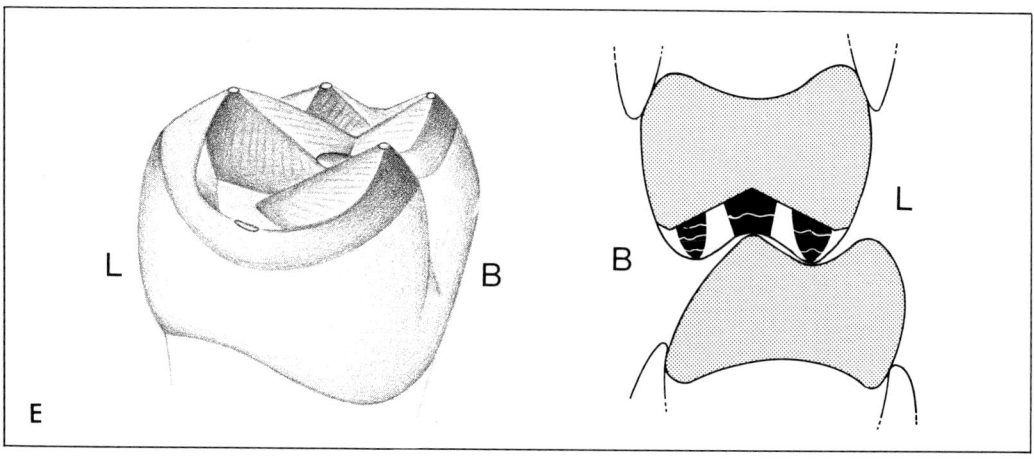

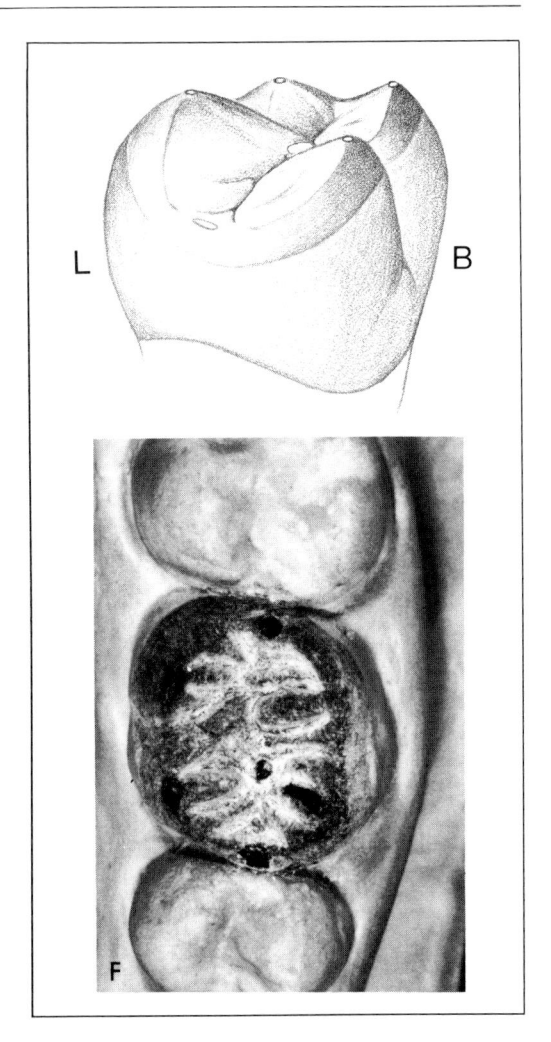

Abb. 10–6F Abschluß des Aufwachsens. Oben und unten: Das Wachs wird geglättet und dann mit Zinkstearat-Pulver bestäubt, um das Vorhandensein der zentrischen Stops auf den unterstützenden Höckern (L), in der zentralen Fossa und auf den mesialen und distalen Randleisten zu zeigen. In der Zentrik existieren keine weiteren Kontakte. Die Wachskegelspitzen sind auf den bukkalen nichtunterstützenden Höckern immer noch sichtbar (B). Unten: Die einzigen Kontaktmarken, die in der seitlichen und protrusiven Exkursion erlaubt sind, sind jene, die die lingualen Aspekte der bukkalen Höcker betreffen, und auch sie sind nur erlaubt, wenn eine solche Funktion indiziert ist. In der Protrusion sind überhaupt keine gestattet.

Schritt 5: Aufbau der Höckerleisten, der Randleisten und der axialen Konturen (Abb. 10–6D).
Schritt 6: Aufbau der triangulären Leisten und Furchen (Abb. 10–6E) und Vervollständigung des Aufwachsens (Abb. 10–6F).

Aufwachsen zur Funktion

Die Grundsätze, die hier beschrieben werden, eignen sich für die meisten Okklusionsbeziehungen. Die Illustrationen aber beschreiben eine standardisierte oder normale Okklusion mit geringen Abweichungen. Die Bahnen für die Höckerbewegungen werden in Abbildung 10–7 gezeigt. Die Kenntnis der Bahnen der unterstützenden Höcker hilft bei der Entscheidung, in welche Exkursionen der Artikulator während des Aufwachsens geführt werden soll.

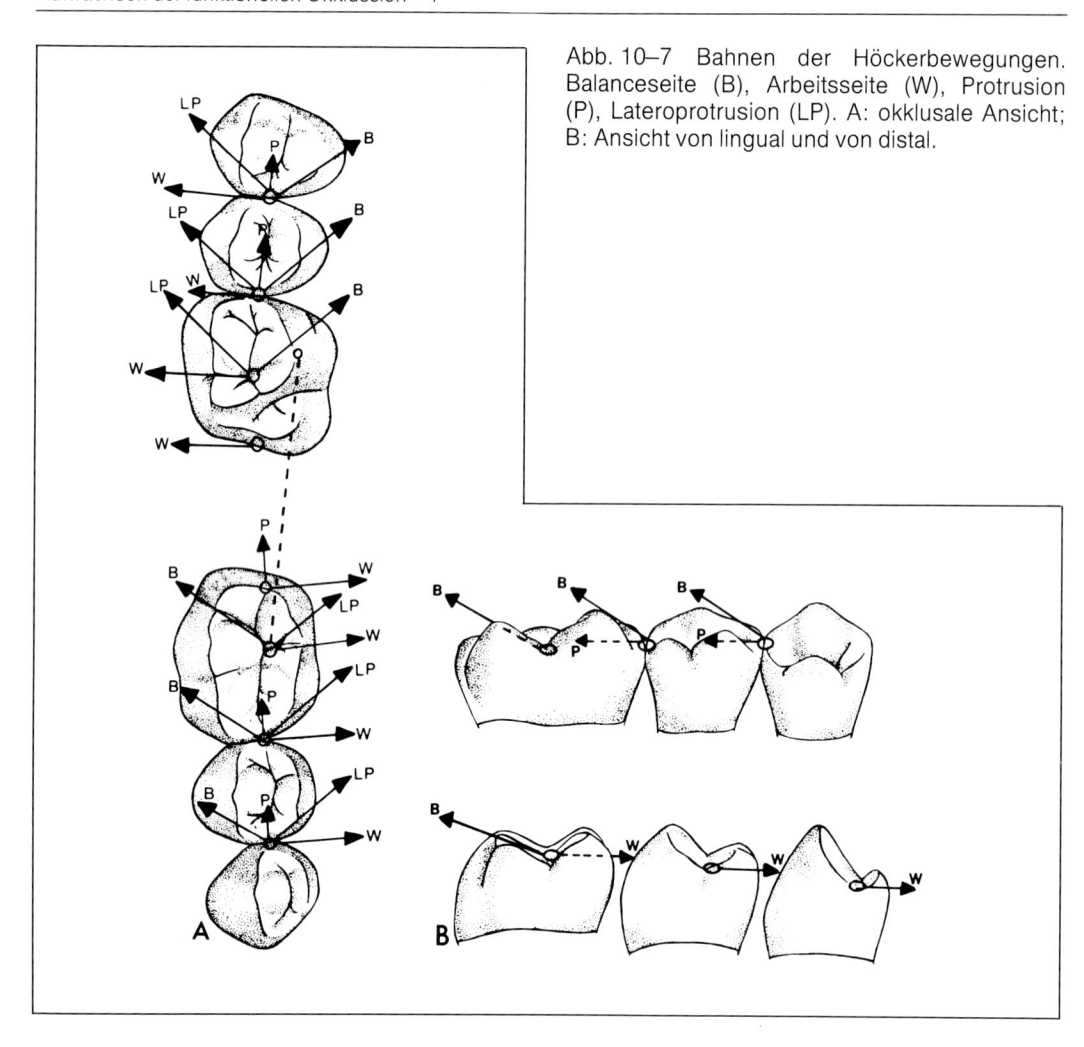

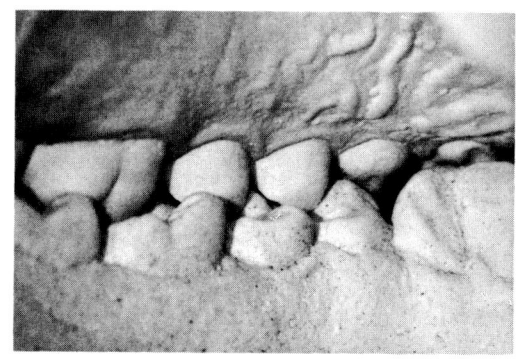

Abb. 10–7 Bahnen der Höckerbewegungen. Balanceseite (B), Arbeitsseite (W), Protrusion (P), Lateroprotrusion (LP). A: okklusale Ansicht; B: Ansicht von lingual und von distal.

Abb. 10–8 Höcker-Fossa-Beziehungen und ihr Potential für Kollisionen während der Bewegung (siehe Text).

Schritt 1: Lokalisation der zentrischen Stops auf der antagonistischen (vorhandenen) Okklusion

Zentrische Stops liegen in der Nähe der „Fluchtwege" (Furchen zwischen den Höckern), die den unterstützenden Höckern die Funktion gestatten, ohne daß sie mit anderen Höckern zusammentreffen oder mit anderen Teilen der Zahnflächen interferieren.

Merke: Wegen der Bewegung der unterstützenden Höcker eignen sich nicht alle Fos-

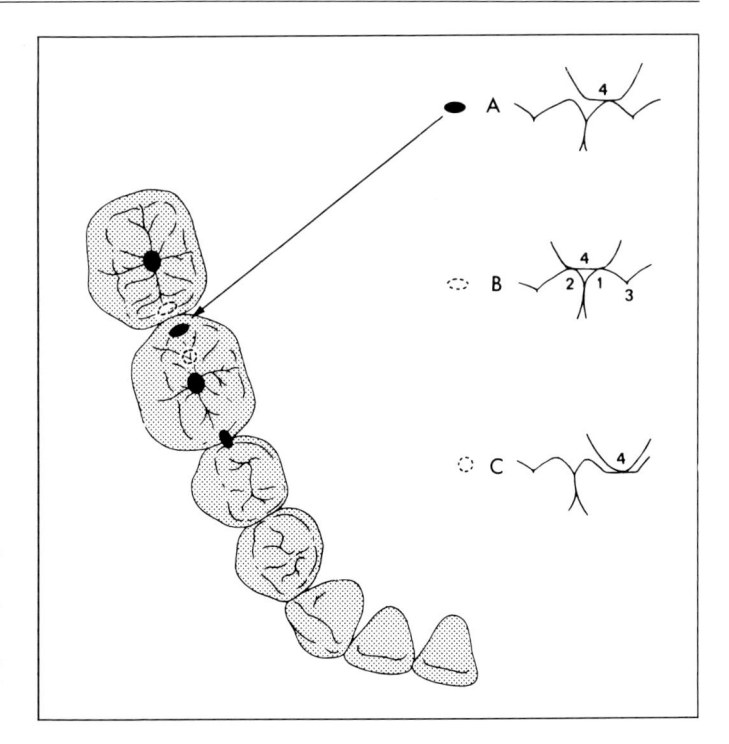

Abb. 10–9 Aufwachsschritt Nr. 1. Die zentrischen Stops werden lokalisiert. 1: distale Randleiste des unteren ersten Molaren (Zahn 46); 2: mesiale Randleiste des zweiten Unterkiefermolaren (Zahn 47); 3: distale Fossa des Zahnes 46; 4: distolingualer Höcker des Zahnes 16.

sae als zentrische Stops; ein unterstützender Oberkieferhöcker in einer mesialen Fossa eines Unterkiefermolaren würde bei einer Balancebewegung mit den Höckern der Unterkieferzähne kollidieren (Abb. 10–8).
Nun werden die zentrischen Stops für die vorgesehenen unterstützenden Höcker lokalisiert und auf den gegenüberliegenden Okklusalflächen markiert. Folgende okklusale Beziehungen tragen zur Stabilität bei: 1. eine unterstützende Höckerspitze, die mit einer ebenen Fläche in einer Fossa in Kontakt tritt, 2. ein unterstützender Höcker mit einer flachen Spitze, der auf einen Randwulst trifft, 3. ein flacher unterstützender Höcker, der mit zwei Randwülsten in Kontakt tritt, und 4. eine unterstützende Höckerspitze, die eine flache Zone in einer distalen Fossa berührt (Abb. 10–9).
Höcker, die nur mit einem Randwulst okkludieren wie in A der Abbildung 10–9, erlauben unter Umständen dem distalen Höcker nach distal zu wandern. Der distopalatinale Höcker des oberen rechten Molaren sollte, um okklusale Stabilität zu erhalten, auf dem distalen Randwulst des rechten unteren ersten Molaren und auf dem mesialen Randwulst des rechten unteren zweiten Molaren okkludieren.
Als Übung sollten in Abbildung 10–9 die Orte der zentrischen Stops und die Bewegungsbahnen der unterstützenden Höcker des rechten unteren Schneidezahns, des Eckzahns und des Molaren eingezeichnet werden.

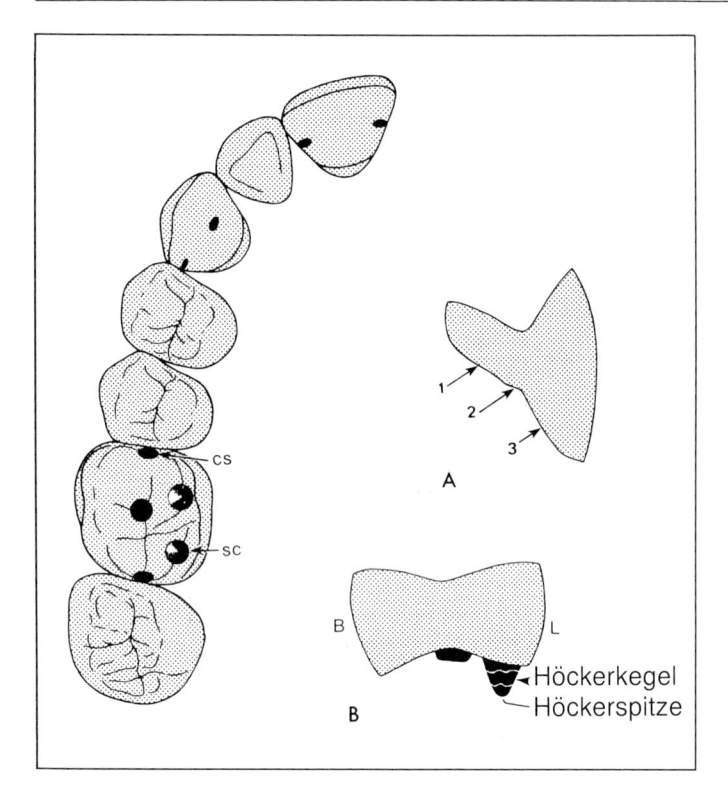

Abb. 10–10 Aufwachsschritte 2 und 3. Schritt 2: Entwicklung der unterstützenden Höckerspitze (SC); Schritt 3: Entwicklung der zentrischen Stops (CS) für die antagonistischen Höcker. B: bukkal; L: lingual; 1, 2 und 3: potentielle Orte für zentrische Stops.

Schritt 2: Aufbau der unterstützenden Höckerspitzen

Die unterstützenden Höcker sind die bukkalen Höcker der Unterkieferprämolaren und -molaren, die palatinalen Höcker der Oberkieferprämolaren und -molaren und die Inzisalkanten der Unterkieferfrontzähne.
Mit dem Wachsspatel Nr. 1 werden die Höckerkegel auf den reduzierten Zähnen in Richtung der gegenüberliegenden markierten zentrischen Stops aufgewachst. Mit kleinen Portionen Wachs wird so weit gearbeitet, bis der höchste Punkt des Höckers den Stop in zentrischer Okklusion kontaktiert (Abb. 10–10 und 10–11).
Mit dem weichen Pinselende wird Zinkstearat-Pulver auf die zuletzt aufgebrachte Wachsportion gestäubt. Zinksterarat wirkt als „Schmiermittel" und zeigt gleichzeitig den Kontakt an. Die Oberfläche wird durch das Pulver matt. Kontakte mit der antagonistischen Fläche werden glänzend. Das steifere Pinselende wird zum Entfernen des überschüssigen Zinkstearats und Wachses verwendet. Sobald Kontakt hergestellt ist, wird der unterstützende Höcker mit dem Artikulator bewegt, um seine Beziehungen zu den vorhandenen Teilen der gegenüberliegenden Okklusion festzustellen.
Während des ganzen Aufwachsvorgangs werden die Artikulatorbewegungen nach jeder Wachszugabe durchgeführt, um zu sehen, 1. ob weitere Zugaben für Kontakt oder Führung benötigt werden, und 2. ob die Form des aufgewachsten Teils von der Interaktion der antagonistischen Zahnelemente betroffen ist oder nicht. Wenn die Antwort

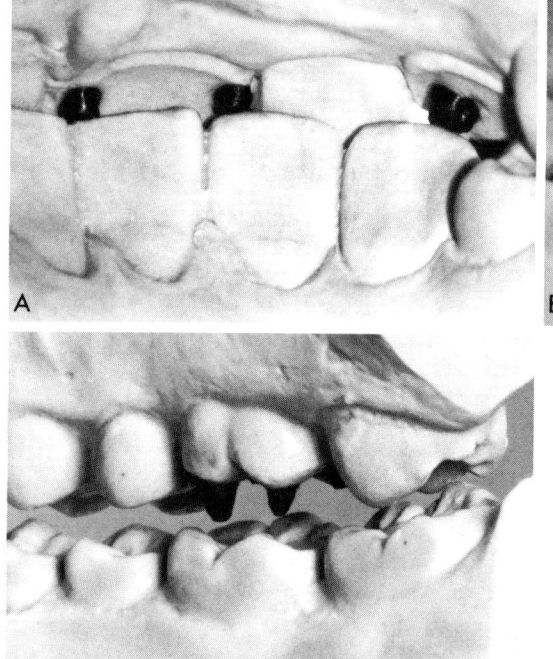

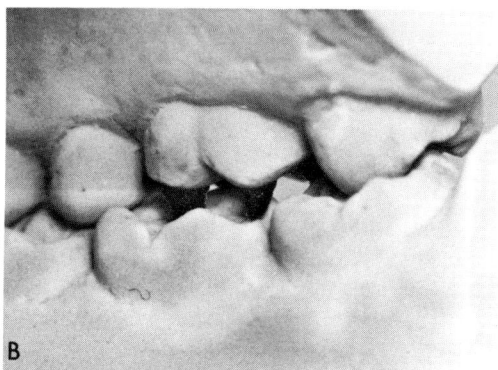

Abb. 10–11 Aufwachsen zur Funktion. Entwicklung von unterstützenden Höckerspitzen auf Schneide- und Eckzahn (A) und auf dem Molaren (B), Untersuchung der Höckerspitzen, um genügend Freiraum für den ersten Molaren bei Arbeitsseitenbewegungen sicherzustellen (C). Die zentrischen Stops auf dem Schneidezahn können auf den Randleisten in Schritt 5 entwickelt werden.

auf beide erwähnten Punkte nein lautet, kann der aufzuwachsende Teil nach dem Muster der idealen Zahnmorphologie ausgeformt werden.

Funktionelle Kriterien

Die aufgewachsten Höcker müssen unter Umständen neu plaziert werden, je nachdem, ob die drei folgenden Kriterien für Bewegungen aus der zentrischen Okklusion heraus erfüllt sind, und zwar für protrusive Bewegung, Arbeitsseitenbewegung und Balancebewegung.

1. Protrusive Bewegung: Es darf keine posterioren Zahnkontakte geben. Die posterioren Höckerkegel bukkal oder lingual so plazieren, daß sie im Zentrum des antagonistischen Zahnes stehen. Diese Maßnahme lenkt auch die okklusalen Kräfte mehr in die Richtung der Längsachse des Zahnes. Die gegenüberliegende zentrale Furche bietet den unterstützenden Höckern Raum, um in protrusive Exkursionen zu gleiten (Abb. 10–7). Die anterioren Zähne sollten in Kontakt treten.
2. Arbeitsseitenbewegung: Entweder der Eckzahn oder mehrere Zähne auf der Arbeitsseite sollen für Arbeitsseitenkontakt sorgen. Die Höckerkegel mesial oder distal einer Vertiefung oder Fossa und in der Nähe von Gruben oder Fluchtwegen plazieren, je nachdem, ob Kontakt oder Zwischenraum erforderlich ist (Abb. 10–10 und 10–11A und B).
3. Balancebewegung: Kein hinterer Zahn soll auf der Balanceseite in Kontakt tre-

ten. Zahnkontakte und Führungen auf der Arbeitsseite bewahren die Höcker vor Kontakten auf der Balanceseite.
Nicht abradierte unterstützende Höckerspitzen sind relativ spitz, aber doch runder, breiter und länger als diejenigen der nichtunterstützenden Höcker. Stark abgeflachte Höcker verlangen nach breiteren Fossae und Furchen. Unterstützende Höcker bilden die höchsten Erhebungen auf der okklusalen Fläche. Deshalb werden sie in der Funktion kollidieren, wenn sie nicht in guter Harmonie mit den Unterkieferbewegungen entwickelt worden sind.
Die Höhe der Höcker steht in Beziehung zu den kondylären und inzisalen Determinanten und zur Tiefe und Richtung der Furchen (Durchgänge, Korridore).
Die unterstützenden Höcker und ihre gegenüberliegenden Stops sind die einzigen Elemente, die Kontakt haben müssen, wenn die Zähne in die Zentrik schließen.
Bevor man den nächsten Schritt macht, wird jedes Höckerelement auf den drei vorher reduzierten Zähnen aufgewachst.

Schritt 3: Aufbau der zentrischen Stops für die antagonistischen unterstützenden Höcker

Die Spitzen der gegenüberliegenden unterstützenden Höcker werden mit einem Bleistift markiert. Nun werden kleine Wachsportionen auf die Stelle des zukünftigen zentrischen Stops in zentrischer Okklusion aufgetragen. Das Wachs nochmals erwärmen und mit dem unterstützenden Höcker in die Unterkieferbewegungen gehen. Die funktionellen Kriterien aus Schritt 2 beachten. Mit dem vorliegenden Schritt werden Höcker-zu-Fossa-Stops und Höcker-Randwulst-Kontakte aufgebaut (Abb. 10–10).

Zentrische Stops auf den anterioren Zähnen können am Zingulum oder auf den Marginalleisten lokalisiert sein, wie in Abbildung 10–10 gezeigt wird. Wenn die anterioren Zähne nicht in Nahkontakt sind, sollte nicht versucht werden, mit dem Aufwachsen Kontakt herzustellen. Um die palatinale Konturhöhe der aufzuwachsenden Zähne zu bestimmen, wird auf die Form der Nachbarzähne geachtet und diese imitiert.
Das Ausmaß des Überbisses (horizontaler Overjet) und des vertikalen Überlappens (Overlap) wie auch die Form der palatinalen Konkavität der oberen Frontzähne beeinflussen die Höckerhöhe und die Tiefe der Fossae der hinteren Zähne.

Schritt 4: Aufbau der nichtunterstützenden Höcker

Nichtunterstützende Höcker sind die lingualen Höcker der hinteren Unterkieferzähne, die bukkalen Höcker der hinteren Oberkieferzähne und die Inzisalkanten der oberen Frontzähne. Im Vergleich zu den unterstützenden Höckern sind sie kleiner und kürzer und liegen näher am äußeren Rand der Okklusalfläche. Dieser Unterschied in Lage und Höhe ist durch den notwendigen Overjet bedingt.
Um die nichtunterstützenden Höcker zu entwickeln, wird Wachs in Richtung der antagonistischen okklusalen Flächen aufgetragen. Diese Höcker treten mit den antagonistischen Okklusalflächen in der Zentrik nicht in Kontakt. Die Länge dieser Höcker wird von der Länge der nichtunterstützenden Höcker der benachbarten Zähne bestimmt (von der Tiefe der gegenüberliegenden Furchen) und von den Parametern der Bewegung der unterstützenden Höcker, wie in A und B der Abbildung 10–12 gezeigt wird.

Aufwachsen zur Funktion

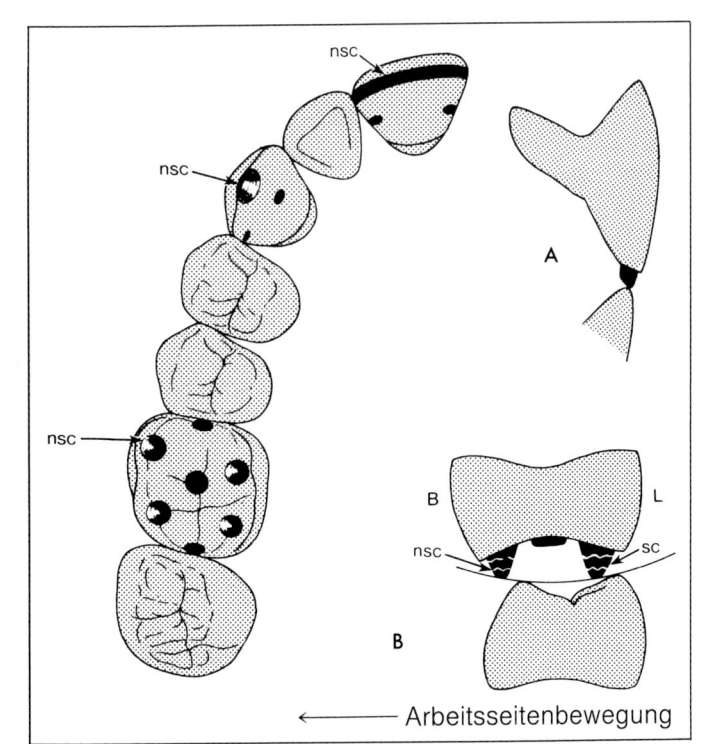

Abb. 10–12 Aufwachsschritt 4. Entwicklung von nichtunterstützenden Höckerspitzen (nsc). A: Inzisalkante in Protrusion; B: Beziehung von unterstützenden (sc) und nichtunterstützenden Höckern bei der Arbeitsseitenbewegung. Die gekrümmte Linie stellt die *Wilson*-Kurve dar.

← Arbeitsseitenbewegung

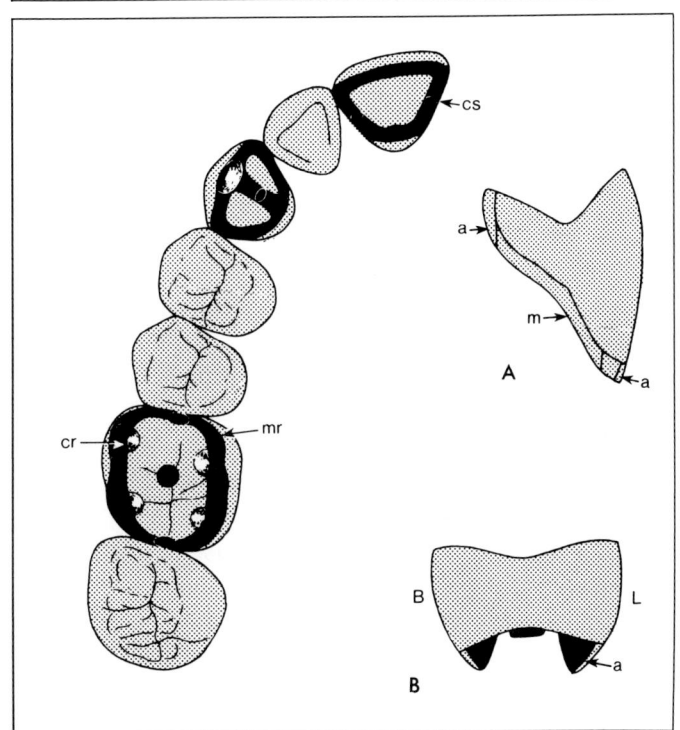

Abb. 10–13 Aufwachsschritt 5. Entwicklung von Höckerleisten (cr), Randleisten (mr) und axialen Konturen (a). Die zentrischen Stops (cs) können auf Randleisten besser in diesem Schritt als in Schritt 2 aufgewachst werden.

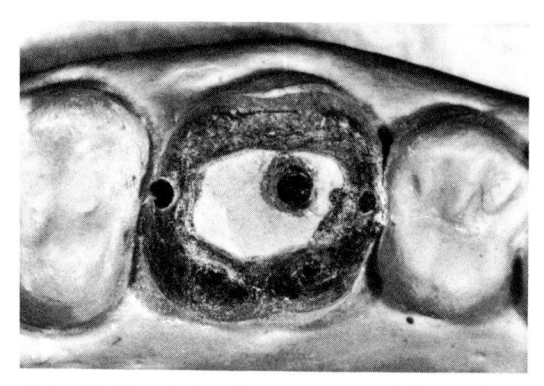

Abb. 10–14 Aufwachsen von Randleisten. Der Gebrauch von Zinkstearat-Pulver ist für die Entwicklung von zentrischen Stops auf Randleisten sehr nützlich.

Die nichtunterstützenden Höcker sollten so plaziert werden, daß sie die funktionellen Kriterien, wie sie in Schritt 2 angegeben sind, erfüllen. Kontakte zwischen unterstützenden Höckern (hintere Unterkieferzähne) und nichtunterstützenden Höckern (hintere und vordere Oberkieferzähne) können Zahnführung für Lateralbewegungen wie in B der Abbildung 10–12 liefern. Laterale Kontakte in Arbeitsseitenbewegungen dürfen nur auf den bukkalen Höckern etabliert werden.

Schritt 5: Aufbau der Höckerleisten, der Randleisten und der axialen Konturen

Die Höckerleisten und Randleisten dehnen sich von Höckerspitze zu Höckerspitze und rund um den Umfang der okklusalen Flächen der hinteren Zähne und der oralen Flächen der vorderen Zähne aus. Diese Leisten bilden die Grenzen zwischen okklusaler und axialer Zahnfläche. Auf den hinteren Zähnen werden sie mesiale und distale Höckerleisten und mesiale und distale Randleisten genannt (Abb. 10–13).

Die axialen Konturen dehnen sich von den Höckerleisten und Randleisten in Richtung auf die Gingiva aus. Es handelt sich um mesiale, distale, bukkale (labiale) und linguale (orale, palatinale) Flächenformen des koronalen Anteils eines Zahnes, wie in B der Abbildung 10–13 gezeigt wird.

Um die Randleisten zu entwickeln, wird Wachs aufgetragen. Teile der Leisten bilden die Grenzen der Umrisse einer Fossa. Die Randleisten sollen nicht zu nahe bei den unterstützenden Höckern modelliert werden oder zu hoch, daß sie mit den Bewegungsbahnen der gegenüberliegenden Höcker interferieren.

Teile der Randleisten können zentrische Stops bilden, das heißt, die distalen Randleisten des ersten und zweiten Unterkiefermolaren kommen als zentrische Stops für die distopalatinalen Höcker des ersten und zweiten Oberkiefermolaren (Abb. 10–14) in Frage.

Teile der Höckerleisten können führende schiefe Ebenen für Arbeitsseitenbewegungen bilden. Die Kontaktbeziehungen und freien Zwischenräume müssen aber in allen Bewegungsrichtungen nach den funktionellen Kriterien aus Abschnitt Schritt 2 überprüft werden.

Um die axialen Konturen zu bilden, wird Wachs aufgetragen. Die Form der modellierten axialen Konturen geht in die Kurvatur der noch vorhandenen Zahnstruktur über. Die axiale Fläche wird so geformt, daß die Gesundheit der gingivalen Gewebe erhalten bleibt. Axiale Flächen können überkonturiert werden, so daß sie mit der Gegenokklusion Interferenzen bilden. Deshalb müssen sie in allen Unterkieferbewegungen überprüft werden. Geeignet für das Modellieren ist das Wachsinstrument Nr. 4. Beim Aufwach-

Aufwachsen zur Funktion

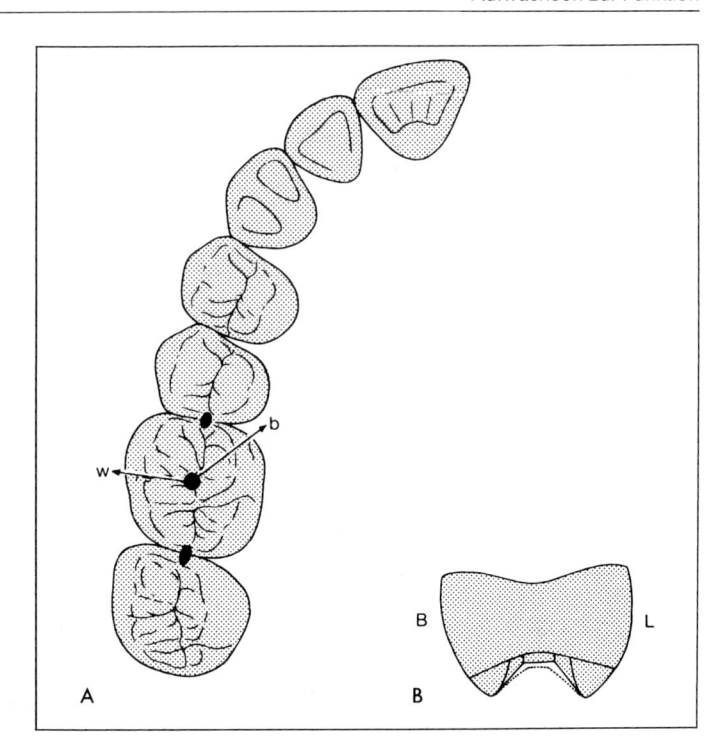

Abb. 10–15 Aufwachsschritt 6. Entwicklung von triangulären Leisten und Furchen.

sen dieser Gebiete ist es einfacher, segmentweise vorzugehen. Kurz bevor das Wachs vollständig erhärtet, wird Zinkstearat-Pulver als „Schmiermittel" und Markierungshilfe aufgebracht. Den neugeformten Wachsteil in Kontakt bringen und durch Artikulatorbewegungen gehen. So lange Wachs auftragen, bis die gewünschte Form erreicht ist. Diejenigen Gebiete, die keinen Kontakt benötigen, sollen bis zum Nahkontakt aufgebaut werden.

Schritt 6: Aufbau der triangulären Leisten und Furchen

Trianguläre Leisten (triangular ridges) dehnen sich von der Höckerspitze bis in die zentrale Schmelzfurche aus (Abb. 10–15). Die gesamte trianguläre Leiste ist an der Höckerspitze schmal und an der Basis breiter, dort, wo sie mit der gegenüberliegenden triangulären Leiste in Kontakt tritt; sie besitzt eigentlich die Form eines dreieckigen Grats. Die zentrale Furche trennt zwei trianguläre Leisten und läßt Raum für unterstützende Höcker in protrusiver Bewegung. Die Höhe eines triangulären Grats wird von den anterioren und posterioren Determinanten in protrusiven und lateroprotrusiven Bewegungen bestimmt. Die mesialen und distalen Grenzen werden durch zusätzliche Furchen und Dellen gebildet. Die Fossa, die einen zentrischen Stop enthält, wird von den triangulären Leisten zusammen mit den Randleisten begrenzt.

Trianguläre Leisten haben abgerundete Oberflächen. Bei der Zahnentwicklung werden die strukturellen Teile der Zähne in Lappen gebildet. Deshalb sind alle Oberflächen

211

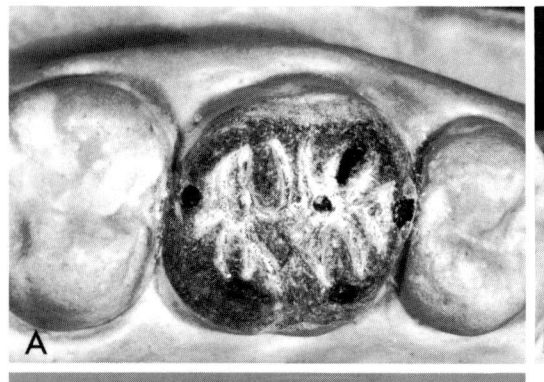

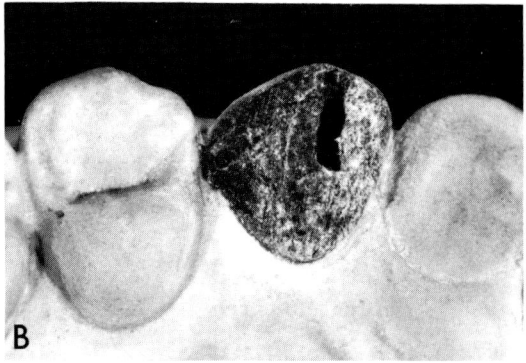

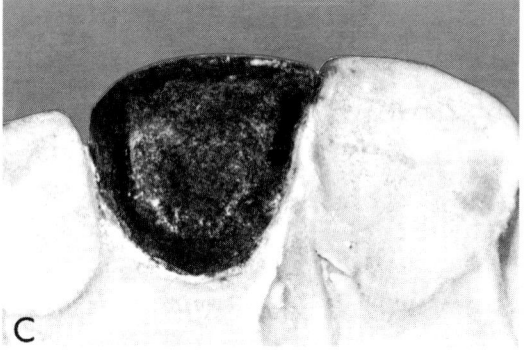

Abb. 10–16 Okklusale Analyse. Die Wachsoberflächen wurden mit Zinkstearat bestäubt, und das Oberkiefermodell wurde in laterale und protrusive Stellungen bewegt. A: zentrische Stops auf dem Molaren und leichter Arbeitsseitenkontakt auf dem mesiobukkalen Höcker; B: Eckzahn-Arbeitsseitenkontakt; C: Inzisivenkontakt in Protrusion. Auf den Molaren gibt es keine Balance- oder Protrusionskontakte.

gekrümmt. Wachs, das in Tropfen aufgetragen wird, wird eine runde Form annehmen. Schnitzen des Wachses und Abreiben oder Abschaben einer Zahnoberfläche schafft abgeflachte Oberflächen oder Gebiete, die nicht gerundet sind.

Für die Ausformung der triangulären Leisten wird Wachs aufgetragen. Die Höhe oder die Lage der Höckerspitze darf nicht verändert werden. Die Leisten sollten nicht zu nahe an den zentrischen Stops aufgewachst werden. Die Winkel und Richtungen der Leisten und Furchen werden von den Bewegungen der unterstützenden Höcker bestimmt, die von der anterioren und posterioren Führung abhängen. Jede Wachszugabe zum Aufbau der Leistenabhänge und Furchenwinkel wird durch Bewegungen überprüft, um die Bildung von Interferenzen zu verhindern.

Entwicklungsbedingte Furchen (developmental grooves) werden zwischen zwei Höckerlappen gebildet und stellen die Hauptdurchgangswege für die unterstützenden Höcker aus der zentrischen Position in Seitbißstellungen dar (Abb. 10–15). Deshalb müssen die Winkel der Furchen in einer Beziehung zu den Höckern in der Funktion stehen. Es muß sichergestellt werden, daß sie weit und tief genug gestaltet werden, um Durchgänge für die Höckerspitzen zu liefern. Mit dem Wachsinstrument Nr. 3 schärft man die Furchenfissur.

Zusätzliche Furchen (supplemental grooves) sind kleinere Furchen, die die okklusalen Flächen auf beiden Seiten der triangulären Leisten in eine Anzahl von Leisten aufteilen und große Oberfläche unterteilen. Diese Furchen minimieren die Gesamtfläche der okkludierenden Elemente und bringen Freiräume und weiter gestaltete Furchen für besseren Durchgang. Die Effizienz beim Kauen hängt ebenso von Gebieten mit Nahkontakt wie von Gebieten mit Kontakt ab.

Okklusionsanalyse (aus der zentrischen Okklusion)

Die aufgewachsten okklusalen Flächen sollten in den Protrusions-, Arbeitsseiten- und Balanceseitenbewegungen analysiert werden. Der inzisale Führungsstift wird angehoben, so daß die Zähne in Kontakt treten und die Führung übernehmen. Die aufgewachsten Flächen werden auf Kontakte in der Arbeits-, Balance- und Protrusionsstellung geprüft (Abb. 10–16A bis C).

Protrusion

Die Wachsoberflächen werden mit Zinkstearat-Pulver bestäubt. Dann werden die Kontakte und mögliche Interferenzen der unterstützenden Höcker während der Protrusionsbewegung auf der aufgewachsten Okklusion beobachtet. Wenn nötig entfernt man Wachs, bis die natürliche und die aufgewachste Okklusion gleiche Kontakte aufweisen. Die Frontzähne bestimmen die Führung für die protrusive Bewegung. Die hinteren Zähne sollten bei der protrusiven Bewegung Kontakt haben.

1. Aufgewachste Okklusion
   a) Führen Sie in der Tabelle die Zahnbereiche (Randleisten, trianguläre Leisten etc.) der aufgewachsten okkludierenden Oberflächen auf, die Interferenzen verursacht haben (dort, wo Wachs entfernt wurde), und diejenigen Bereiche, die Führung gegeben haben (dort, wo das Wachs gerade Kontakt hatte).

Führung	Interferenzen
Mittlerer Schneidezahn	
Eckzahn	
Molar	

b) Was hätte beim Aufwachsen der okkludierenden Flächen vorausgesehen werden können, um protrusive Interferenzen zu vermeiden?

_____

_____

2. Nachdem die Wachssituation analysiert worden ist und die natürlichen Zähne in Kontakt stehen, werden die Kontaktverhältnisse der natürlichen Zähne im Vorbiß genau betrachtet. Markieren Sie mit rotem Farbband die Kontakte. Zählen Sie die Zähne und Zahnbereiche auf, die Interferenzen in der Protrusion bilden.

_____

_____

_____

3. Die Zähne, die in der Protrusion die Führung geben, sind:

_____

_____

_____

Arbeitsseiten- und Balanceseitenbewegungen

Die Arbeitsseiten- und die Balanceseitenokklusionen werden gemeinsam bei einer rechtslateralen und einer linkslateralen Exkursion des Artikulators beobachtet. Bevor die Bewegungen ausgeführt werden, wird Zinkstearat-Pulver auf die aufgewachste Okklusion gebracht. Die Beobachtungen werden in der untenstehenden Tabelle für die Bewegung nach rechts und die Bewegung nach links eingetragen.

1. Seitbißbewegung nach rechts
   Die Zähne auf der Seite des rotierenden Kondylus (Arbeitsseite) stehen in einer funktionellen Beziehung (bukkale Höcker gegen bukkale Höcker). Die Zähne auf der Seite des Kondylus in Translation (Balanceseite) sollten keine funktionellen Kontakte aufweisen, sondern sich frei aneinander vorbeibewegen. Die palatinalen Höcker der Oberkieferprämolaren und -molaren bewegen sich in Richtung der bukkalen Höcker der Unterkieferzähne.
   a) Aufgewachste Okklusion (Arbeitsseite): Tragen Sie in die untenstehende Tabelle die Teile der okklusalen Flächen ein, die Interferenzen verursachen, und diejenigen, die zur Kontaktführung gebraucht werden.

Okklusionsanalyse (aus der zentrischen Okklusion)

Führung	Interferenzen

Mittlerer Schneidezahn _____ _____

Eckzahn _____ _____

Molar _____ _____

b) Was hätte beim Aufwachsen der Okklusion vorausgesehen werden können, um Arbeitsseiteninterferenzen zu vermeiden?
c) Analysieren Sie die Balancekontakte der natürlichen Zähne mit rotem Farbband. Zählen Sie die Zähne und Zahnflächen, die Balanceinterferenzen verursachen, auf.

_____

_____

_____

2. Seitbißbewegung nach links
   a) Tragen Sie die Bereiche der aufgewachsten okklusalen Flächen ein, die Interferenzen bei Balanceseitenexkursion verursachen.

   Mittlerer Schneidezahn _____

   Eckzahn _____

   Molar _____

   b) Was hätte beim Aufwachsen vorausgesehen werden können, um Balanceinterferenzen zu vermeiden?

   _____

c) Untersuchen Sie die Zähne mit rotem Farbband bei der Arbeitsseitenbewegung. Zählen Sie die Zähne und Zahnbereiche auf, die auf der Arbeitsseite interferieren.

___

___

Okklusionsanalyse (aus der zentrischen Relation)

Am Schluß des Aufwachsvorgangs, aber auch während des Aufwachsens von Restaurationen, sollten die Wachselemente mit den Exkursionsbewegungen aus der zentrischen Okklusion und aus der zentrischen Relation heraus in Beziehung gebracht werden. Beim beschriebenen Vorgehen wurde das Aufwachsen nur aus der zentrischen Okklusion heraus durchgeführt. Die zentrische Relation wurde nicht berücksichtigt. Damit läßt sich nur die Wirkung der Bewegung in die und aus der zentrischen Relation zeigen. Der Artikulatur wird jetzt so eingestellt, daß die Modelle in die zentrische Relation gebracht werden können. Diese Korrektur gestattet es, den Einfluß der zentrischen Relationslage auf die aufgewachste Okklusion und auf die nicht aufgewachsten Zähne sichtbar zu machen. Man denke daran, daß die zentrische Relation eine Grenzposition (sagittale Dimension) ist und manchmal während der Funktion und der Parafunktion erreicht wird.

Einstellung des Artikulators

Die vertikale Dimension wird mit Hilfe des Inzisalstifts um 3 bis 4 mm erhöht. Diese Maßnahme geschieht vorübergehend, um das Wachs und den Gips vor unabsichtlichen starken Kontakten in der zentrischen Relation zu schützen.

Der Kondylarstop wird auf Null gestellt. Die Modelle stehen nun in der simulierten zentrischen Relation.

Initiale Kontakte in zentrischer Relation

Nach dem Einstellen der PR-Komponente werden die Kondylarelemente in der Stellung der zentrischen Relation fixiert, indem man die Zentrikverriegelungsschraube anzieht. Der Inzisalstift wird so weit abgehoben, bis leichte Kontakte auf den aufgewachsten Zähnen entstehen.

1. Markieren Sie mit blauem Artikulationspapier die vorzeitigen Kontakte in zentrischer Relation. Zählen Sie die Zähne und Zahnbereiche auf, an denen sich diese vorzeitigen Kontakte befinden.

Okklusionsanalyse (aus der zentrischen Relation)

Oberkiefer _____

_____

_____

Unterkiefer _____

_____

2. Falls solche auf den aufgewachsten Zähnen vorhanden sind, notieren Sie sie.

_____

_____

_____

3. Messen Sie die Öffnungsdistanz (OP) zwischen den Zähnen im Bereich der mittleren Schneidezähne und der Eckzähne (Abb. 10–17).

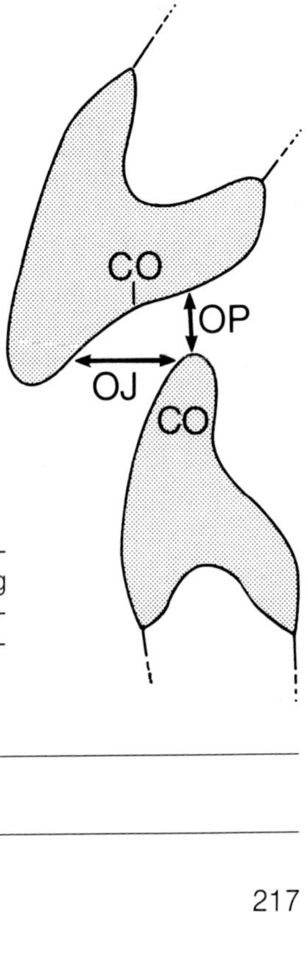

Abb. 10–17 Horizontaler Überbiß (Overjet, OJ) und Öffnung (OP) mit auf Null gestellten Kondylarelementen und -stops (Modelle in zentrischer Relation).

Mittlere Schneidezähne _____

Eckzähne _____

217

Aufwachsen der funktionellen Okklussion – 1

4. Messen Sie die Größe des Overjets (OJ) im Gebiet der mittleren Schneidezähne und der Eckzähne.

Mittlere Schneidezähne _____

Eckzähne _____

Zentrische Relation – zentrische Okklusion

Der mittlere Teil der Abbildung 10–18 ist ein vergrößerter Ausschnitt des Gebiets rund um die Zentrik (*Posselt*-Diagramm). Tritt ein vorzeitiger Kontakt beim Schließen in die zentrische Relation auf, wird jeder Unterkiefer-Stützhöcker mehr posterior und inferior (weiter hinten und weiter unten) stehen als in zentrischer Okklusion. Vom initialen Kontakt in zentrischer Relation wird der Unterkiefer aufwärts und vorwärts abgeleitet. Dabei wird er eine Abgleitbewegung von der zentrischen Relation in die zentrische Okklusion ausführen. In der Sagittalebene hat die Abgleitbewegung eine vertikale (m in Abb. 10–18) und eine horizontale Komponente (l). Wenn der vorzeitige Kontakt und damit alle Interferenzen zwischen zentrischer Relation und zentrischer Okklusion entfernt sind, hat man die Situation der Freiheit in der Zentrik. Wenn diese Freiheit in der Zentrik besteht, kann ein unterstützender Höcker sich frei und ohne Interferenz von der zentrischen Relation in die zentrische Okklusion bewegen.

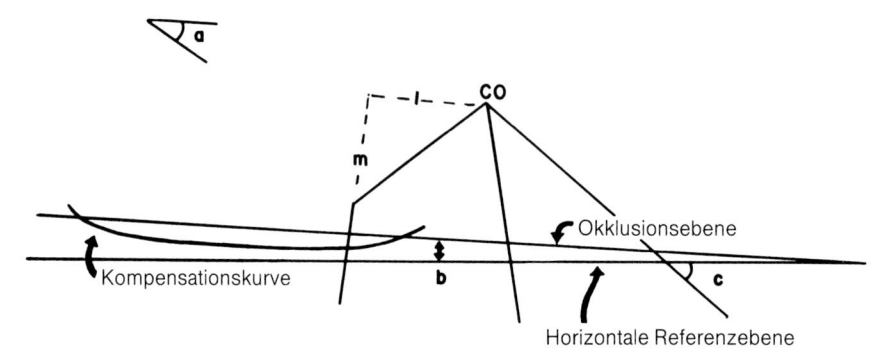

Abb. 10–18 Beziehung der zentrischen Relation zur zentrischen Okklusion (siehe Text). a: Neigung der Kondylenführung; b: Neigung der Okklusionsebene; C: Neigung der Inzisalführung.

Arbeitsseiten- und Balanceseitenbewegungen aus der zentrischen Relation

Mit den entriegelten Kondylarelementen werden aus der zentrischen Relation Seitwärtsbewegungen nach rechts und links ausgeführt. Beobachten Sie die Arbeitsseite und dann die Balanceseite.

1. Gibt es vorzeitige Kontakte, die sowohl auf der Arbeits- als auch auf der Balanceseite als Interferenz auftreten? Wenn dem so ist, welche unterstützenden Höcker in Beziehung zu zentrischen Stops sind betroffen?

Mit grünem Wachs (oder blauem Artikulationspapier oder beidem) werden die Interferenzen auf der Balanceseite lokalisiert. Prüfen Sie die aufgewachsten und die natürlichen Zähne. Zeichnen Sie die Lokalisation der Balanceinterferenzen auf.

Zusammenfassende Analyse

1. Welche Korrekturen müssen an den natürlichen Zähnen (Modellzähnen) ausgeführt werden?

2. Welche Veränderungen wird dies für das Aufwachsen zur Folge haben?

Übungen zu Kapitel 10

1. Entriegeln Sie die Kondylarstops und heben Sie den Inzisalstift an. Bewegen Sie den oberen Artikulatorteil so, daß eine Bewegung von der zentrischen Relation in die zentrische Okklusion ausgeführt wird. Wiederholen Sie dies mit Artikulationspapier. Beobachten Sie die Richtung der Abgleitbewegung von der zentrischen Relation in die zentrische Okklusion.

2. Zeichnen Sie in Abbildung 10–19 ein, wo der Kontakt in zentrischer Relation (CRC) ohne okklusales Einschleifen auftritt.

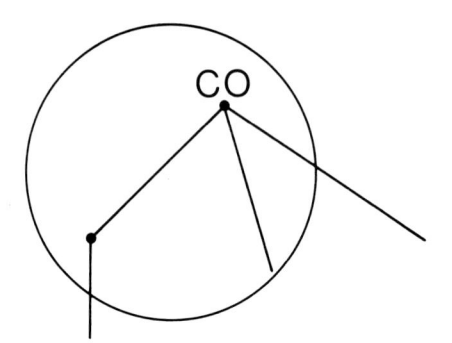

Abbildung 10–19

3. Die Bewegung von der zentrischen Relation in die zentrische Okklusion nennt man ___

4. Zeichnen Sie in Abbildung 10–19 ein, wo CRC nach der Entfernung des vorzeitigen Kontakts liegen sollte.

5. Was ist gemeint, wenn man als Konzept die zentrische Relation und die zentrische Okklusion zusammenfallen oder koinzidieren läßt?

6. Wenn ein okklusales Einschleifen durchgeführt würde, auf welcher Höhe würde die vertikale Dimension in der zentrischen Relation liegen?

7. Der Inzisalstift in Kontakt mit dem Inzisalteller gibt die vertikale Dimension der einartikulierten Modelle an. Wo würde der Inzisalstift nach der Elimination der okklusalen Interferenzen in zentrischer Relation stehen?

8. Welcher Fehler wird entstehen, wenn eine Restauration auf einem Artikulator, der nicht für die zentrische Relation eingestellt werden kann, in zentrischer Okklusion aufgewachst wird?

9. Welche Fehler können resultieren, wenn eine Restauration auf einem Artikulator aufgewachst wird, der keine Seitbißbewegungen erlaubt?

10. Welche Probleme können auftreten, wenn kein okklusales Einschleifen durchgeführt wird, um vorzeitige Kontakte in zentrischer Relation und Balanceinterferenzen zu eliminieren?

Test zu Kapitel 10

1. Die modifizierte Aufwachstechnik, die hier verwendet wird, ist sehr ähnlich derjenigen, die bezeichnet wird als:
   a) Wachsadditionsmethode
   b) Auffüllmethode
   c) Wachs-zu-Wachs-Methode
   d) *Payne*-Methode
   e) alle Bezeichnungen
2. Die Technik ist grundsätzlich verwendbar für die:
   a) Zahn-zu-Zweizahn-Okklusion
   b) Höcker-zu-Fossa- und Höcker-zu-Randleisten-Okklusion
   c) a und b
   d) Höcker-zu-Fossa-Okklusion
   e) a, b und d
3. Welche Teile des aufgewachsten Zahnes sollten Kontakt haben, wenn die Zähne in der Zentrik stehen?
   a) unterstützende Höckerspitzen
   b) zentrische Stops auf Zähnen, die ihnen gegenüber liegen
   c) a und b
   d) axiale Flächen der Oberkiefermolaren
   e) a, b und d

4. Welche Elemente sollten bei der Balancebewegung in Kontakt treten?
   a) die bukkalen Höcker der Unterkiefermolaren
   b) die palatinalen Höcker der Oberkiefermolaren
   c) a und b
   d) keine hinteren Zähne
   e) a, b und d
5. Das Aufwachsen soll man beginnen mit:
   a) unterstützenden Höckerspitzen
   b) nichtunterstüzenden Höckerspitzen
   c) zentrischen Stops in der Fossa
   d) triangulären Leisten
6. Die palatinalen Konkavitäten der oberen Frontzähne werden bestimmt von:
   a) hauptsächlich der Kondylenneigung
   b) nur der Unterkieferbewegung
   c) der posterioren Führung durch Molaren
   d) hauptsächlich der Zahnführung
   e) keinem der genannten Punkte

Die folgenden Anforderungen sollen für die Unterkieferbewegungen gelten, die in den Fragen 7 bis 9 aufgeführt sind.
a) keine anterioren Kontakte
b) keine posterioren Kontakte
c) Entweder der Eckzahn oder mehrere Zähne treten auf der Arbeitsseite in Kontakt.
d) keine posterioren Zahnkontakte auf der Balanceseite
e) keine posterioren Zahnkontakte auf der Arbeitsseite

7. Balanceseitenbewegungen: a b c d e
8. Arbeitsseitenbewegungen: a b c d e
9. Protrusive Bewegungen: a b c d e
10. Wählen Sie die in bezug auf posteriore zentrische Stops zutreffenden Aussagen aus.
    1. Sie werden am besten so plaziert, daß sie in der Längsachse der hinteren Oberkieferzähne stehen.
    2. Sie werden am besten so plaziert, daß sie in der zentralen Fossa der hinteren Oberkieferzähne liegen.
    3. Sie werden am besten auf flachen Partien von Restaurationen hinterer Unterkieferzähne plaziert.
    4. Sie dürfen durch Beschleifen nicht vergrößert werden.
    5. Sie dürfen durch Beschleifen vergrößert werden.
       a) 2 und 4
       b) 1 und 2
       c) 1, 2, 3 und 5
       d) 2, 3, 4 und 5
       e) 1, 2, 3, 4 und 5

11. Bei der Additionswachsmethode wird für die Wachsaufnahme zuerst erwärmt:
    a) die Spitze des Instrumentes
    b) die Mitte des Arbeitsendes
    c) der Schaft des Instruments
    d) der Schaft und die Spitze des Arbeitsendes
    e) b und c
12. Nachdem mit dem Instrument das Wachs aufgenommen worden ist, wird das Instrument in die Flamme zurückgebracht und
    a) das Wachs abgeflammt.
    b) die Mitte des Arbeitsendes erwärmt.
    c) der Ansatz erhitzt.
    d) die Spitze erhitzt.
    e) a und d
13. Wenn ein Instrument mit Wachs in der Mitte des Arbeitsendes in horizontaler Lage in der Mitte des Arbeitsendes erhitzt wird, wird das Wachs fließen:
    a) in Richtung des Schafts
    b) in Richtung der Spitze des Arbeitsendes
    c) a und b
    d) in Richtung der Flamme
    e) a, b und d
14. Zentrische Stops werden bisweilen als zentrische Höcker bezeichnet, wenn sie mit unterstützenden Höckern in Beziehung stehen. Begriffe, die für die bukkalen Oberkiefer- und die lingualen Unterkieferhöcker verwendet werden, sind:
    a) Scherenhöcker
    b) nichtzentrische Stops
    c) a und b
    d) unterstützende Höcker
    e) a, b und d
15. Das Pulver, mit dem man für die Prüfung der okklusalen Beziehungen das Wachs bestäubt, besteht aus:
    a) Zinkstearat
    b) Zinkkarbonat
    c) Kalziumkarbonat
    d) Diatomeenerde
    e) nichts von allem

Kapitel 11

Die Okklusionsschiene

Eine Okklusionsschiene oder okklusale Bißschiene ist ein intraorales Hilfsmittel aus Kunststoff für die Okklusionstherapie. Die Okklusionsschiene wird zu verschiedenen Zwecken verwendet, einschließlich die Behandlung des nächtlichen Zähneknirschens (Bruxismus). Aus diesem Grund wird sie häufig auch Nachtschiene genannt. Die gebräuchlichste Bezeichnung für Schienen, die bei Sportarten mit körperlichem Kontakt verwendet werden, ist Mundschutz (mouth guard). Diese bestehen aus weichbleibendem Material. Obwohl der flexible Mundschutz* für Kontaktsportarten empfohlen wird, sollte er nicht zur Behandlung von Knirschen eingesetzt werden.

Der Begriff Nachtschiene (night guard) sollte durch den Ausdruck Okklusionsschiene oder okklusale Bißschiene ersetzt werden. Im Englischen ist der Begriff „night guard" – ebenso wie im Deutschen der Begriff „Nachtschiene" – sehr geläufig und deshalb schwer ersetzbar. Der Begriff Okklusionsschiene beschreibt nicht nur ein Hilfsmittel zur ausschließlichen Behandlung der nächtlichen Parafunktionen. Er ist allgemeiner und beinhaltet auch die Förderung der okklusalen Stabilität. Die Okklusionsschiene wird auch für andere Zwecke als die Behandlung des Knirschens eingesetzt. Das Ziel dieses Kapitels besteht darin, die theoretischen und praktischen Aspekte der Okklusionsschiene zu beschreiben.

Einführung: Lernziele und Lektüre

Lernziel

Nach dem Durcharbeiten des Kapitels sollte der Leser zu folgendem in der Lage sein:
1. Er sollte zwischen einer Okklusionsschiene und einer Nachtschiene (night guard) unterscheiden können.
2. Er sollte die Indikationen für eine Okklusionsschiene nennen und diskutieren können.
3. Er sollte fähig sein, die Hauptziele der verschiedenen Konzepte des Einsatzes und der Konstruktion von Okklusionsschienen zu diskutieren.
4. Er sollte in der Lage sein, die wichtigsten Maßnahmen zur Minimierung störender Einflüsse auf das Kausystem, die durch den Gebrauch einer Okklusionsschiene entstehen können, zu erörtern.
5. Er sollte die konstruktiven Anforderungen an eine Okklusionsschiene kennen.

---

* Ein grundsätzlicher Nachteil des Mundschutzes (tiefgezogene Schiene) ist, daß das Material von den Inzisiven bis zu den Molaren die gleiche Schichtdicke aufweist. Dadurch wird Knirschen auf den Molaren induziert, wo der Kontakt zuerst erfolgt. Auch die Gelenke werden mit einem Drehmoment belastet. Eine zunehmende Dicke des Materials könnte dieses Problem lösen.

Lektüre

Kobleleski, W. C., III, and deBoever, J.: Influence of occlusal splints on jaw position and musculature in patients with temporomandibular joint dysfunction. J Prosthet Dent 33, 321 (1974).

Rationale Grundlagen für Okklusionsschienen

Die Vorstellungen über die Gestaltung einer okklusalen Bißschiene sind von einer Universität zur andern, von einem Zahnarzt zum andern und von einem Autor zum andern verschieden. Abhängig von der beabsichtigten Wirkung reichen die Konzepte einer „guten" Schiene von weichbleibendem Kunststoff bis Metall, von einer glatten, harten Oberfläche bis zu einer solchen mit maximaler Höckerverzahnung und von Schienen mit Kontakten auf allen Zähnen bis zu solchen, die nur Frontzahn- oder Molarenkontakt aufweisen. Die Indikationen für die Eingliederung einer Schiene reichen von der Verblockung durch die Schienung bis zum orthodontischen Bewegen der Zähne, vom Verhüten des Knirschens bis zur Behandlung von Kopfweh und vom Verhindern der Abrasion bis zur myofunktionellen Therapie.

Der rote Faden, der die verschiedenen Konzepte der Konstruktionsprinzipien der Okklusionsschienen – unabhängig von ihrem Namen – verbindet, ist die Idee, die Zahnreihen voneinander zu trennen. Von der Art und Weise, wie dieses Ziel erreicht wird, und vom Verwendungszweck hängen die Unterschiede der Form und des Einsatzes von Okklusionsschienen ab.

Ziele der Schienentherapie

Das Hauptziel der Okklusionsschiene ist, die Kontaktbeziehungen der Zähne vom übrigen Kausystem zu isolieren. Dabei sollten keine störenden Einflüsse durch die Anwesenheit der Schiene selbst eingeführt werden. Dieses Ziel ist rein hypothetisch, denn es ist unmöglich, die Kontaktbeziehungen vollständig zu isolieren oder einen Fremdkörper wie die Schiene in den Mund einzuführen, ohne störende Einflüsse zu bewirken. Als Behandlungsziel aber ist es recht praktisch, um Kiefergelenk-Muskel-Schmerz-Dysfunktionen, die mit störenden Zahnkontaktbeziehungen im Zusammenhang stehen, durch eine richtig angefertigte Okklusionsschiene unter Kontrolle zu bringen. Ohne dieses Ziel – unabhängig davon, wie hypothetisch es auch zu sein scheint – ist es absolut undurchführbar, eine Schiene zu konstruieren, die ungünstige Kontaktbeziehungen erfolgreich auf ein Minimum bringt und gleichzeitig nur einen minimalen Einfluß (neuromuskuläre Rückkopplung, Feedback) auf das Kausystem hat.

Die Wirkung der Schiene

Das Ergebnis der Behandlung mit einer Okklusionsschiene hängt davon ab, wie nahe man dem Ziel kommt, ungünstige Zahnkontaktbeziehungen zu trennen, ohne neue störende Einflüsse ins Kausystem einzuführen. Wenn man annimmt, daß die Schiene dazu dienen soll, 1. funktionelle Kiefergelenk-Muskel-Störungen zu behandeln und 2. gute Voraussetzungen zur Registrierung der zentrischen Relation für Rekonstruktionszwecke zu schaffen, wäre das Ziel der minimal störenden Okklusionskontakte damit zu erreichen, daß man die obere und die untere Zahnreihe miteinander verdrahtet.

Dies ist aber keine praktische Methode, und sie ist auch nicht besonders wirksam. Eine Okklusionsschiene aus Akrylat zwischen den antagonistischen Kontaktflächen der Zähne ist zumindest praktikabel und auch sehr wirksam. Die Minimierung von störenden Einflüssen auf das Kausystem durch die Schiene selbst ist der schwierigste Teil des angestrebten Zieles.

Minimierung störender Einflüsse von Schienen

Die wichtigsten Maßnahmen zur Verringerung störender Einflüsse auf ein Mindestmaß sind, 1. dafür zu sorgen, daß Gleitbewegungen interferenzfrei sind, wenn alle Zähne mit der Schiene in Kontakt stehen, 2. dem Unterkiefer zu erlauben, in eine stabile Kontaktsituation ohne Interferenz zu schließen, 3. eine vertikale Dimension zu gestatten, an die leicht mit der Ruhelage adaptiert werden kann, 4. den Lippenschluß zu erlauben, falls dies möglich ist, 5. das Schlucken nicht zu beeinträchtigen, 6. das Sprechen nicht zu stören, 7. die Weichteile mit der Schiene nicht zu reizen und 8. möglichst akzeptable ästhetische Bedingungen zu schaffen.

Die okklusale Bißschiene

Die Schienenart, die hier besprochen werden soll, ist in Abbildung 11–1 (S. 228) dargestellt. Sie stützt sich auf alle okklusalen Flächen der Oberkieferzähne und wird durch Kunststoff, der in die Unterschnitte der bukkalen approximalen Zahnzwischenräume paßt, gehalten. Die Schiene wird aus heißpolymerisierendem Kunststoff hergestellt. Sie hat eine glatte Oberfläche, Kontakt mit den unterstützenden Höckern der Unterkieferzähne und eine Eckzahnführung. Die Eckzahnführung diskludiert zentrische Höckerkontakte, sobald seitliche oder protrusive Bewegungen ausgeführt werden (Abb. 11–1B). Der Zweck dieser Art der Führung liegt darin, soviel Rückkoppelung (Feedback) wie möglich außerhalb der Schienenzentrik zu eliminieren.

Exzentrische Kontakte auf einer Schiene können und werden eine asynchrone Muskelaktivität verursachen und führen dazu, daß das Knirschen sogar verstärkt wird. Da die Behandlung von Knirschen und Kiefergelenk-Muskel-Dysfunktionen die Hauptaufgabe der Schiene darstellt, werden exzentrische Interferenzen oder Kontakte (speziell Balancehindernisse) auf der Schiene tunlichst vermieden, und zwar durch die eckzahngeführte Disklusion.

Anforderungen an die Konstruktion einer Okklusionsschiene

Die konstruktiven physikalischen Anforderungen an die Okklusionsschiene sind 1. Überdeckung aller Oberkieferzähne, 2. glatte, ebene Okklusionsflächen für alle unterstützenden Unterkieferhöcker. 3. Freiheit in der Zentrik (freedom in centric), 4. Eckzahnführung für Protrusions- und Lateralbewegungen, 5. keine Inzisalführung, 6. okklusale Stabilität, 7. Verwendung eines wirtschaftlichen Materials, das beim Zahnkontakt den Stoß sanft auffängt und leicht zu beschleifen ist, 8. minimale vertikale okklusale Ausdehnung, 9. minimale Dicke und 10. ästhetische Annehmbarkeit. Einige dieser Anforderungen haben höhere Priorität als andere. Für jede Schiene müssen Kompromisse gemacht werden. Die Punkte 1 bis 6 haben höhere Priorität als die übrigen.

Die Okklusionsschiene

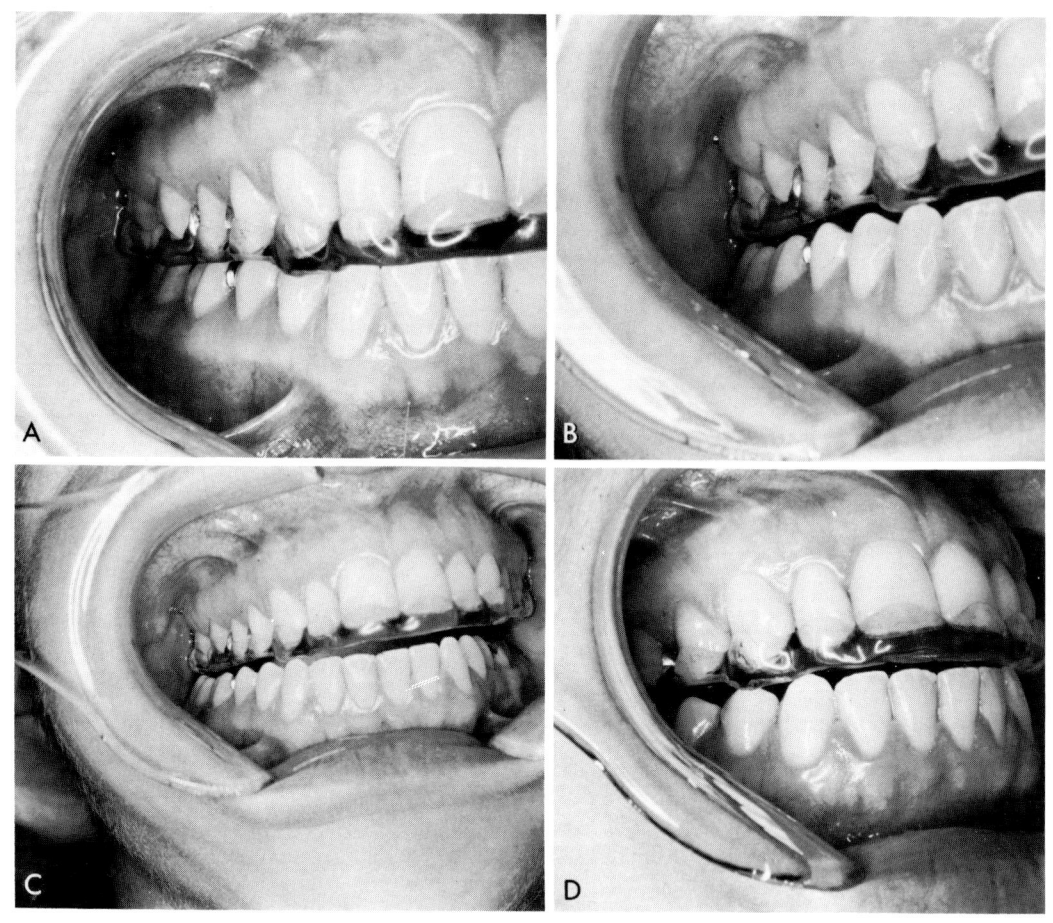

Abb. 11–1 Okklusionsschiene. A: Vollständige Überdeckung der Zahnreihen im Oberkiefer; B: Disklusion durch Eckzahnführung im Seitbiß; C: keine Balancekontakte; D: keine Inzisalkontakte im Vorbiß.

Überdeckung der Oberkieferzähne

Die Okklusionsschiene wird vor allem deshalb im Oberkiefer eingegliedert, weil weniger Schienenmasse benötigt wird, weil die Retention besser ist und weil sie weniger auffällig ist. Die Schiene kann im Oberkiefer normalerweise mit geringerer horizontaler Überlappung, besonders im anterioren Bereich, hergestellt werden. Sie kann häufig hinter der Oberlippe versteckt und so dünn gebaut werden, daß normales oder fast normales Sprechen möglich ist. Sie erlaubt auch den Lippenschluß. Die Ausdehnung der Schiene auf die palatinale Gingiva verleiht ihr zusätzliche Stabilität gegen Verzug. Wo approximales Gewebe aus parodontalen Gründen verlorengegangen ist, können phonetische Probleme mit der Schiene reduziert werden. Eine Schiene im Unterkiefer kann bei *Angle*-Klasse III mit vollständiger Lingualkippung der Oberkieferzähne nötig werden.

Glatte, ebene Okklusalflächen

Eine Schiene mit glatten, ebenen Flächen unterscheidet sich grundlegend von einer solchen mit Höckereinbissen. Diese können ein Grund für "Spielen" mit den unebenen Flächen sein und sogar Knirschen auslösen. Alle Okklusalflächen, die mit unterstützenden Höckern in Kontakt stehen, müssen glatt und eben sein, mit Ausnahme der Eckzahnführung. Hier wird aus der Flächenebene ein Abhang, um eine Disklusion aller Höckerkontakte zu bewirken, ausgenommen derjenigen des Eckzahnes. Eine glatte Politur der Schienenoberfläche, auch in den Bereichen ohne Kontakt, ist wichtig, weil die Patienten dazu neigen, an rauhen Stellen mit der Zunge zu spielen.

Freiheit in der Zentrik

Die angestrebte Freiheit in der Zentrik umfaßt sowohl den Bereich der zentrischen Relation als auch denjenigen der zentrischen Okklusion. Angemessener ist vielleicht die Forderung, im Zeitpunkt der Orientierung des Unterkiefers zum Oberkiefer beim Einartikulieren der Modelle eine Zone des Komforts für die "Schienenzentrik" zu schaffen. Bei gewissen Funktionsstörungen kann nämlich möglicherweise die zentrische Relation nicht erreicht werden. Weil man die genaue vertikale oder horizontale Lokalisation der "Zentrik" (Schienenzentrik) nicht kennt, wird eine kleine ebene Fläche (0,5 mm × 0,5 mm) für die "Freiheit im Kontakt" geschaffen, bevor die Eckzahnführung beginnt. Kontakte beim Schlucken variieren mit der Änderung der Kopfhaltung und anderen Faktoren. Deshalb kommt eine Schließbewegung in einen definierten Punkt praktisch nie vor. Interferenzen, die das Schließen in die "Schienenzentrik" stören, müssen deshalb vermieden werden.

Im Verlauf der Verminderung der Kiefergelenk-Muskel-Schmerz-Dysfunktion ist zu erwarten, daß der Unterkiefer seine Lage ändert. Die Schienenzentrik muß dann durch Einschleifen der neuen Unterkieferlage angepaßt werden, und zwar so, daß die Unterkieferbewegungen ohne Beeinträchtigung durch Interferenzen erfolgen können. Neue Kontaktflächen auf den Schienen müssen wieder eben sein. Für die Höckerbewegungen muß Freiraum geschaffen werden, auch für den Eckzahn. Der Beginn der Führung beim Übergang von der Schienenzentrik in die Eckzahnführung muß besonders beachtet werden.

Eckzahnführung

Die Eckzahnführung wird in die Schiene eingebaut, um Vorbiß- und Balancehindernisse zu vermeiden. Bei normaler Zahnstellung im natürlichen Gebiß erfolgt die Höckerdisklusion bei der seitlichen Bewegung durch den distalen Höckerabhang (cusp ridge) des Unterkiefereckzahns und den mesialen Höckerabhang des oberen Eckzahnes. Bei der Vorbißbewegung aber erfolgt die Disklusion als Folge des Kontakts zwischen dem mesialen Höckerabhang des ersten Prämolaren im Unterkiefer (und dessen bukkaler Fläche) und dem distalen Höckerabhang des oberen Eckzahnes (triangular ridge). Diese Kontaktbeziehung und die Separation der hinteren Zähne durch den Eckzahn bedeuten aber nicht, daß nicht gleichzeitig ein Kontakt zwischen den Frontzähnen auftreten darf. Es kann sogar sein, daß der Vorbiß nur von den Inzisiven geführt wird. Die Schiene hat andererseits die Aufgabe, alle protrusiven oder seitlichen Kontakte, die als Interferenzen oder als Trigger für Knirschen wirken können oder gewirkt haben, zu vermeiden. Auf der Schiene werden sowohl die protrusive als auch die seitliche Disklusion durch den unteren Eckzahn erzeugt.

Keine Frontzahnführung

Die Reaktion der Muskeln auf das Bestehen einer Frontzahnführung und die Tendenz der Patienten, das Knirschen fortzusetzen, wenn die inzisale Führung bestehen bleibt, sind wohl die wichtigsten Gründe, von einer Frontzahnführung abzusehen. Okklusionsschienen sind ohne Frontzahnführung bedeutend wirksamer. Nur dann, wenn andere Einflüsse, die die Wirkung der Schiene beeinträchtigen, gegenüber den Nachteilen einer Frontzahnführung überwiegen, soll diese in Betracht gezogen werden. Wie weiter unten erklärt wird, bringt eine vergrößerte vertikale Dimension durch die Schiene selten ein klinisches Problem. Allerdings kann ein Inzisalkontakt nötig werden, um einen übertriebenen Aufbau der Eckzahnführung, der bis zum Kopfbiß ohne Kontakt führen müßte, zu vermeiden.

Eine Frontzahnführung sollte nur dann Verwendung finden, wenn die Eckzahnführung eine stark störende Vergrößerung der Bißhöhe der Schiene zur Folge hätte. Dies kann bei tiefem Deckbiß, aber auch bei einer starken *Spee*-Kurve der Fall sein. Unter solchen Umständen kann eine Frontzahnführung im vorderen Bereich der Eckzahnführung angewandt werden, damit die Disklusion der hinteren Zähne fortgeführt wird. Die allgemeine Regel lautet jedoch: Verwenden Sie keine Frontzahnführung.

Es ist einfacher, die Führung nur mit dem Unterkiefereckzahn zu entwickeln, als einen ganzen Bereich von Schneidezahnführungen herzustellen. Vom klinischen Standpunkt aus ist es bei einem Deckbiß schwierig, ein „Verfangen" der unteren Schneidezähne hinter einer Frontzahnführung zu vermeiden. Darüber hinaus ist bei Verschwinden der Dysfunktion und Anpassung der Unterkieferlage ein Einschleifen der Frontzahnführung viel schwieriger als die Korrektur der Eckzahnführung.

Okklusale Stabilität

Der Begriff der okklusalen Stabilität wird hier mit mehrfacher Bedeutung verwendet. Zuerst soll er darauf hinweisen, daß der Unterkiefer in keiner Situation die Tendenz haben soll, sich von einer weniger gut abgestützten in eine besser abgestützte Lage zu bewegen. Wenn der Unterkiefer zum Beispiel eine Schließbewegung ausführt, sollten die meisten Höcker der Unterkieferzähne mit der Schiene gleichzeitig Kontakt aufnehmen. Es sollten keine vorzeitigen Kontakte vorhanden sein, die eine Abgleitbewegung in eine stabilere Lage mit multiplen Kontakten bewirken. Ausgenommen davon ist die Eckzahnführung.

Zweitens weist der Begriff der okklusalen Stabilität auf die Abwesenheit von Lageveränderungen, Kippungen, Elongationen oder anderen Bewegungen der Zähne im Schienenbereich hin. Unterläßt man z. B. die Schaffung von zentrischen Stützkontakten (centric stops), werden Zähne elongieren, und es entstehen Interferenzen. Es gibt Schienenarten (z. B. die *Sved*-Schiene), die keinen Kontakt der hinteren Zähne vorsehen. Sie sollten nur für kurze Zeit getragen werden, da die hinteren Zähne die Tendenz zur Elongation haben.

Drittens bezieht sich die okklusale Stabilität auf die Abwesenheit von Kippbewegungen beim Schließkontakt der stützenden Höcker auf der Schiene. Wenn die Schiene richtig eingesetzt ist, sollte sie selbst dann nicht schaukeln, wenn auf irgendeinen Teil der Kaufläche gedrückt wird. Dies ist eine Folge des guten Sitzes und nur indirekt von der Retention durch die Unterschnitte abhängig. Die Retention dient vor allem dazu, die Schiene bei Saugwirkung und gegen die Schwerkraft festzuhalten.

Viertens bedeutet okklusale Stabilität, daß die Schiene keine orthodontische Bewegung der Zähne bewirken soll. Es sollte z. B. kein labialer oder lingualer Druck auf die oberen Schneidezähne wirken, wenn die Schiene getragen wird. Zentrische Kontakte sollten nicht auf schiefen Ebenen oder Höckerabhängen liegen.

Fünftens versteht man unter okklusaler Stabilität eine Beziehung zwischen allen Komponenten des Kausystems, die zu einem funktionellen Gleichgewicht hinführt.

Schienenmaterial

Das perfekte Material für eine Schiene gibt es noch nicht. Zur Zeit ist heißpolymerisierender Akrylatkunststoff das beste erhältliche Material. Ein weicheres Material würde vom Patienten durch Knirschen rasch abgetragen, und die erhoffte Besserung von dysfunktionellen Beschwerden würde nicht eintreten. Metallschienen, speziell jene aus Crom-Kobalt-Legierungen, sind außerordentlich schwierig einzuschleifen, wenn eine Unterkieferreposition eintritt. Darüber hinaus werden die Auffangkräfte beim Zahnkontakt nicht absorbiert, wie dies bei Akrylat geschieht. Überempfindlichkeit von einzelnen Zähnen tritt bei Metallkontakten viel eher auf als bei Kunststoffstops. Die Metallschiene läßt ein Einschleifen bei anfänglicher Kiefergelenkdysfunktion nicht zu und ist bedeutend teurer als Akrylat. Die Vorteile der Metallschiene liegen höchstens in den geringeren Dickendimensionen und damit in geringerer Störung der Weichteilbeziehungen.

Vertikale Dimension beim Kontakt

Es gibt keine wissenschaftliche Grundlage für die Herstellung einer Okklusionsschiene mit einer spezifischen vertikalen Kontakthöhe. Klinische Erfahrungen aber weisen darauf hin, daß sie so klein wie möglich gehalten werden sollte, die anderen Bedingungen aber trotzdem erfüllt sein müssen. Eine Schiene, die anteroposterior dick gestaltet ist, stört den Lippenschluß, erschwert das Sprechen und verursacht stärkeren Speichelfluß. Sie ist auch ästhetisch ungünstiger und kann beim Schlafen stören.

Falls die Bißhöhe der Schiene in den Bereich der Ruhelage kommt, können viele Patienten adaptieren; es gibt aber auch solche, die das nicht vermögen. Die Unfähigkeit der Anpassung kann als Unfähigkeit, die Schiene zu tragen, angesehen werden. Damit wird die Besserung der Dysfunktion unmöglich gemacht, und es kann eine Verschlechterung der Situation, speziell beim Schlucken, eintreten. Wenn ein Patient mit der Schiene beim Schlucken Schwierigkeiten hat, liegt der Grund vielfach darin, daß die Schiene zu dick oder zu klobig ist und den Zungenraum zu stark einschränkt.

Patienten mit Zungenpressen oder einem offenen Biß können besonders große Schwierigkeiten in bezug auf die Einschränkung des Zungenraums zeigen. Die zusätzliche Muskelaktivität kann eine bereits bestehende Hypertonizität der Kaumuskeln noch verstärken.

Die vertikale Dimension wird von mehreren Faktoren bestimmt. Im anterioren Bereich ist die Dicke der Schiene vor allem von der minimalen Dicke beim hintersten unterstützenden Höckerkontakt der Molaren abhängig. Sie kann auch vom Ausmaß der gewünschten Freiheit in der Zentrik beeinflußt werden. Sie ist zudem abhängig von der *Spee*-Kurve und wird von ektopischen Zähnen, der Kiefergelenkführung und dem Maß des Einschleifens, das zu erwarten ist, beeinflußt. Diese Faktoren werden im Einzelnen im Abschnitt „Biomechanik einer Okklusionsschiene" besprochen (Seite 233).

Die vertikale Dimension sollte nicht mit der Lokalisation eines Knackens oder anderer Bewegungshemmungen im Gelenk zusammentreffen. Sie sollte auch nicht so groß sein, daß sie mit dem Schlucken oder im Schlaf interferiert.

Der Kunststoff sollte an allen Stellen mit funktionellem Kontakt unterstützender Höcker nicht weniger als 1 mm dick sein. Er kann über nicht in der Okklusion liegenden Gebieten und über den Weichteilen dünner sein.

Einsatz und Tragen der Schiene

Die vielen Einsatzmöglichkeiten der Okklusionsschiene werden hier nicht in extenso besprochen, aber einige Grundgedanken über ihren Gebrauch sollen als Einführung für die Indikationen einer Schiene erläutert werden. Die Okklusionsschiene wird zur Behandlung von Kiefergelenk-Muskel-Schmerz-Dysfunktionen eingesetzt. Sie dient als diagnostisches Hilfsmittel, um die Okklusion als Ursache von undefinierbaren Schmerzen oder anderen Symptomen unbekannter Genese auszuschließen oder zu bestätigen. Außerdem kann sie als Hilfe zur Registrierung der zentrischen Relation für restaurative Arbeiten benutzt werden.

Von Interesse ist nun die Frage, wann eine Schiene zu verwenden ist – vor oder nach einem geplanten Einschleifen oder sogar im Zusammenhang mit dem Einschleifvorgang. Gewöhnlich wird die Schiene vor dem okklusalen Einschleifen hergestellt und eingesetzt. Dies vor allem bei jenen Fällen, die kein adäquates Einschleifen ohne Schiene gestatten, weil die zentrische Relation nicht erreicht werden kann, oder in denen der Patient eine lange Anamnese früherer Behandlungen und erfolgloser Schleifkorrekturen hat.

Das Einschleifen wird unmittelbar nach der Schienentherapie durchgeführt. Nach dem Einschleifen kann der Patient die Schiene entweder weitertragen, sie periodisch einsetzen oder auch weglassen. Da Knirschen durch psychische und lokale Faktoren ausgelöst werden kann, können bei neuen Streßphasen Knirschen und begleitende Kiefergelenksymptome wieder auftreten. In diesem Fall – auch wenn das Einschleifen schon durchgeführt wurde – kann es nötig werden, daß der Patient die Schiene periodisch wieder tragen muß. Voraussetzung dazu ist, daß sie noch paßt, nachdem sie einige Zeit nicht getragen wurde. Akrylatschienen sollten in Wasser oder bei 100% Feuchtigkeit aufbewahrt werden.

Damit für rekonstruktive Arbeiten die Kieferbeziehungen registriert werden können, muß der Patient unter Umständen während einiger Zeit eine Schiene tragen. Dies ist nötig, damit das Einschleifen korrekt durchgeführt werden kann. Sonst würde eine Hyperaktivität der Muskulatur ein adäquates Einschleifen unmöglich machen. Nach dem Tragen der Schiene kann die Okklusion einfacher und leichter eingeschliffen und die Registrierung der Scharnierachse besser durchgeführt werden. So können Rekonstruktionen im Artikulator korrekt aufgebaut werden.

Biomechanik einer Okklusionsschiene

Eine Okklusionsschiene ist ein mechanisches Hilfsmittel, das das Kausystem in mehrfacher Hinsicht beeinflußt. Die Schiene erzeugt durch ihre mechanische Wirkung biologische Reaktionen. Diese können physiologischer, anatomischer, psychologischer und physischer Art sein und sind entweder direkte oder indirekte Folgen der Anwesenheit der Schiene. Aufgrund der Reaktionen schließt der Behandelnde darauf, wie die Schiene auf die Symptome des Patienten wirkt. Dies geschieht aufgrund der Empfindungen des Patienten. Auf jeden Fall wird von der Schiene erwartet, daß sie bequem ist, nicht stört und für den Patienten als Behandlungsmodalität annehmbar ist. Es wird auch erwartet, daß ungehinderte Bewegungen und Zahnkontakte stattfinden können. Sonst wäre die Schiene wirkungslos. Sie könnte sogar Dysfunktionen hervorrufen oder Symptome verstärken. Zu den biomechanischen Gesichtspunkten bei der Konstruktion einer Schiene, die nun betrachtet werden, gehören vertikale Dimension, Eckzahnführung und Randgestaltung.

Vertikale Dimension

Die Bestimmung der vertikalen Schienendimension sollte nicht ohne Rücksicht auf den Patienten erfolgen. Es gibt gewisse Faktoren beim Patienten, die die Entscheidung über die Größe und das Ausmaß der vertikalen Dimension beeinflussen können. Lippenschluß, Ruhelage (freeway space), Schluck- und Schlafgewohnheiten, Sprechen und psychologische Aspekte können eine Rolle spielen. Sie werden hier noch nicht besprochen. Das früher erwähnte allgemeine Prinzip lautet: Konstruieren Sie die vertikale Dimension so klein wie möglich, aber so, daß die Schiene eine glatte, flache Okklusionsebene ohne Interferenzen behält.

Die Hauptaufgabe der Schiene besteht darin, störende Zahnkontakte zu trennen. Ersetzen Sie deshalb nicht eine Art von störenden Einflüssen durch eine andere, d.h., setzen Sie keine Schiene mit okklusalen Interferenzen ein, z.B. mit unebenen Stellen, die den Patienten zum „Spielen" veranlassen. Die vertikale Dimension wird vom mechanischen Standpunkt aus von den hintersten Unterkiefermolaren bestimmt. Die anteriore Öffnung wäre mit einer flachen bukkolingualen Ebene größer (Abb. 11–2A und B) als mit einer tiefer gesetzten Aufbißfläche (Abb. 11–2C). Obwohl der Konstruktion in Abbildung 11–2A der Vorzug gegeben wird, muß manchmal wegen lingualer Kippung die Form in Abbildung 11–2B angewendet werden. Es kann auch nötig sein, die Schiene wie in Abbildung 11–2C zu konstruieren, falls für das Sprechen eine sehr kleine vertikale Dimension nötig ist.

Die Höhenlage der okklusalen Kontaktebene hängt von physikalischen und physiologischen Faktoren ab. Die Höcker der natürlichen Zähne dürfen sich weder in der Zentrik noch in irgendeiner Exkursion berühren. Für die Freiheit in der Zentrik muß sowohl bei den hinteren Zähnen als auch bei den Eck- und Frontzähnen genügend Platz vorhanden sein.

Die vertikale Dimension ist häufig ein Kompromiß zwischen der Steilheit der Eckzahn-

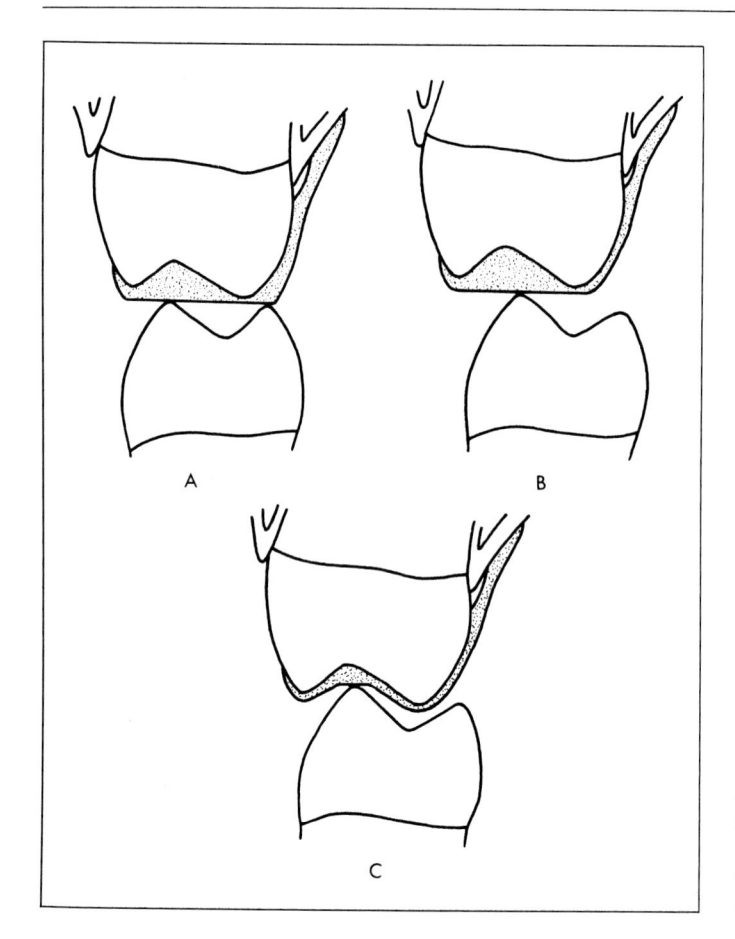

Abb. 11–2 Okklusionsschiene. A: Kontakte auf den bukkalen und lingualen Höckern, wenn dadurch kein Balancekontakt entsteht; B: Kontakte nur auf den bukkalen Höckern bei Lingualkippung der hinteren Zähne; C: versenkte Kontakte, wenn die vertikale Dimension für das Sprechen kritisch ist.

führung und der Notwendigkeit, Balancehindernisse (und -kontakte) sowie Vorbißkontakte zu vermeiden, die durch Weisheitszähne und eine ausgeprägte *Spee*-Kurve bedingt sein können.

Eckzahnführung

Die Eckzahnführung muß beim Seitbiß, beim seitlichen Vorbiß und beim geraden Vorbiß aus der Schienenzentrik bis in die Nähe des Schienenrandes beachtet werden. Die Grenzbewegung auf der Schiene sollte nicht größer sein als die Exkursion bis zum Kontakt der oberen und unteren Eckzahnspitzen (end-to-end occlusion). Der Unterkiefereckzahn, nicht der erste Prämolar, erzeugt die Disklusion bei der Protrusion (Abb. 11–3). Beim Bestehen einer Knirschgewohnheit auf dem Eckzahn ist diese Veränderung für die Muskelfunktion häufig kritisch. Die Höhe der Eckzahnführung in der Grenzstellung sollte gerade ausreichen, um posteriore Disklusion und – soweit vernünftig – auch anteriore Disklusion zu erzeugen. Im Wachs sollte man etwas höher konstruieren, damit der Kunststoff beschliffen und poliert werden kann.

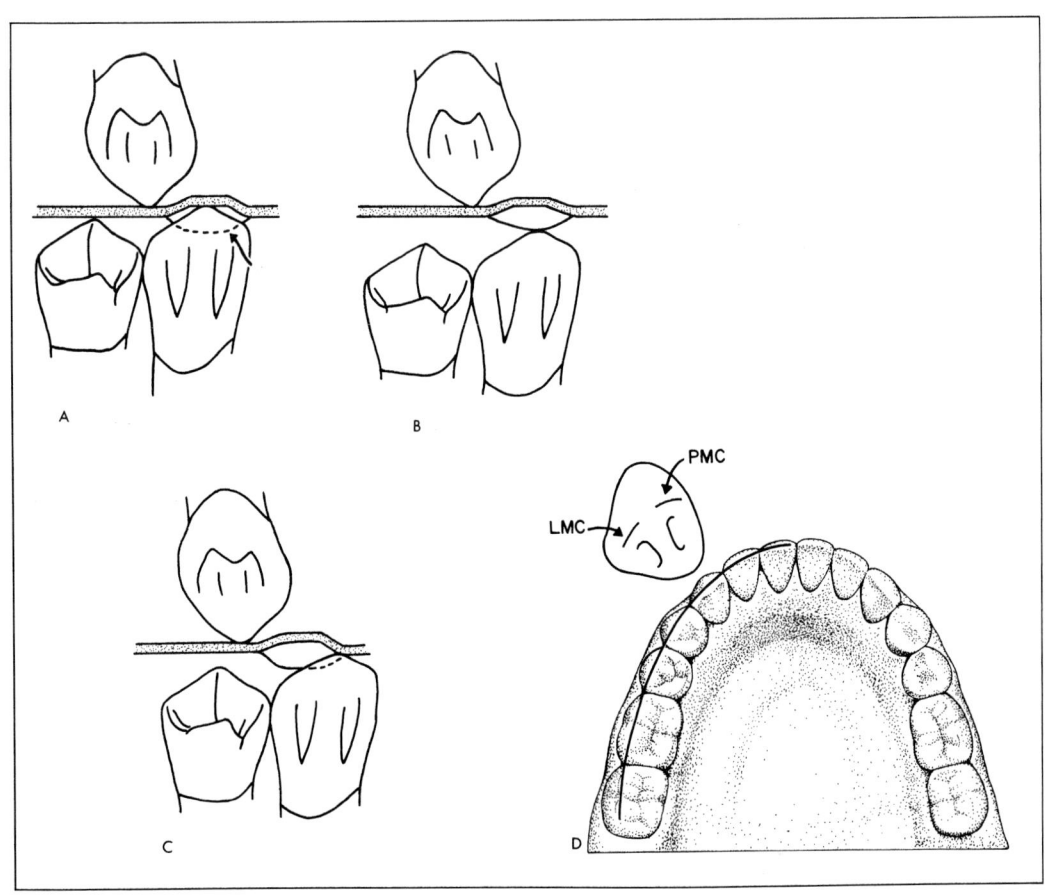

Abb. 11–3A bis C   Eckzahnführung auf der Schiene. A: Lokalisation der Eckzahnführung in der Zentrik; B: Ort der Führung für Seitbißbewegungen; C: Stellung im Vorbiß. Die Vertiefung für den Höcker in zentrischer Okklusion hängt von der gewünschten vertikalen Dimension der Schiene ab.
Abb. 11–3D   Die laterale Eckzahnführung sollte auf der distalen Höckerkante (LMC) und die protrusive Führung auf der mesialen Höckerkante des unteren Eckzahns (PMC) konstruiert werden.

Anwendung

Die Hauptaufgabe der Eckzahnführung ist, einen Balancekontakt im Seitbiß und einen hinteren Zahnkontakt im Vorbiß zu verhindern. Eine starke *Spee*-Kurve, Balancehindernisse und Tiefbiß verlangen eine große vertikale Dimension der Schiene. Das Fehlen einer Eckzahnführung trägt zum Fortbestehen des Knirschens bei. Große Bedeutung für den Erfolg der Schiene hat die korrekte seitliche Lage der Eckzahnführung. Sie muß jede Lateralkomponente der Abgleitbewegung berücksichtigen.

Freiheit in der Zentrik

(freedom in centric)

Freiheit in der Zentrik muß am Kontaktpunkt des unteren Eckzahns auf der Schiene hergestellt werden. Sie sollte 0,5 × 0,5 mm groß sein. Eine solche Fläche (Abb. 11–4)

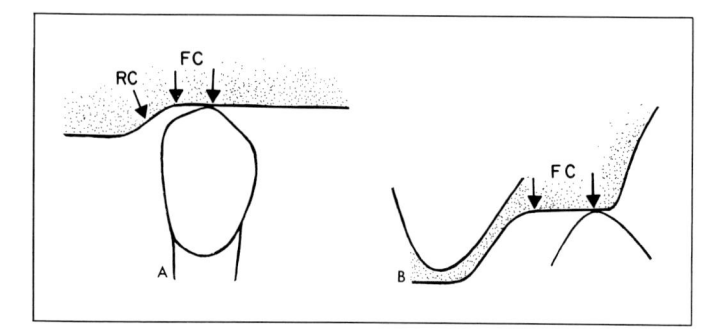

Abb. 11–4 Freiheit in der Schienenzentrik. A: Freiheit in der Schienenzentrik (FC) zwischen den Pfeilen und Eckzahnführung (RC). B: Der Übergang von FC in die Eckzahnführung ist sanft und allmählich.

ist ohne Artikulator im Wachs nur schwierig zu erzeugen. Der Gebrauch eines Inzisalstifts und -tellers drängt sich zur Herstellung der Freiheit in der Zentrik auf. Auch wenn die Schiene im Artikulator hergestellt wird, werden im Munde noch Einschleifkorrekturen der Freiheit in der Zentrik notwendig sein.

Bewegungsmuster

Wenn die Oberfläche der in Wachs hergestellten Schiene mit Zinkstearat-Pulver bestäubt wird und der Eckzahn unter Gebrauch eines Inzisalstifts in den Vorbiß und in den Seitbiß bewegt wird, entsteht ein Muster, das die Spuren der Eckzahnführung darstellt. Die bevorzugten Bahnen beschreiben ein V (siehe Abb. 11–5). Dies ist allerdings wegen der Stellung des Eckzahns nicht immer machbar. Beim Vorbiß sollte die Höckerspitze oder der mesiale Wulst des Höckerabhangs, nicht aber die seitliche Fläche des Höckerabhangs mit der Schiene den Kontakt herstellen. Der Grundsatz der Stabilität besteht hier darin, daß Höckerspitzen und Wülste (Kämme der Höckerabhänge) weniger umleitend und instabil sind als zwei aufeinanderliegende schiefe Ebenen (axiale Flächen des Eckzahns und schiefe Ebene der Eckzahnführung der Schiene).

Form der Eckzahnführung

Die Ausformung oder die Höhe der Eckzahnführung wird bis zu einem gewissen Grad von der Okklusionsebene und der vertikalen Dimension der Schiene bestimmt. Bei einem tiefen Überbiß kann die Eckzahnführung unterhalb der Fläche des hinteren Teils der Schiene beginnen, d. h. unterhalb der Kontakte für die hinteren Zähne. Ein kleinerer vertikaler Überbiß könnte oberhalb des hinteren Schienenteils eine große vertikale Dimension der Eckzahnführung zur Folge haben. Das allgemeine Prinzip lautet: Die Höhe der Eckzahnführung soll vor allem die hinteren Zahnkontakte beim Vorbiß und beim Seitbiß trennen. Die vertikale Dimension der Schiene soll in erster Linie dazu dienen, die *Spee*-Kurve und den vertikalen Überbiß zu kompensieren. Je größer der Überbiß und je kleiner der Radius der *Spee*-Kurve ist, um so größer ist die vertikale Dimension der Schiene und um so steiler ist die Eckzahnführung.

Lage der Eckzahnführung

Die antero-posteriore und laterale Lage der Eckzahnführung ist eines der wichtigsten Kriterien der Schienenkonstruktion. Das allgemeine Prinzip, das befolgt werden muß, lautet: Plazieren Sie die ansteigende Eck-

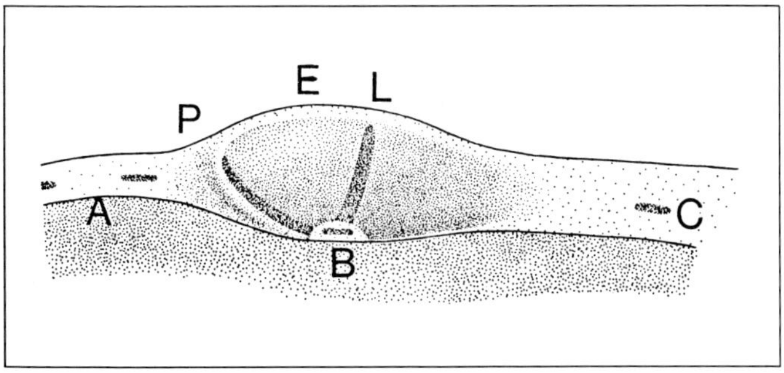

Abb. 11–5 Eckzahnführungsbahnen. Inzisalkontaktgebiet (A), Freiheit in der Zentrik (B), posteriore Kontakte (C); laterale (L) und protrusive (P) Kontaktflächen gehen ineinander über (E).

zahnführung so, daß der Unterkiefer beim Schlucken und beim Öffnen und Schließen keine seitliche Korrekturbewegung machen muß, um einem Eckzahnführungskontakt auszuweichen. Verhindern Sie nicht, daß sich der Unterkiefer in eine Stellung mit geringster Kondylenbewegung begeben kann.

Obwohl die Eckzahnführung bei allen Bewegungen aus der Zentrik Disklusion bewirken soll, um Balancekontakte, posteriore Kontakte und Inzisalführung zu vermeiden, sollte sie nichts erzwingen. Sie sollte nicht zu Schmerzen oder Dysfunktionen führen, sondern zum Punkt minimaler Bewegung auf der Schmerzseite. Sie sollte dem Unterkiefer jederzeit erlauben, direkt und mühelos in eine stabile Lage zu schließen. Sie sollte den Unterkiefer nicht in eine retrudierte oder eine retrudiert seitliche Position forcieren. Eine schmerzhafte Kiefergelenk-Muskel-Dysfunktion hat auf der betroffenen Seite häufig eine Einschränkung der Beweglichkeit des Gelenkes zur Folge. Die Lage der Eckzahnführung sollte eine solche Einschränkung nicht stören – sie sollte keine Gelenkkopfverschiebungen, die durch Umgehen der Eckzahnführungskontakte entstehen, bewirken und damit den Kondylus daran hindern, in einer Stellung minimaler Bewegung auf der betroffenen Seite zu arbeiten.

Die Lage der Eckzahnführung, aber auch die Bißhöhe der Schiene können während der Schienentherapie Korrekturen erfordern. Veränderungen der Kiefergelenk-Muskel-Funktion können verschiedene neue Lagen der Bißhöhe (nach links oder rechts, anterior oder posterior verschobene), aber auch seitliche und Drehbewegungen erzeugen. Kleine Veränderungen der Unterkieferbewegungen wie Schwanken, Neigen und Schlingern (yaw, pitch and roll) können sehr bedeutungsvoll sein.

Führung im Vorbiß

Bei der Führung im Vorbiß muß zwei wichtigen Elementen Beachtung geschenkt werden: der *Spee*-Kurve und der Ausschaltung der Inzisivenführung. Wenn man annimmt, daß die Schneidezahnführung konstant bleibt, muß die Steilheit der Eckzahnführung um so größer sein, je größer der horizontale Überbiß ist, damit Frontzahnkontakte der Schiene vermieden werden. Wenn der größere Teil oder die ganze Vorbißführung auf dem mesialen Abhang des unteren Eckzahns liegt und wenn der Inzisalteller des Artikulators mehr als 60° Neigung aufweisen müßte, sollte eine Bißerhöhung in Be-

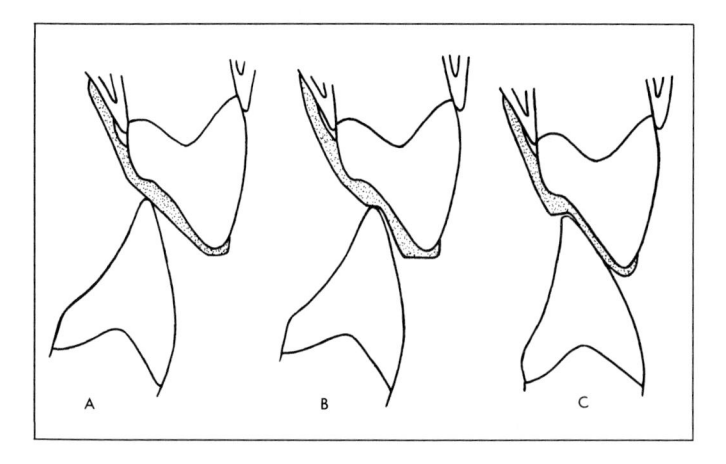

Abb. 11–6 Unkorrekte Eckzahnführung. A: zentrischer Stop auf schiefer Ebene, keine Freiheit in der Zentrik, instabile Stellung; B und C: Der Eckzahn ist mit Führung auf der axialen Fläche gefangen.

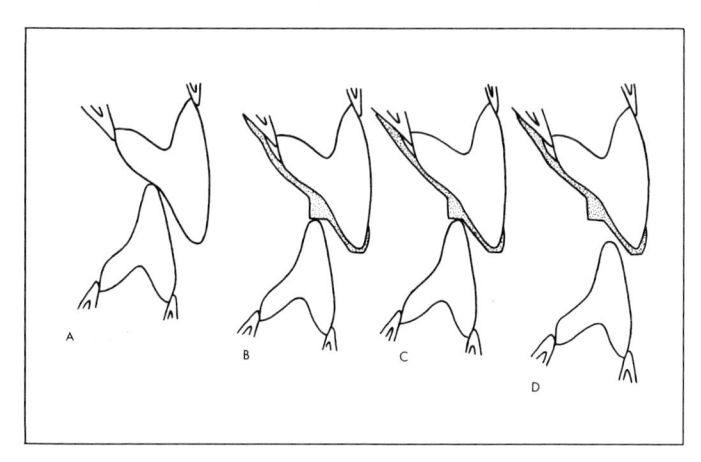

Abb. 11–7 Führung im Vorbiß. A: mittlere Schneidezähne in zentrischer Okklusion; B: zentrische Relation der Schiene; C: Schienenzentrik beim „Klappen"; D: Eckzahnführung in Protrusion ergibt inzisale Disklusion.

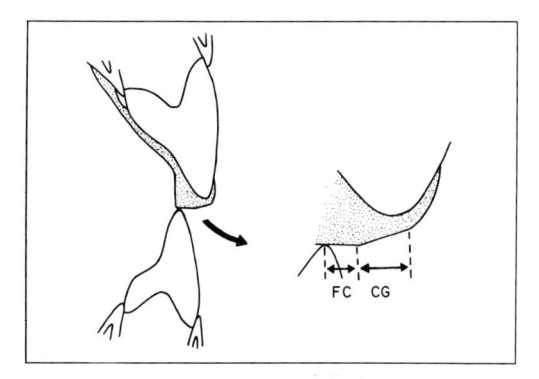

Abb. 11–8 Abwesenheit von Inzisalführung. FC: Freiheit in der Schienenzentrik. CG: Zone der Eckzahnführung. Der Pfeil weist auf die Disklusion durch den Eckzahn hin.

tracht gezogen werden, damit Probleme eines Verfangens des Eckzahns vermieden werden. Abbildung 11–6 zeigt das Fehlen einer Freiheit in der Zentrik und eine Zwangsführung des Eckzahns auf einer schiefen Ebene.

Bei einer Vorbißbewegung des Unterkiefers sollte die Eckzahnführung unmittelbar nach der Freiheit in der Zentrik die Führung übernehmen (Abb. 11–7B und C). Dabei sollte kein Kontakt mit dem Schneidezahnteil der Schiene vorhanden sein (Abb. 11–7D). Falls kaum ein vertikaler Überbiß über den Bereich der Freiheit in der Zentrik (FC) hinaus

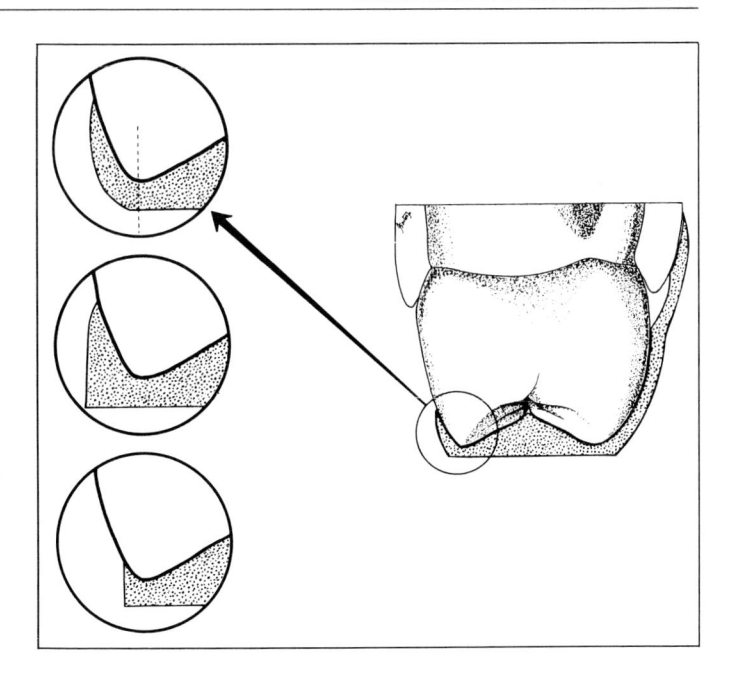

Abb. 11–9 Randgestaltung der Schiene. Der Abschluß der Schiene sollte gerundet und klar über die Höckerspitzen hinaus konturiert werden. Die richtige Form ist durch einen Pfeil gekennzeichnet.

bestehen sollte, sollte die Schiene sofort über den Schneidezähnen ansteigen, damit jede Schneidezahnführung vermieden wird (Abb. 11–8).

Bei Patienten, bei denen natürliche Zähne fehlen, die für eine Eckzahnführung verwendet werden können (fehlende, lockere oder empfindliche Zähne), kann es zweckmäßig sein, eine Schneidezahnführung zu konstruieren, statt den Biß bis zu einer Kopfbiß-Schneidekantenbeziehung zu öffnen. Jeder Fall muß für die richtige Konstruktion klinisch individuell beurteilt werden.

Randgestaltung der Schiene

Auch bei der Verwendung der Eckzahnführung in Seit- und Vorbißstellungen sollte das Schienenmaterial nicht mehr als 1 mm über die bedeckten Flächen der Oberkieferzähne hinausgehen. Der bukkale Rand der Schiene sollte z. B. den Konturen der Eckzahnspitze folgen (Abb. 11–9). Er sollte nicht weiter nach außen reichen, keinen scharfen Rand aufweisen und auch keinen Wulst gegen die Wangenschleimhaut bilden.

Die Konturen auf der Gaumenseite sollten unmittelbar den anatomischen Formen der Gingiva folgen. Der freie gingivale Rand sollte nicht berührt werden, sondern ausgespart bleiben.

Der palatinale Rand sollte ohne Kante in die Rugae und hinter den Prämolaren gleichmäßig auf die Molaren übergehen. Der Schienenrand sollte nicht quer zu den Rugae verlaufen. Im Bereich der zweiten Molaren und im Bereich der Inzisiven sollte die Schiene so dünn wie möglich sein. Unter Umständen muß sie mit einer Stahldrahtarmierung versehen werden, um das Akrylat zu verstärken.

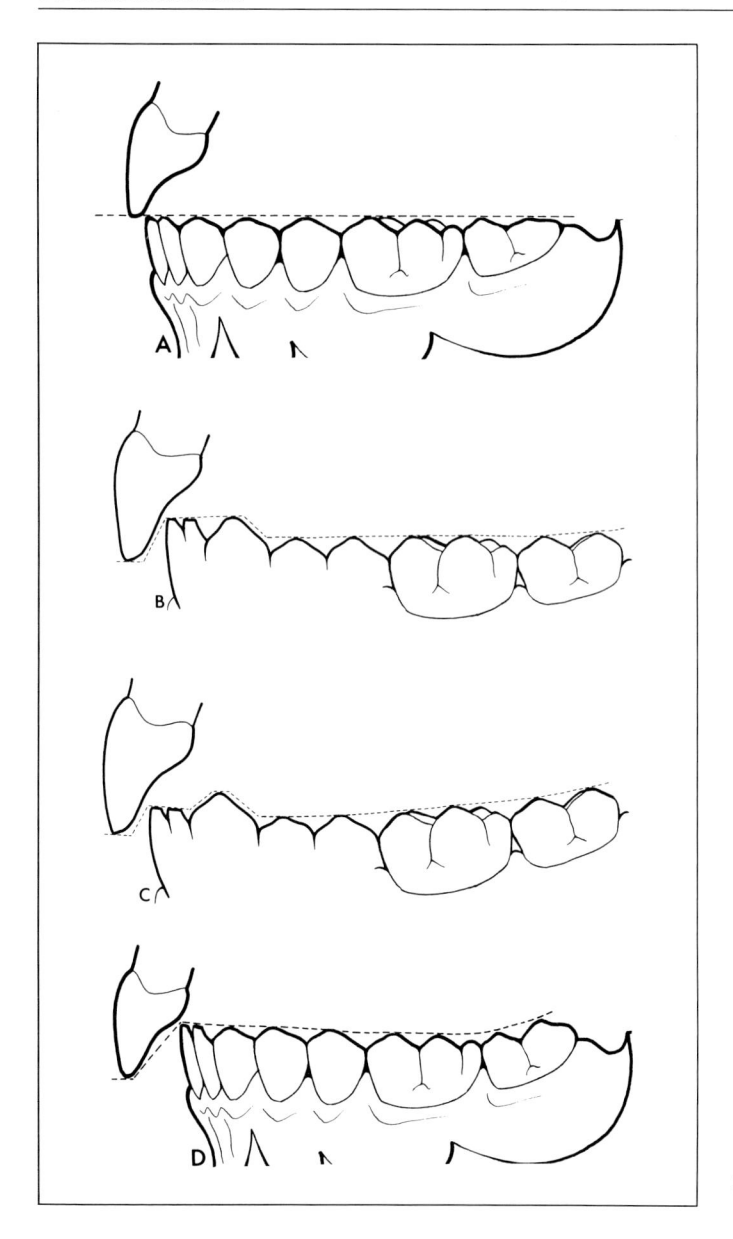

Abb. 11–10 Okklusionsebene. Einteilung in Schienentypen nach der Lage der Okklusionsebene und ihre Konstruktionsart. A: Typ I; B: Typ II; C: Typ III; D: Typ IV.

Okklusionsebene

Aus Gründen der Zweckmäßigkeit werden die verschiedenen Probleme, die die Konstruktion einer Okklusionsschiene aufwirft, nach den vier Arten von okklusalen Beziehungen eingeteilt. Diese Einteilung (Abb. 11–10) ist weder vollständig noch analytisch oder kritisch, sondern bildet hauptsächlich den Rahmen für eine Besprechung der Schienenkonstruktion. Jede der Schienenarten kann differenziert gestaltet werden, je nach individueller Stellung der Zähne. Die unterbrochene Linie stellt das Kontaktgebiet der unterstützenden Höcker des Unterkiefers dar. Die Stellung der Oberkieferschneidezähne kann vor- oder zurückverlegt werden, um den Grad des horizontalen Überbisses zu beschreiben.

Die Schiene mit der Okklusionsebene des Typs I ist praktisch flach und ohne deutlichen Überbiß der Schneidezähne (Abb. 11-10A). Die Bißhöhe wird hauptsächlich von der Höckerhöhe und Fossatiefe der hintersten Molaren bestimmt. Wenn versucht wird, die bukkolinguale Ebene flach zu gestalten, kann eine zu steile Schienenführung am Eckzahn und an den unterstützenden Höckern der ersten Prämolaren auftreten. Auch wenn die *Wilson*-Kurve nicht übertrieben und die Gelenkbahn vernünftig (20° bis 30°) ist, können die Schienendicke und die Eckzahnhöhe beim Typ I zu groß sein. In der Tat ist manchmal die Verwendung einer flachen bukkolingualen Ebene bei diesem Schienentyp nicht möglich, und die zentrischen Stops müssen unterhalb der Höhe der bukkalen und lingualen Höcker angelegt werden, wie dies in Abbildung 11-2C gezeigt wird.

Die Okklusalebene des Schienentyps II (Abb. 11-10B) ist durch einen mäßigen vertikalen Überbiß der Schneidezähne gekennzeichnet. Die Unterkiefereckzähne und -schneidezähne stehen oberhalb der Okklusalebene der Molaren und Prämolaren. Die *Spee*-Kurve ist nur schwach ausgeprägt. Die vertikale Überlappung führt dazu, daß die Dicke der Schiene maskiert wird. Es ist nicht möglich, die Höckerspitzen der Unterkieferzähne auf der gleichen Ebene okkludieren zu lassen. Die Tatsache, daß die Schneidezähne und die Eckzähne praktisch gleich hoch liegen, gestattet es, die seitliche Eckzahnführung weniger steil zu gestalten als beim Schienentyp I. Dies bedingt aber eine ausgeprägtere protrusive Eckzahnführung, damit Schneidezahnkontakte beim Vorbiß und seitlichen Vorbiß vermieden werden.

Die bukkolinguale Ebene ist beim Typ II flach, es sei denn, die *Spee*-Kurve bei den zweiten Molaren sei sehr ausgeprägt. Das schwierigste Problem beim Schienentyp II ist gewöhnlich, den Inzisalkontakt beim Vorbiß zu vermeiden, ohne eine zu starke Eckzahnführung zu schaffen.

Die Okklusionsebene der Schiene des Typs III (Abb. 11-10C) wird durch die hohe Stellung des Unterkiefereckzahns charakterisiert. Obwohl der Einbiß des Eckzahnstops in die Schiene tief ist, gestatten die Beziehungen der Schneidezähne eine Eckzahnführung mit minimaler Überhöhung über das Niveau der hinteren Okklusionsebene hinaus. Sogar bei einer engen *Spee*-Kurve im Bereich der Molaren kann die Schienendicke gering gehalten werden.

Das Hauptmerkmal der Okklusalebene des Schienentyps IV ist die starke Überlappung und niedrige Stellung des Unterkiefereckzahns (Abb. 11-10D). Die hintere Bißhöhe sollte nicht über die minimale bukkolinguale Ebene hinaus erhöht werden, um den Schneidezahnkontakt oder eine Führung zu verhindern. Bei der Okklusalebene des Typs IV ist es schwierig, eine recht hohe Eckzahnführung zu verhindern, wenn man einen Schneidezahnkontakt vermeiden will. Falls auch die *Spee*-Kurve bei den hinteren Molaren zu sehr ansteigt, muß die vertikale Dimension bei den Molaren vergrößert werden. Dies bedingt eine dickere Schiene.

Vertikale Dimension und Eckzahnführung

Die vertikale Dimension bei Schienenkontakt und die Höhe der Eckzahnführung bieten sowohl physiologische als auch ästhetische Probleme. In den meisten Fällen sollte die Höhe der Eckzahnführung minimal sein. Besonders in jenen Fällen, in denen ein tiefer Biß und ein wahrscheinlich großer Verlust von vertikaler Dimension vorliegt, ist eine Schienenhöhe von 6 bis 7 mm am zweckmäßigsten. Ein Patient, der auf einem Eckzahn knirscht, kann die gleiche Kieferstellung auf der Schiene verlockend finden, weiter zu knirschen. Sowohl die vertikale als auch die seitliche Führung sollten so gestaltet sein, daß diese Stellung nicht erreicht werden kann.

Einartikulieren der Modelle

Die Unterkiefermodelle zur Herstellung einer Okklusionsschiene können auf drei verschiedene Arten einartikuliert werden: 1. in zentrischer Relation, 2. in zentrischer Okklusion und 3. in einer offenen vertikalen Stellung, die ungefähr der vertikalen Dimension der Schiene entspricht. Die Wahl der Methode hängt von verschiedenen Faktoren ab.

Merke: Es ist möglich, eine Okklusionsschiene auf einem einzelnen freien Modell des Oberkiefers anzufertigen. Allerdings werden die Verwendung von Schnellpolymerisaten und extensives intraorales Einschleifen außer in Notfällen nicht empfohlen.

Methoden zur Einartikulierung des Unterkiefermodells

Zentrische Relation

Das Unterkiefermodell sollte möglichst in zentrischer Relation einartikuliert werden, weil dadurch die vertikale Dimension für die Schienenherstellung im Artikulator vergrößert wird. Doch ist es bei bestehender Kiefergelenk-Muskel-Dysfunktion oft praktisch unmöglich, eine korrekte zentrische Relation zu erreichen.

Wenn die Split-cast-Methode angewendet wird, soll das Oberkiefermodell mit Kerben versehen und isoliert werden. Die Trennsockelmethode hat für das Einartikulieren in zentrischer Okklusion oder in offener vertikaler Stellung nur einen begrenzten Wert.

Zentrischer Okklusion

Das Unterkiefermodell kann in der zentrischen Okklusion einartikuliert werden, wenn 1. nur eine kleine Diskrepanz zwischen zentrischer Relation und zentrischer Okklusion besteht, 2. keine bedeutende seitliche Abweichung des Unterkiefers beim Öffnen und Schließen beobachtet wird und 3. keine starken seitlichen Abgleitbewegungen in der Zentrik existieren.

Offene vertikale Stellung

Das Unterkiefermodell wird in einer offenen vertikalen Stellung einartikuliert, wenn eine große Diskrepanz zwischen zentrischer Relation und zentrischer Okklusion, eine bedeutende seitliche Komponente in der Abgleitbewegung (>0,5 mm) und eine signifikante seitliche Abweichung des Unterkiefers beim Öffnen und Schließen (2,0 mm bei 3 bis 4 mm vertikaler Öffnung) bestehen. Die Methode gestattet es, die vertikale Dimension der Schiene in einer Unterkieferstellung festzulegen, die nicht gerade mit dem Auftreten eines Knackens des Kiefergelenks zusammenfällt. Außerdem ermöglicht sie es, die Schienendicke (vertikale Dimension) außerhalb oder innerhalb einer schmerzauslösenden Unterkieferstellung beim Öffnen, Schließen oder Pressen zu wählen. Die Registrierung der offenen vertikalen Stellung ist zusammen mit der Registrierung der zentrischen Relation und der zentrischen Okklusion sehr nützlich, um den Ort der Eckzahnführung festzulegen, wenn eine signifikante seitliche Abweichung des Unterkiefers und eine laterale Abgleitbewegung vorhanden sind. Dieser Aspekt wird im Zusammenhang mit der „Plazierung der Eckzahnführung" besprochen (S. 248).

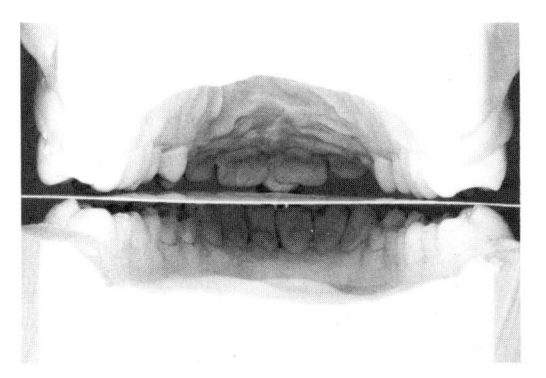

Abb. 11–11 Einstellung des Artikulators. In den meisten Fällen kann das Ausmaß der Kieferöffnung (vertikale Dimension) mit einer Karte zwischen den hinteren Zähnen eingestellt werden.

Vorbereitung zur Wachsmodellierung der Schiene

In diesem Abschnitt soll eine erste Anleitung zur Konstruktion und zur Wachsherstellung einer Okklusionsschiene gegeben werden. Die Grundzüge des Konstruktionsplans der Schiene wurden bereits besprochen. Der erste Schritt bei der Wachsmodellierung einer Schiene ist die Einstellung des Artikulators: die korrekte vertikale Dimension in der Zentrik und in den lateralen Exkursionen.

Einstellung des Artikulators

Der Inzisalteller, der Inzisalstift, der Offset-Stift und der Stift für die Freiheit in der Zentrik (FC-Stift) sollen mit 0,5 mm Freiheit in der Zentrik eingestellt werden. Das obere Modell im Artikulator soll in Protrusionsstellung gebracht werden, so daß sich die Frontzähne leicht berühren. Wenn sich der Inzisalteller schon in Maximalstellung befindet, sollte er, falls nötig, individualisiert werden, damit genügend Führung besteht.

Die Gelenkbahnführung (CG) soll so eingestellt werden, daß sie einigermaßen parallel zur Okklusalebene verläuft (CG>0).

Die lateralen Flügel werden so eingestellt, daß ein leichtes Abheben der Eckzähne bei Seitwärtsbewegungen aus der zentrischen Relation in die zentrische Okklusion erfolgt. Man vergewissere sich, daß die Eckzähne nur ganz leichten Kontakt in der lateralen Exkursion aufweisen. Bei der Vorbißbewegung dürfen die Oberkiefereckzähne in leichtem Kontakt mit den ersten Unterkieferprämolaren stehen.

Nun wird die vertikale Dimension vergrößert, um die gewünschte Schienendicke zu erreichen. Eine einfache Methode besteht darin, die Einstellung des Abhebestiftes so weit zu erhöhen, bis eine Spielkarte zwischen die antagonistischen Molaren geschoben werden kann (Abb. 11–11). Die Separation der Eckzähne muß ebenfalls beachtet werden. Der Abstand zwischen den Eckzähnen soll bei seitlicher Exkursion ei-

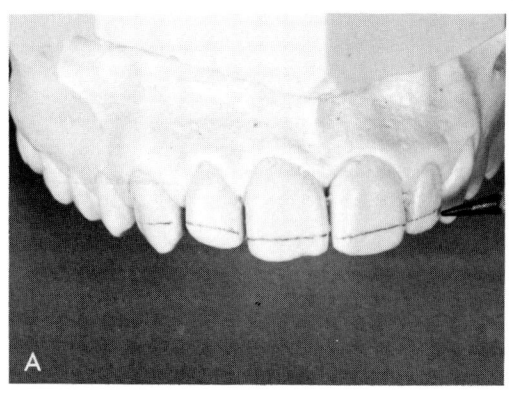

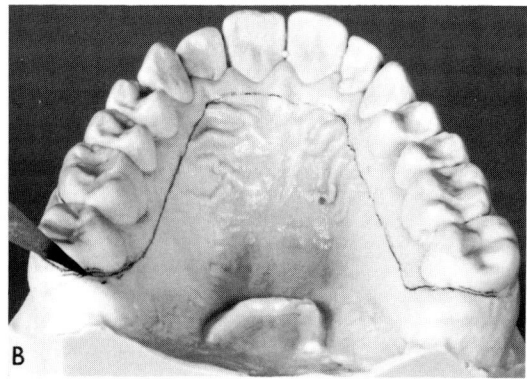

Abb. 11–12 Ausdehnung der Schiene. A: Der Schienenrand soll 2–3 mm zervikal über den Inzisalkanten verlaufen. B: Der palatinale Rand reicht bis zur befestigten Gingiva. Die Ränder über den hinteren Molaren sollten über dem Zahnäquator liegen.

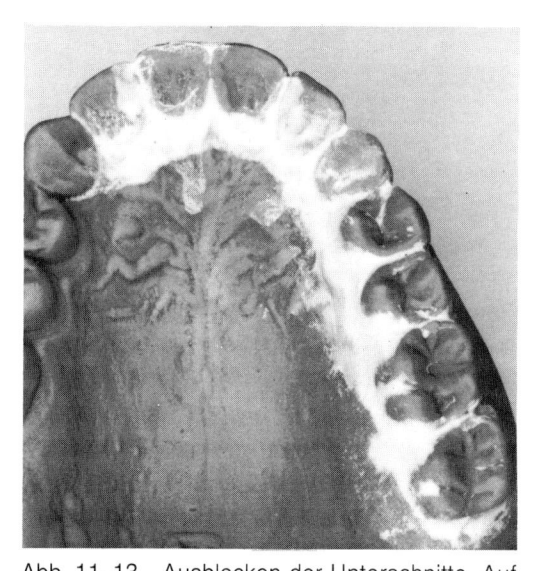

Abb. 11–13 Ausblocken der Unterschnitte. Auf der palatinalen Seite sollten alle Unterschnitte und Vertiefungen mit Gips ausgefüllt werden. Auch müssen tiefe Fissuren eliminiert werden. Auf der bukkalen Seite werden die Interproximalräume nicht ausgeblockt.

ner Wachsplattenschichtdicke entsprechen. Wenn nötig muß der Winkel der seitlichen Flügel steiler gestellt werden, um zu verhindern, daß die Balanceseite in Kontakt kommt, wenn eine Wachsplattendicke zwischen den Okklusalflächen liegt.

Ausdehnung der Schiene

Der Umriß der Schiene wird auf dem Oberkiefermodell angezeichnet (Abb. 11–12). Die Ausdehnung auf der palatinalen Seite wird durch die Dicke der gingivalen Ränder und der knöchernen Konturen bestimmt. Die Schiene sollte nur gerade über den freien Gingivarand reichen. Auf der bukkalen Seite soll der Schienenrand knapp über dem Äquator der Molaren liegen und bei den Inzisiven weniger weit reichen.

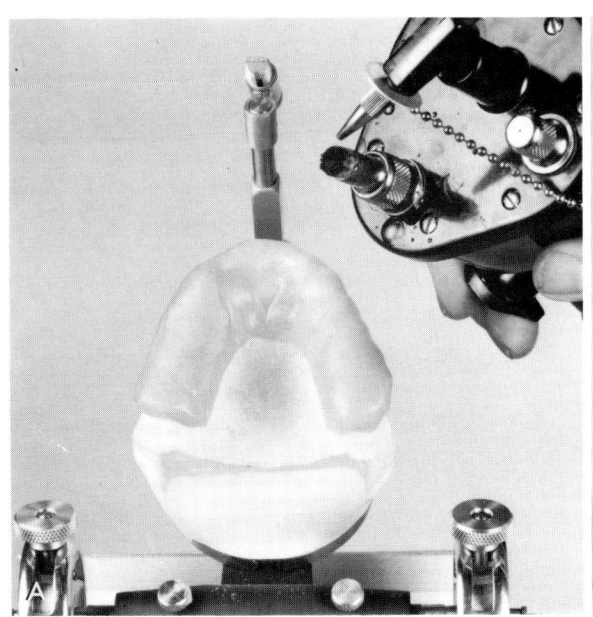

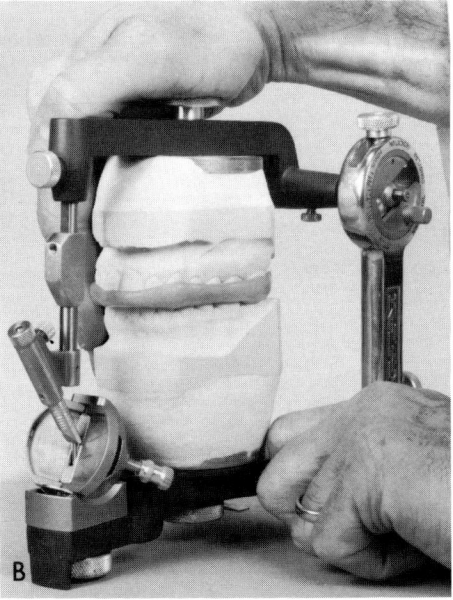

Abb. 11-14 Wachsmodellierung der Schiene. A: Zwei erwärmte Schichten Basisplattenwachs werden auf die Okklusalflächen adaptiert. B: Der Artikulator wird bis zum Kontakt des Inzisalstiftes geschlossen.

Ausblocken der Unterschnitte

Die palatinalen interproximalen Gebiete werden mit einer dünnen Gipsmischung bestrichen, um die Unterschnitte auszufüllen (Abb. 11-13). Dort, wo tiefe, entwicklungsbedingte Fissuren vorhanden sind, sollten sie ebenfalls mit Gips überdeckt werden. Wird dies unterlassen und später das Wachs durch den Kunststoff der Schiene ersetzt, ist der Sitz der Schiene auf den Zahnreihen im Munde nicht gut. Die meisten approximalen Unterschnitte auf der bukkalen Seite sollten für die Retention der Schiene belassen werden. Alle anderen Vertiefungen sollten ausgefüllt werden. Die Retention wird durch die bukkalen Zahnflächen vor allem vom Eckzahn bis zu den Molaren erhalten und nicht durch die interproximalen Flächen der Schneidezähne. Die Inzisalpapille sollte zur Entlastung ausgeblockt werden.

Wachsmodellierung der Schiene

Die Gelenkteile des Artikulators werden fixiert. Die Separation zwischen den vorderen und hinteren antagonistischen Zähnen wird beobachtet. Gewöhnlich ist im vorderen Bereich eine dickere Schicht Basisplattenwachs nötig als im hinteren Bereich. Mit heißem Wasser in einer Schale oder mit einem Bunsenbrenner wird eine auf doppelte Dicke gefaltete Schicht hartes Rosawachs (etwa 3 cm breit) erweicht und in einer U-Form auf die Zahnreihe des Oberkiefermodells gedrückt (Abb. 11-14A). Weiteres Erwärmen des Wachses mit der Flamme dient zum Adaptieren auf die okklusalen und seitlichen Zahnflächen. Das Wachs wird bis auf die Randmarkierung entfernt. Das Konturieren soll im wesentlichen mit noch warmem Wachs gemacht werden. Der Schienenrand wird mit einem geeigneten Spatel ausmodelliert.

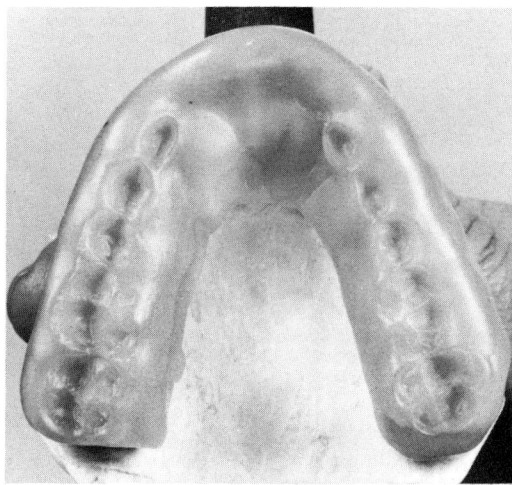

Abb. 11–15 Wachsmodellierung der Schiene. Zahneindrücke sollten auch im Gebiet der Schneidezähne vorhanden sein. Deshalb muß hier noch Wachs aufgetragen werden.

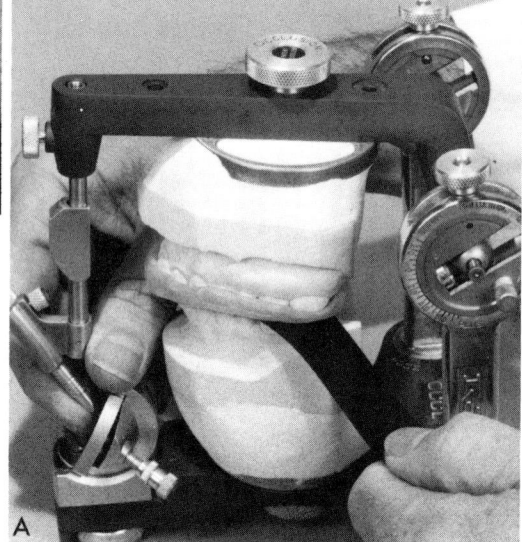

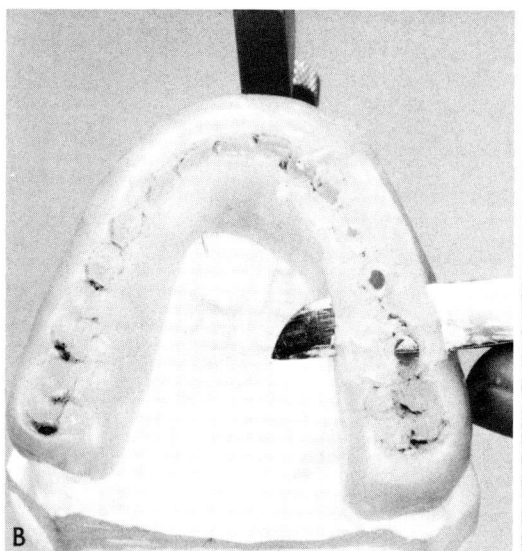

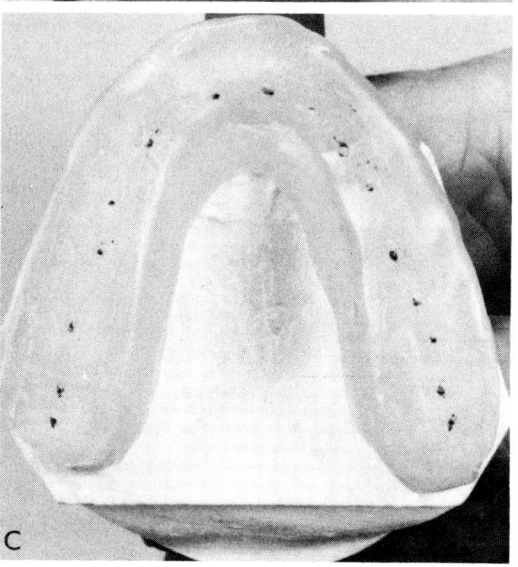

Abb. 11–16 Wachsmodellierung der Schiene. A: Artikulationspapier wird zur Markierung zentrischer Stops verwendet. B: Das Wachs wird bis auf die Höhe der Markierungen abgetragen. C: Sowohl anteriore als auch posteriore Marken sollten vorhanden sein.

Okklusale Fläche

Die okklusale Fläche wird wie in Abbildung 11-14A erhitzt und der Artikulator dann geschlossen, bis der Inzisalstift in Kontakt mit dem Inzisalteller kommt (Abb. 11-14B). Die unteren Frontzähne müssen mit dem Wachs in Kontakt stehen. Falls dies nicht der Fall ist (Abb. 11-15), soll das Wachs in der Molarengegend reduziert und nochmals erwärmt werden. Den Artikulator schließen, bis alle Zähne mit dem Wachs in Kontakt stehen. Dies muß so lange wiederholt werden, bis alle Zähne auf das Wachs auftreffen. Dann wird überschüssiges Wachs abgetragen, und die Kontakte werden mit Artikulationspapier markiert (Abb. 11-16). Die Okklusalflächen werden gleichmäßig erwärmt und das überschüssige Wachs abgeschabt. Dabei dienen die Okklusalmarkierungen des Artikulationspapiers als Orientierung.

Es ist nicht nötig, daß die unteren lingualen Höcker das Wachs in der Schienenzentrik berühren (Abb. 11-17). Andererseits kann es nötig sein, zusätzliches Wachs aufzutragen, um zentrische Stops im anterioren Bereich zu schaffen.

Die Kurvaturen des Wachses sollten zwischen der rechten und der linken Kieferseite auf der Höhe des zweiten Molaren verglichen werden. Die Eckzahnführung muß unter Umständen auf der einen oder anderen Seite steiler gestaltet werden, um Protrusions- oder Balanceinterferenzen zu vermeiden. Die definitive Form der Schiene auf der palatinalen Seite wird von der Eckzahnführung für den Seitbiß abhängen. Die bukkalen Höcker im Unterkiefer sollten alle mit der Schiene in Kontakt stehen, wenn keine ungewöhnliche Höckerhöhe besteht und keine Intrusion, Elongation oder mesiale Kippung von Zähnen vorhanden ist.

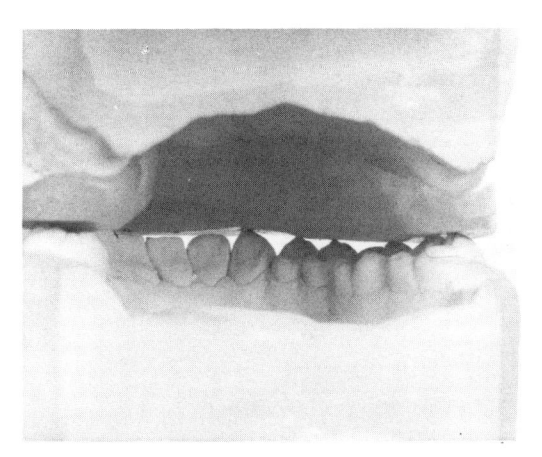

Abb. 11-17 Wachsmodellierung der Schiene. Okklusale Kontakte sind auf den lingualen Höckern nicht notwendig.

Bukkale Fläche

Überschüssiges Wachs soll von den bukkalen Flächen entfernt werden. Das Wachs soll bis zur angezeichneten Extension oder etwas darüber konturiert werden, damit für die Ausarbeitung und Politur noch etwas Material zur Verfügung steht.

Der Randspalt zwischen dem Wachs und dem Gipsmodell soll überall mit einem Wachsinstrument verschmolzen werden (Abb. 11-18A und B). Ein Approximalraum, wie er in Abbildung 11-18A mit einem Pfeil gekennzeichnet ist, wird mit Gips ausgefüllt, außer man wünscht stärkere Retention. In einigen Fällen müssen ganze Interdentalräume mit Wachs ausgefüllt werden, um einen adäquaten Halt der Schiene zu erreichen, besonders wenn die Gingiva die Approximalräume ausfüllt, wie zum Beispiel bei Kindern oder jungen Erwachsenen. Die Retention der Schiene kann leicht durch unsorgfältiges Ausarbeiten und Polieren verlorengehen.

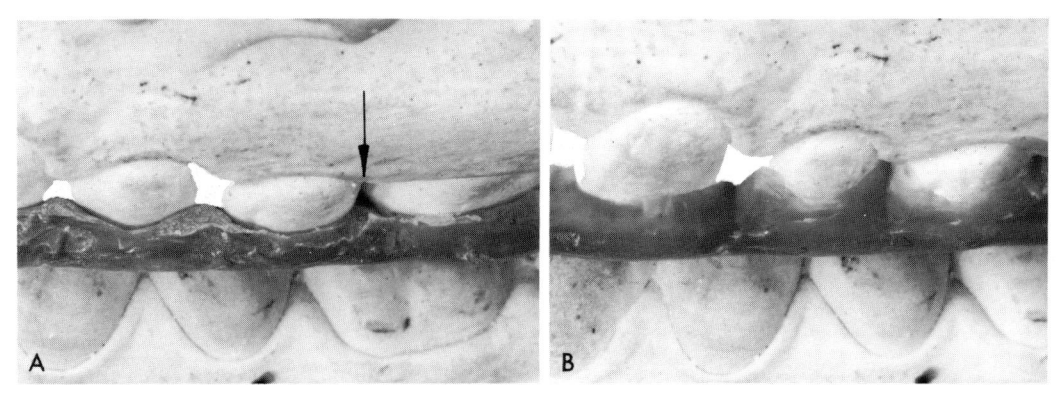

Abb. 11–18 Wachsmodellierung der Schiene. Interproximale Gebiete auf der bukkalen Seite (Pfeil in A) werden für die Retention der Schiene gebraucht und sollten wie in B mit Wachs gefüllt werden. Einzelne Gebiete können ausgeblockt werden, damit zu starke Retentionen vermieden werden.

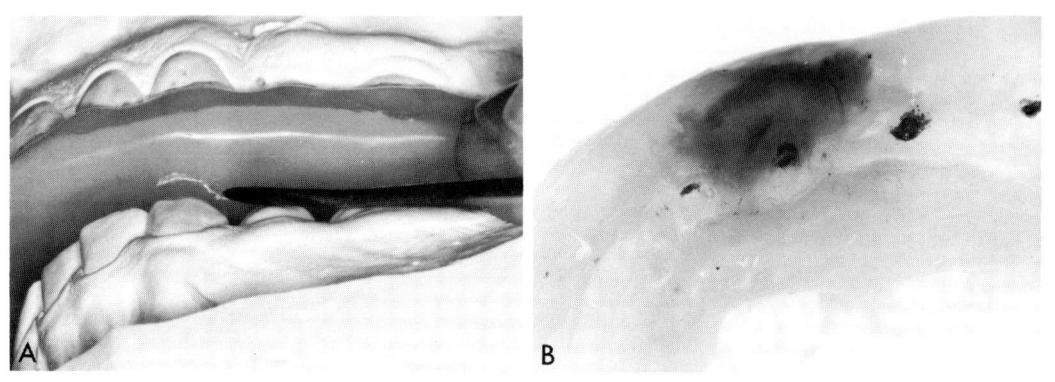

Abb. 11–19 Aufwachsen der Eckzahnführung. A: Der Ort der geplanten Führung in der Eckzahnregion wird markiert. Die Linie soll laterale und protrusive Disklusion einschließen. B: Inlay-Wachs wird zum Aufbau der Führung aufgetragen.

Plazierung der Eckzahnführung

Auf dem Wachs wird der Ort der Eckzahnführung eingezeichnet, wobei die Modelle in zentrischer Okklusion stehen (Abb. 11–19A). Die Markierungslinie soll sowohl laterale als auch protrusive Bewegungen berücksichtigen. Die Protrusionsführung soll durch die mesiale Höckerkante des unteren Eckzahns (nicht durch den ersten Prämolaren) und nicht durch die axiale (bukkale) Fläche erfolgen. Die richtige Plazierung der anterioren Führung in bezug auf die Stellung des seitlichen Schneidezahns ist von großer Bedeutung.

Vor dem Aufbau der Eckzahnführung gibt man eine kleine Menge mittelhartes Inlay-Wachs (Abb. 11–19B) auf die Peripherie der eingezeichneten Linie. Das Wachs muß langsam aufgebaut werden, damit die lateralen und alle protrusiven Bewegungen durch die Eckzahnführung geführt werden, so daß keine posterioren Kontakte bei der Vorbißbewegung und auf der Balanceseite vorhan-

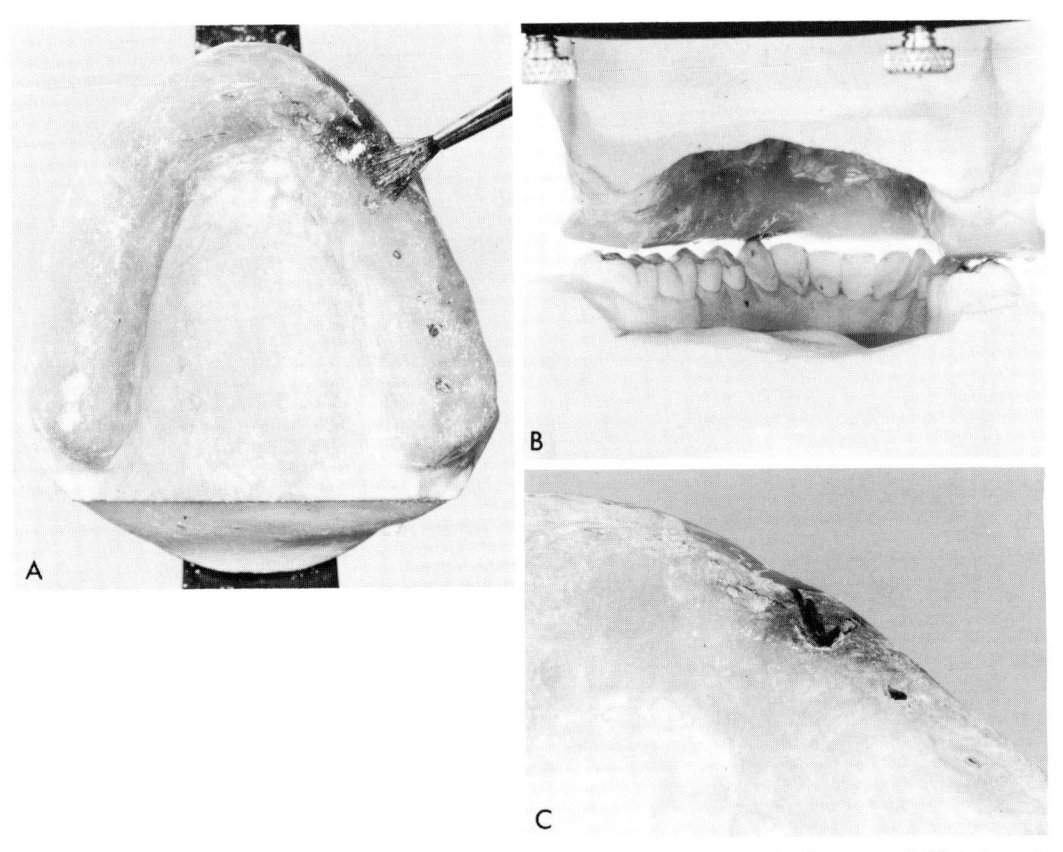

Abb. 11–20 Aufwachsen der Eckzahnführung. A: Bestäuben der Eckzahnführung mit Zinkstearat-Pulver; B: Disklusion durch die Führung; C: protrusive und laterale Führungsbahnen.

den sind. Falls die Modelle in der offenen vertikalen Anordnung einartikuliert worden sind, weil eine seitliche Komponente in der Abgleitbewegung beobachtet wurde, wird eine Eckzahnführung weiter seitlich angebracht als bei Modellen in der zentrischen Okklusion. Die Wachsflächen werden nun mit Zinkstearat bepudert (Abb. 11–20A). Wenn Inlay-Wachs gebraucht wurde, werden die Flächen der Eckzahnführung zuerst erwärmt, bevor man die Exkursionsbewegungen auf dem Artikulator ausführt.

Das obere Modell wird im Artikulator in gerade Vorbiß- und gerade Seitbißstellung geführt (Abb. 11–20B). Die Spuren der Eckzahnführung werden in bezug auf die okklusalen Interferenzen der hinteren Zähne beobachtet (Abb. 11–20C). Falls nötig, stellt man die lateralen Flügel des Inzisaltellers steiler und trägt genügend Wachs auf die Eckzahnführung auf, um Interferenzen zu vermeiden.

Man übersieht häufig Markierungen auf dem Wachs, die infolge einer ungenügenden

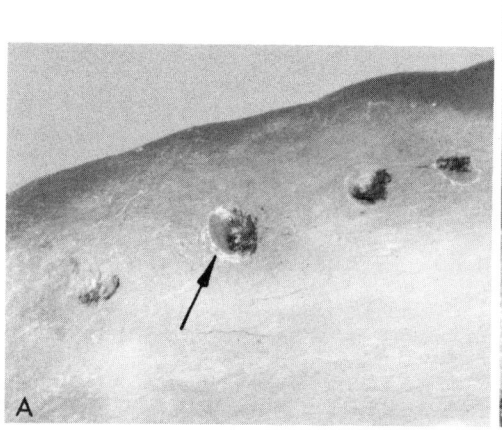

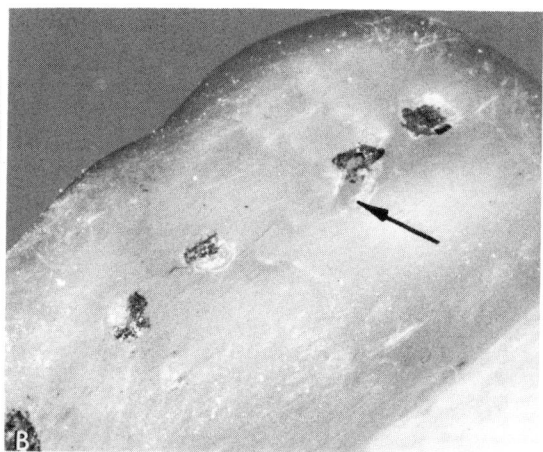

Abb. 11–21 Wachsmodellierung der Schiene. A: unerwünschte „Pflug"-Markierungen beim Vorbiß; B: unerwünschte „Pflug"-Markierungen auf der Balanceseite. Die ganze Okklusionsfläche muß abgeflacht und glatt gestaltet werden.

Abb. 11–22 Aufwachsen der Eckzahnführung. A: Entwicklung des V-Musters in lateraler und protrusiver Bewegung; B: Ausfüllen des „Fächers" für alle protrusiven, lateralen und kombinierten Bewegungen.

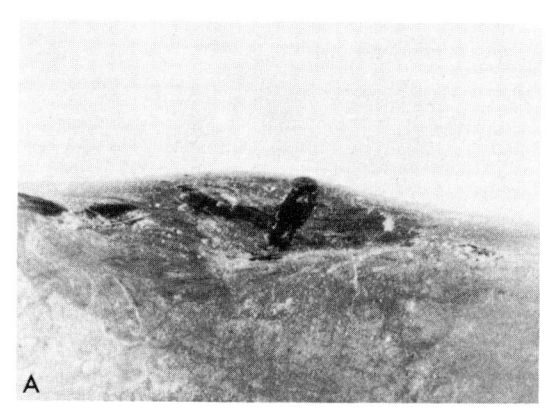

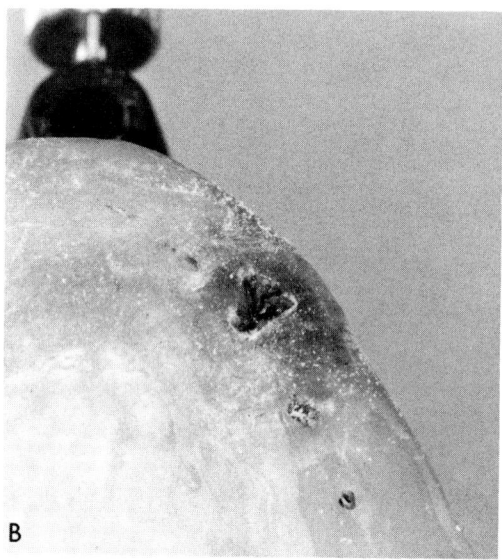

Eckzahnführung, besonders nahe der zentrischen Stops, entstehen (Abb. 11–21A und B). Durchpflügen des Wachses bei Protrusivbewegungen sollte auch ganz in der Nähe der zentrischen Stops nicht vorkommen (Abb. 11–21A), auch nicht auf der Balanceseite (Abb. 11–21B).

Um die zentrischen Stops herum und um die Eckzahnkontakte in der Zentrik sollte etwa 0,5 mm Freiheit entwickelt werden. In der Abbildung 11–22 wurde die Eckzahnführung bestäubt. Dann wurden die zentrischen Stops mit Artikulationspapier markiert. Zwischen dem zentrischen Stop und

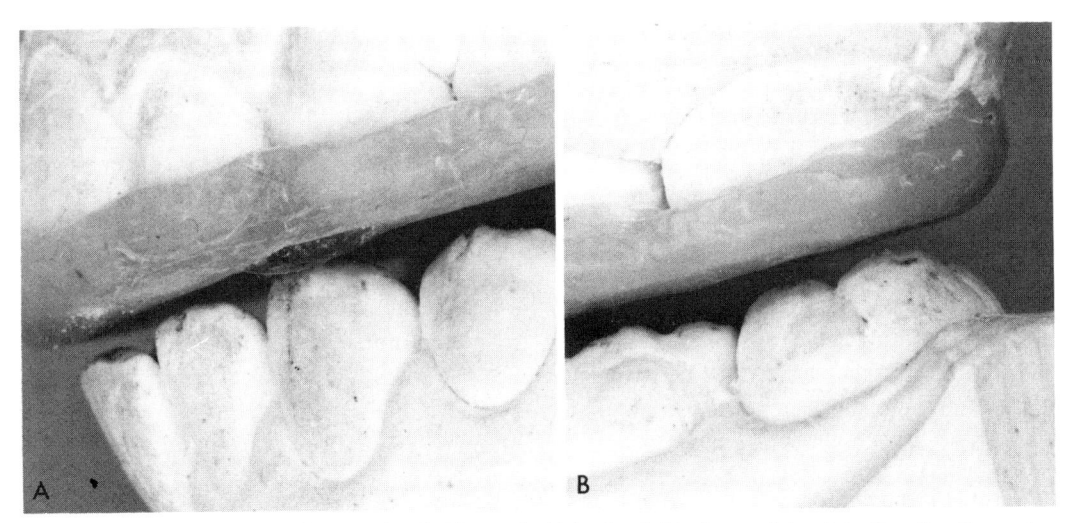

Abb. 11–23 Wachsmodellierung der Schiene. A: Eckzahndisklusion auf der Arbeitsseite; B: posteriore Disklusion.

dem Anheben der Eckzahnführung kann ein flaches Gebiet beobachtet werden. Das Bewegungsmuster für alle Exkursionen aus der zentrischen Okklusion ist in Abbildung 11–22B dargestellt. Die flache Zone dient der Freiheit in der Zentrik.

Abschluß der Wachsmodellierung

Nach Beendigung der Modellierung bestäubt man alle Wachsflächen und führt alle Vor- und Seitbißbewegungen aus. Dabei sollten keine anterioren und posterioren Kontakte bei seitlichen oder protrusiven Bewegungen auftreten. Die Eckzahnführung soll gerade so hoch gestaltet sein, daß diese Kontakte nicht möglich sind. Auch sollte sie minimales Beschleifen bei der definitiven Eingliederung und der Politur der Schiene erlauben (Abb. 11–23).

Zusammenfassung der Anforderungen

Die Schiene sollte Freiheit in der Zentrik und

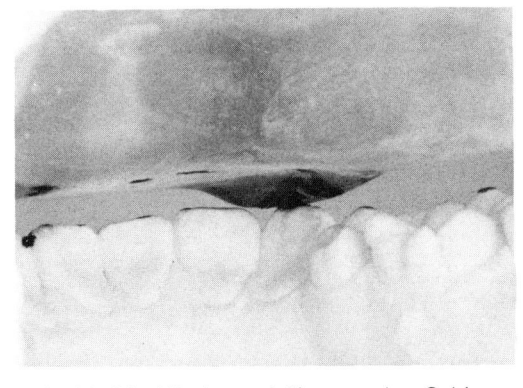

Abb. 11–24 Wachsmodellierung der Schiene. Eckzahnführung mit idealer Fächerform auf hartem Inlay-Wachs.

unmittelbar anschließend eine Eckzahnführung bei lateraler und protrusiver Bewegung aufweisen (Abb. 11–24). Je ausgeprägter die Balanceseitenkontakte und die *Spee*-Kurve sind, um so dicker wird die Schiene oder um so höher wird die Eckzahnführung oder beides. Die axiale Flächenführung soll minimal sein. Nach Möglichkeit sollte die

Führung zwischen der Höckerspitze und der Höckerkante ausgebildet werden. Das Ausmaß der Balancekontakte und der protrusiven Interferenzen kann diese Möglichkeit einschränken. Bei einer starken *Spee*-Kurve oder großen Balanceinterferenzen kann es in der Tat nötig sein, die axialen Flächen als Führungselemente für die Seit- und Vorbißbewegungen zu benutzen. Das allgemeine Prinzip lautet: Je ausgeprägter die Eckzahnführung gestaltet werden muß, um so mehr muß die axiale Fläche des Zahnes als Führungselement einbezogen werden, um Disklusion bei der Vor- und Seitbißbewegung zu bewirken.

Daher müssen die Dicke der Schiene (ihre vertikale Dimension) und die Höhe der Eckzahnführung bei der Gestaltung der Schiene berücksichtigt werden, um übermäßige Führung auf der axialen Fläche des Unterkiefereckzahns zu vermeiden.

Grundsätzlich sollte man für die Behandlung der Kiefergelenk-Muskel-Dysfunktion lieber die Schiene dicker gestalten, statt die Eckzahnführung höher aufzubauen. Für die Behandlung des Knirschens soll aber die Eckzahnführung erhöht und die Dicke der Schiene eher reduziert werden.

Fertigstellung der Schiene im Labor (Kunststoffverarbeitung)

Das Oberkiefermodell mit der Wachsschiene wird vom Artikulator entfernt und die Wachsschiene im zahntechnischen Laboratorium in glasklaren Kunststoff (Akrylat) umgesetzt. Wenn ein kommerzielles Labor beauftragt wird, soll die Schiene nicht vom Modell entfernt werden, es sei denn, man hat dies angeordnet. Nach unserer Erfahrung kann die Kunststoffschiene vom Modell entfernt werden. Die Innenseite darf aber nicht poliert werden. Schlußeinschleifen und Politur sollten dem Zahnarzt überlassen werden. Okklusale Stops und Retentionsstellen gehen mit dem Polieren leicht verloren.

Die Schiene sollte vom Laboratorium in einem Plastiksäckchen, das Wasser und etwas Detergens oder Konservierungsmittel enthält, zurückgeschickt werden. Die Verwendung der Split-cast-Methode kann wertvoll sein, wenn das Unterkiefermodell in der zentrischen Relation einartikuliert wurde.

Einsetzen und erstes Einschleifen der Schiene

Die Kunststoffschiene sollte nicht auf ein dupliziertes Modell gesetzt werden. Sie wird nicht auf die Zähne passen, außer wenn alle Unterschnitte vor dem Aufwachsen ausgeblockt worden sind. Andererseits wird die Schiene im Munde des Patienten schaukeln, wenn die bukkalen Unterschnitte ausgeblockt worden sind oder wenn Retentionen durch Polieren entfernt wurden. Wegen der Hufeisenform der Schiene und wegen Dimensionsveränderungen im Akrylat nach der Entfernung vom Modell kann das Einsetzen schwierig sein, wenn dem Ausblocken der palatinalen Unterschnitte nicht sorgfältige Beachtung geschenkt worden ist.

Einsetzen

Die Hufeisenform der Schiene gestattet es, die distalen Enden beim Einsetzen leicht nach außen zu biegen, vorausgesetzt, daß die palatinalen Konturen der Molaren und Prämolaren vorher richtig ausgeblockt wurden. Damit können die fazialen Konturen der Schiene beim Einsetzen leicht über die

Unterschnitte gleiten. Die geringste Auswärtsbiegung wird bei den Eckzähnen erfolgen. Wenn Vertiefungen, Fissuren und alle palatinalen Unterschnitte sorgfältig entfernt wurden, kann die Schiene in wenigen Minuten in guten Sitz gebracht werden. Ausschleifen der Innenseite der Schiene und Ausfüllen mit Kaltpolymerisat sind kein Ersatz für sorgfältige Planung bei der Herstellung. Eine Schiene ohne Retention oder eine Schiene, die schaukelt, sollte neu angefertigt werden.

Initiales Einschleifen

Die Schiene muß okklusal eingeschliffen werden, und zwar zur Zeit des Einsetzens und in mehreren aufeinanderfolgenden Kontrollsitzungen. Da die Kontaktbeziehungen in der erhöhten vertikalen Schienendimension – speziell bei Patienten mit Kiefergelenkproblemen – von denjenigen in zentrischer Okklusion, in zentrischer Relation oder in anderen Stellungen verschieden sein können, sind Einschleifkorrekturen praktisch immer nötig.

Ziele

Neben der Eingliederung der Schiene ist das Hauptziel des initialen Einschleifens, gleichmäßig bilateral verteilte Kontakte im hinteren Zahnbereich herzustellen und jegliche Balance- und Inzisalvorbißkontakte zu entfernen. Die Schiene soll im Volumen komfortabel gestaltet sein, speziell palatinal der Inzisiven und entlang der Lippenlinie. Der Schienenrand sollte im palatinalen Bereich federrandartig auslaufen, und die Peripherie sollte die Rugae nicht überkreuzen. Die Inzisalpapille wurde schon beim Ausblocken entlastet.

Klagen beim Einsetzen

Beim Einsetzen der Schiene muß darauf geachtet werden, daß sie ganz eingesetzt ist, und daß sich der Patient nicht über eine Spannung, besonders an den Frontzähnen, beklagt. Wenn ein Druckgefühl besteht, kann dieses durch sorgfältiges Beschleifen der Innenseite mit einer kleinen Fräse (Nr. ½, rund) eliminiert werden. Gewöhnlich verursachen die Unterschnitte, die nicht adäquat ausgefüllt waren, Spannungen. Wenn scharfe oder unregelmäßige Kanten von Abrasionsfacetten der Inzisiven nicht mit Gips ausgeblockt wurden, müssen diese Gebiete ausgeschliffen werden, falls die Schneidezähne unter Spannung stehen. Der Patient sollte aber das Einschleifen nicht diktieren.

Manchmal kann beim Einsetzen das lockere Wangengewebe zwischen der Schiene und den Zähnen eingeklemmt werden. Dies kann durch sorgfältiges Einführen der Schiene verhindert werden, und zwar eher als durch Entfernen retentiver Gebiete an der Schiene.

Einschleifschritte

1. Der Patient soll den Unterkiefer leicht in die Schienenzentrik „klappen". Die Kontakte werden mit Artikulationspapier* oder Farbband markiert. Dann soll die Schiene eingeschliffen werden, bis bilaterale, anteriore und posteriore Kontakte in der Zentrik vorhanden sind.
2. Man führt den Patienten wenn möglich in die zentrische Relation oder in eine retrusivere Stellung als die „Klappzentrik" und markiert die Kontakte. Aus der retrudierten Stellung sollten keine Abgleitbe-

---

* Premium thin (Mynol), Broomall, PA 19008, USA

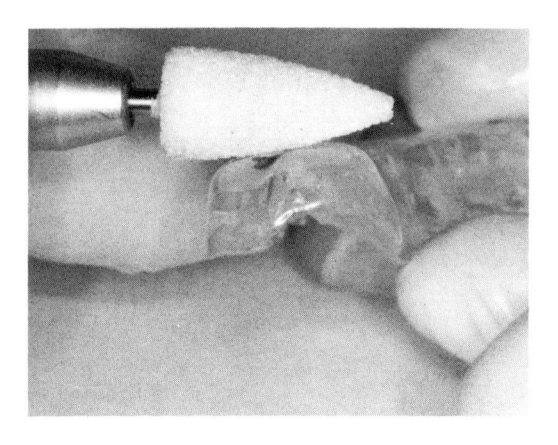

Abb. 11–25 Einschleifen der Schiene. Alle Balanceseiten-, Arbeitsseiten- und Protrusionsinterferenzen müssen entfernt werden.

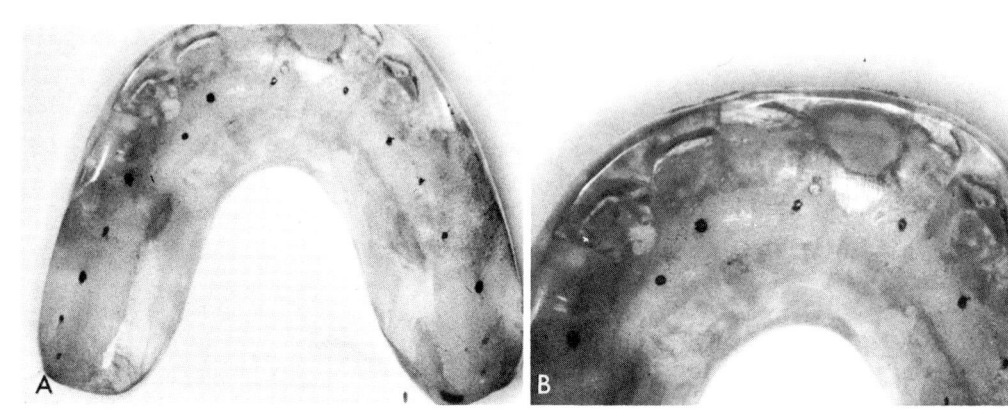

Abb. 11–26 Schienenkontakte. A: Es sollten gleichmäßige bilaterale und antero-posteriore Kontakte vorhanden sein. B: Die Kontakte sollten klein und wenn möglich sowohl in der „Klappzentrik" als auch in zentrischer Relation vorhanden sein.

wegungen in die „Klappzentrik" mehr vorhanden sein, wenn das Einschleifen der Schiene in dieser Sitzung beendet ist.
3. Der Patient wird in seitliche und protrusive Bewegungen geführt. Arbeitsseiten-, Balanceseiten oder Vorbißkontakte sollten fehlen, sobald die Schienenzentrik verlassen wird. Ausgenommen sind die Eckzahnführung und ungefähr 0,5 mm Freiheit in der Zentrik. Sind Interferenzen vorhanden, werden sie mit einem Stein entfernt (Abb. 11–25).
4. Nach der Politur der Schiene mit Bimsstein und Schlemmkreide sollten die zentrischen Stops sehr kleine Kontaktmarken erzeugen (Abb. 11–26). Die feine Oberflächenbeschaffenheit ist ein kritischer Faktor einer wirksamen Okklusionsschiene. Sie sollte keine unregelmäßige Oberfläche und keine flächigen Zahnkontakte aufweisen. Knirschen und Kiefergelenksstörungen werden verstärkt, wenn auch nur geringe Oberflächenunregelmäßigkeiten an der Schiene zurückbleiben.

Nachsorgetherapie

Eine wirksame Schienentherapie hängt von einer korrekten Diagnose der Funktionsstörung, der richtigen Konstruktion und vom genauen Einschleifen der Schiene zu Beginn und bei den folgenden Sitzungen ab. Die Form der Schiene sollte kein Knirschen auslösen. Eine Schiene kann in einem Fall Knirschen und Abrasion der Zähne unter Kontrolle bringen. In anderen Fällen kann sie nur zur Vermeidung der Abrasion dienen, vor allem dann, wenn starke psychologische Faktoren vorhanden sind. Verhaltenskorrigierende Maßnahmen, wie z. B. Biofeedback, können oft zusätzlichen Nutzen bringen. Psychologische Beratung kann sich ebenfalls günstig auswirken.

Einschleifen der Schiene

Wenn akute Symptome vorliegen, sollte die Schiene alle 5 bis 7 Tage oder in noch kürzeren Intervallen eingeschliffen werden, vor allem wenn das Einschleifen den Schweregrad der Symptome deutlich beeinflußt.

Differenziertes Einschleifen

Bei unilateralen Kiefergelenk-Muskel-Schmerzen wird der Patient die Schmerzseite schonen, und Kontaktmarken können falsch interpretiert werden. Das Schonen der einen Seite bewirkt dort weniger ausgeprägte Kontaktmarken. In diesem Fall soll der Behandler nicht versuchen, bilateral gleichstarke Kontaktmarken zu erreichen.

Einschleifen für das Schlucken

Bei Schmerzen muß unter Umständen für das Schlucken differenziert eingeschliffen werden. Die übrigen Kontakte sollten sonst gleichmäßige Kräfte auf der Schiene zeigen. Zu Beginn sollte dünnes Bißwachs auf die Kauflächen der Schiene gegeben werden. Der Patient wird dann aufgefordert, mit der Schiene einen leichten Kontakt herzustellen. Dann bittet man den Patienten zu schlucken. Die Kontakte sollten gleichmäßig verteilt sein. Man muß unter Umständen Wasser zum Schlucken verwenden. Die Patienten können aber den Unterkiefer für das Schlucken überall auf der Schiene „stabilisieren". Deshalb ist es wichtig, daß sie vor dem Schlucken in die Schienenzentrik gehen. Der Kiefer wird damit auf diese Stellung vorbereitet.

Erhaltungstherapie

Die Okklusionsschiene kann bei periodischer Überwachung über lange Zeit verwendet werden. Man nennt sie Stabilisationsschiene, da sie mit dem Überdecken aller Kauflächen zur okklusalen Stabilität beiträgt. Weil einige Formen der Kiefergelenksarthritiden chronisch und kaum ganz zu beheben sind, ist eine Langzeit-Schienentherapie mit wiederholtem Einschleifen gegen diese Beschwerden nötig. Eine solche Behandlung hat auch eine präventive Komponente, da die Zahl und der Schweregrad der stärkeren Beschwerdephasen durch die Erhaltungsschienentherapie verringert werden können.

Beendigung der Therapie

Langzeitbehandlung

Für die Entscheidung, eine Langzeit-Schienentherapie zu beenden, sollten regelmäßig wiederholte Beurteilungen (alle 6 bis 12 Monate) gemacht werden. In einzelnen Fällen ist eine Versuchsperiode ohne das Tragen der Schiene indiziert. Sorgfältige Kontrolle ist besonders bei Patienten mit aggressivem Knirschen nötig. Dabei können neue Schienen oder andere Formen der Therapie angezeigt sein.

Massive okklusale Interferenzen sollten eliminiert werden, bevor mit der Schienentherapie begonnen wird. Auch kann es nötig sein, Schmerzbehandlung oder Einschleifen von Weisheitszähnen durchzuführen, bevor man sie extrahiert oder mit einer Schienenbehandlung beginnen kann.

Kurzzeitbehandlung

Ein fünf- bis siebentägiger Rhythmus für Einschleifkorrekturen der Schiene bei akuter Dysfunktion muß selten länger als 6 bis 8 Wochen eingehalten werden. Bei besonders schweren funktionellen Störungen kann aber bisweilen eine tägliche Schienenkontrolle nötig sein.

Schienentherapie und andere zahnärztliche Maßnahmen

Die verschiedenen Aspekte der Schienentherapie können hier nur kurz beschrieben werden. Die Behandlung ist bei Knirschen, Kiefergelenk-Muskel-Schmerz-Dysfunktion, Phantombiß, diagnostischer Schienentherapie, chronischer Subluxation, Kiefergelenkreiben und -geräuschen und bei behinderter Kieferöffnung verschieden. Die Unterschiede in der Behandlung beruhen oft auf der Symptomatologie, der gestörten Funktion und dem Einfluß der Behandlung selbst.

Schienentherapie und okklusales Einschleifen

Es ist oft nötig, okklusales Einschleifen der natürlichen Zähne mit der Schienentherapie zu verbinden, wenn okklusale Interferenzen, die unverkennbar okklusale Dysfunktion verursachen, vorhanden sind.

Schienentherapie und orthodontische Behandlung

Nach einer Schienentherapie und der Reduktion von Symptomen kann für eine weitere Besserung eine okklusale Behandlung mit Einschleifen und umfassender oder palliativer kieferorthopädischer Behandlung nötig sein. Allerdings sollten umfassende orthodontische Korrekturen nicht begonnen werden, bevor die Symptome nicht ganz unter Kontrolle gebracht worden sind.

Falls die Kiefergelenk-Muskel-Schmerz-Dysfunktion während oder nach einer orthodontischen Behandlung aufgetreten ist und dabei keine stabile Okklusion erreicht werden konnte, kann eine palliative orthodontische Behandlung notwendig werden, wenn das Problem nicht durch ein Beschleifen oder die Schienentherapie gelöst werden kann.

Langzeit-Schienenbehandlung ist kein Ersatz bei okklusaler Instabilität, die orthodontisch behandelt werden kann. In einzelnen Fällen ist die laterale Diskrepanz zwischen zentrischer Relation und zentrischer Okklusion sogar zu groß, um mit orthognather Chirurgie korrigiert zu werden. Dann muß eine palliative okklusale Langzeit-Therapie eingesetzt werden.

In anderen Fällen kann es nötig werden, eine aktive orthodontische Therapie zu unterbrechen, damit die Schienenbehandlung angewandt werden kann. Die Behandlung kann mitsamt der kieferorthopädischen Bebänderung durchgeführt werden, vorausgesetzt, daß die Apparatur passiv liegt.

Schienentherapie und restaurative Zahnmedizin

In der restaurativen Zahnmedizin wird die Okklusionsschiene am häufigsten zum Erreichen einer adäquaten Registrierung der zentrischen Relation für das Einartikulieren von Modellen verwendet. Es ist nicht empfehlenswert, die Schiene zu verwenden, um festzustellen, ob eine vergrößerte vertikale Dimension bei einer okklusalen Rehabilitation sinnvoll ist. Immerhin ist es jedoch von Bedeutung, wenn eine Schienentherapie die Kiefergelenk-Muskel-Schmerz-Dysfunktion bei klarem Verlust vertikaler Dimension günstig beeinflußt.

Diagnostische Schienen

Eine Schiene kann dazu dienen festzustellen, ob eine reversible Art von okklusaler Therapie die Symptome der Dysfunktion beeinflussen kann. Dabei sollten eine Vermutungsdiagnose und ein Behandlungsplan so bald wie möglich erstellt werden, und die Schiene sollte nicht länger als 6 bis 8 Wochen eingesetzt werden.

Einzelne Patienten mit echten oder scheinbaren Kiefergelenk-Muskel-Schmerz-Dysfunktionen haben die Tendenz, abhängig zu werden, oder können diese Tendenz entwickeln. Das Bedürfnis dieser Patienten nach Aufmerksamkeit oder Behandlung steht nicht mit dem Schweregrad der Symptome in Beziehung. Vor dem Abbruch der Schienenbehandlung kann in einem solchen Fall eine psychologische Beratung notwendig werden.

Die Okklusionsschiene

Übungen zu Kapitel 11

1. Eine Okklusionsschiene ist eine _____-Schiene, die zur Behandlung von _____ Störungen verwendet wird. Ein Mundschutz wird beim Sport zur Verhütung von Verletzungen verwendet. Er wird aus (weichem, hartem, flexiblem) Material hergestellt.

2. Das Hauptziel einer Okklusionsschiene besteht in _____

   _____

3. Zählen Sie drei Bedingungen auf, die die Schiene erfüllen soll, um störende Einflüsse auf das Kausystem zu minimieren. Die Schiene soll

   a) _____

   b) _____

   c) _____

4. Nennen Sie die fünf höchsten Anforderungen, denen eine Schiene genügen muß:

   a) _____

   b) _____

   c) _____

   d) _____

   e) _____

5. Wie lautet die allgemeine Regel in bezug auf die Schneidezahnführung?

   _____

6. Zählen Sie die Hauptgründe für den Gebrauch einer Schiene auf.

   _____

7. Eine übermäßige *Spee*-Kurve erfordert eine Zunahme der _____ der Schiene und/oder eine Erhöhung der _____.

8. In welchen Kieferstellungen kann man die Modelle einartikulieren?

9. Wo wird die Retention der Schiene erlangt?

10. Wozu dient grundsätzlich das differenzierte Einschleifen einer Schiene?

Test zu Kapitel 11

1. Das Hauptziel der Okklusionsschienentherapie besteht in:
   a) der Heilung des Knirschens
   b) der Verhütung von Druck auf die Gelenke
   c) dem Schutz der Zähne vor Abrasion
   d) der Verhinderung okklusaler Kontakte im Kausystem
   e) der Stabilisierung der Okklusion
2. Welche störenden Einflüsse können von einer schlecht konstruierten Schiene ausgehen?
   a) Interferenz mit dem Lippenschluß
   b) Störung des Schluckens
   c) a und b
   d) instabile Schienenzentrik
   e) a, b und d
3. Der Apparat, der in diesem Kapitel diskutiert wird, ist:
   a) eine Stabilisationsschiene
   b) ein Mundschutz
   c) a und b
   d) nicht länger als 6 bis 8 Wochen zu verwenden
   e) a, b und d
4. Bei der Vorbereitung des Modells zur Wachsmodellierung der Okklusionsschiene müssen
   a) alle seitlichen, palatinalen Unterschnitte ausgefüllt werden.
   b) alle Vertiefungen ausgeblockt werden.
   c) a und b
   d) alle palatinalen Rugae ausgeblockt werden.
   e) a, b und d

5. Welche der folgenden allgemeinen Regeln sollte befolgt werden?
   a) Vertikale Dimension um mindestens 3 bis 4 mm öffnen.
   b) Eckzahnführung hinter den Unterkiefereckzähnen anbringen.
   c) keine Frontzahnführung konstruieren.
   d) Kontakt auf den Seitenzähnen etwas stärker gestalten.
   e) alle obengenannten Regeln
6. Die Schiene muß folgende Anforderungen erfüllen. Sie sollte
   a) alle Zähne im Oberkiefer überdecken.
   b) Freiheit in der Zentrik aufweisen.
   c) Eckzahnführung haben.
   d) keine Inzisalführung haben.
   e) alle genannten Anforderungen
7. Das bevorzugte Schienenmaterial ist:
   a) Chrom-Kobalt-Legierung
   b) Akrylat
   c) Silikon
   d) Gummi
   e) Gold
8. Eine Schiene wird in den okklusalen Kontaktbeziehungen hauptsächlich eingeschliffen, um
   a) instabile Beziehungen zu eliminieren.
   b) die vertikale Dimension zu verringern.
   c) okklusale Kräfte auf die Zähne zu reduzieren.
   d) Kontakte auf allen tragenden Höckern zu erreichen.
   e) okklusale Kräfte zu verteilen.
9. Während eines Rückgangs der Kiefergelenk-Muskel-Schmerz-Dysfunktion kann eine Verlagerung des Unterkiefers auf der Schiene in horizontaler und vertikaler Richtung erfolgen. Bestehen Schmerzen nur auf einer Seite, kann es nötig sein,
   a) alle Zähne auf der schmerzhaften Seite außer Kontakt zu nehmen.
   b) alle posterioren Kontakte zu eliminieren.
   c) ein differenziertes Einschleifen durchzuführen.
   d) die vertikale Dimension der Schiene zu vergrößern.
   e) einen weichen Mundschutz zu verwenden.
10. Wenn alle posterioren Kontakte auf einer Schiene eliminiert werden und nur noch die anterioren Zähne in Kontakt mit der Schiene stehen,
    a) können die hinteren Zähne elongieren.
    b) können Kiefergelenk-Muskel-Schmerz-Symptome verschwinden.
    c) a und b
    d) können die vorderen Zähne intrudiert werden.
    e) a, b und d

Kapitel 12

Aufwachsen der funktionellen Okklusion – 2

Im Kapitel 10 wurde die Wachsadditionstechnik als eine Methode zur Entwicklung einer funktionellen Okklusion für gegossene Restaurationen dargestellt. In jenem Kapitel wurde auch gezeigt, daß okklusales Einschleifen zur Elimination von Interferenzen und zur Schaffung der Freiheit in der Zentrik notwendig ist. Im vorliegenden Kapitel wird die Wachsadditionstechnik erweitert und die Freiheit in der Zentrik als ein wichtiger Teil der funktionellen Okklusion betrachtet.

Einführung: Lernziele und Lektüre

Die Wachsadditionstechnik zur Schaffung der Freiheit in der Zentrik wird beschrieben und ihre Bedeutung für das diagnostische funktionelle Aufwachsen erläutert. Die Grundsätze für das Aufwachsen der okklusalen Flächen einer dreigliedrigen Brücke sind auch für das Aufwachsen von anderen Restaurationen auf Stümpfen von Arbeitsmodellen anwendbar.

Lernziele

1. Der Leser sollte fähig sein, die okklusalen Beziehungen zu analysieren, um die optimale Plazierung von unterstützenden Höckern und zentrischen Stops zu finden.
2. Er sollte imstande sein, die korrekten Beziehungen zwischen unterstützenden Höckern und Randleisten darzustellen und das Vorgehen zum Aufbau dieser Kontaktbeziehungen mit Hilfe von okklusalem Einschleifen und Aufwachsen einer Restauration zu erläutern.
3. Er sollte die Schritte des Aufwachsens mit der Wachsadditionstechnik diskutieren und begründen können.
4. Er sollte imstande sein, diagnostisches funktionelles Aufwachsen auf einartikulierten Modellen auszuführen:
   a) aufgrund der Analyse von Faktoren, die die okklusale Morphologie bestimmen
   b) mit der vorgeschriebenen Wachsadditionstechnik
   c) unter Erfüllung der folgenden funktionellen Kriterien:
   – Freiheit in der Zentrik
   – Aufrechterhaltung der vertikalen Kontaktdimension
   – approximale und axiale Konturen in Beziehung zur funktionellen Okklusion
   – Freiheit von allen Interferenzen in Lateral- und Protrusionsbewegungen

Lektüre (fakultativ)

Schuyler, C. H.: Factors in occlusion applicable to restorative dentistry. J Prosthet Dent 3, 722 (1953).

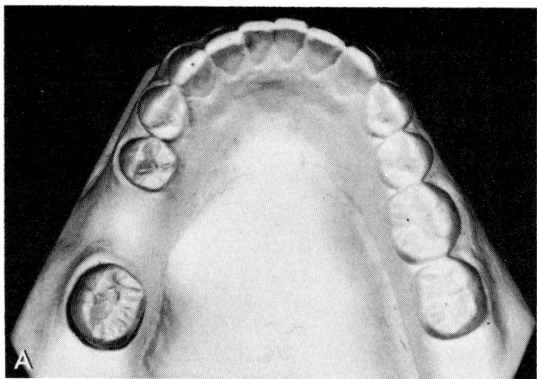

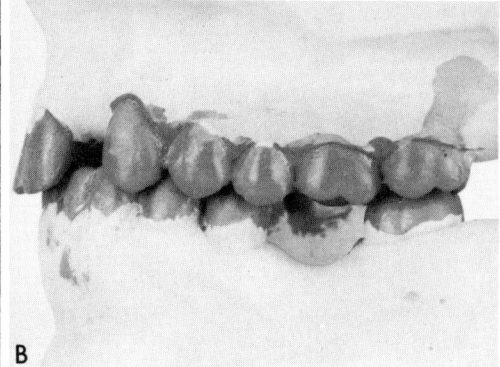

Abb. 12–1 Vorbereitung des Aufwachsens. A: Modell mit Zahnlücke; B: Modelle mit lackierten okklusalen Flächen (Die-Spacer).

Vorbereitung für das Aufwachsen

Material

1. Studienmodelle mit fehlenden oder abgetragenen unteren ersten Molaren (Abb. 12–1A)
2. *Hanau*-H2-PR-Artikulator oder äquivalentes Instrument
3. *Schuyler*-Long-Centric-Stift und -Teller
4. Wachse:
   Elfenbeinfarbenes Inlay-Wachs (hart, in Stäbchenform), Inlay-Wachs (hart, die Härte des Wachses hängt von der Raumtemperatur ab), Kerr Gußwachs in Plattenform
5. Instrumente:
   Wachsspatel Nr. 7
   P.-K.-Thomas-Instrumente Nr. 1 und 3
   Wachsmodellierinstrument, Fasergriff „C", S. S. W.
   Schnitzmesser, Wesco 5C.
6. Rasch polymerisierender Kunststoff zur Ausformung des Zwischengliedes (und zur Individualisierung der Inzisalführung, falls nötig).

Schritte des Aufwachsens

Der erste Schritt besteht darin, auf die okklusalen Flächen Isolierlack* aufzutragen (Abb. 12–1B). Als nächstes werden die Modelle in der zentrischen Relation einartikuliert. Dann wird ein okklusales Einschleifen zur Herstellung der Freiheit in der Zentrik durchgeführt. Nun wird die Inzisalführung eingestellt. Die Pfeilerzähne für eine dreigliedrige Brücke werden präpariert und die optimalen Stellen für unterstützende Höcker und zentrische Stops bestimmt.

Einartikulieren der Modelle

Der Patient in der klinischen Situation hat vor der Abdrucknahme ein okklusales Einschleifen erfahren. Um die Modelle in zentrischer Relation einzuartikulieren, wird ein Checkbiß in zentrischer Relation verwendet. Im Labor und in der Instruktionssituation

---

* W/G 1-in-3, Sealer, Hardener, Spacer, Williams Dental Instruments, 520 Wildwood, Park Forest, IL 60466, USA. Die-Spacer, Protex-M, 735 Ocean Ave., Brooklyn, NY 11226, USA

werden die Modelle in einer simulierten zentrischen Relation einartikuliert (Kapitel 7, Seite 144). Die Kondylarneigung und die Inzisalführung werden auf Null gestellt, und der Inzisalstift wird ins Zentrum des Tellers gebracht. Das Oberkiefermodell wird in vertikaler und antero-posteriorer Zentrierung eingegipst. Die Neigung der Okklusalebene des Modells soll 10° bis 15° betragen. Das Oberkiefermodell kann mit einem Gesichtsbogen einartikuliert werden. Die Kondylarstops werden im Gegenuhrzeigersinn 1 mm bewegt. Der Inzisalstift wird so justiert, daß er in der Mitte des Inzisaltellers steht. Das Unterkiefermodell wird in maximaler Interkuspidation mit der Kondylarneigung bei 25° einartikuliert. Den Kondylarstop im Uhrzeigersinn auf Null zurückstellen.

Okklusales Einschleifen

Das okklusale Einschleifen zur Herstellung der Freiheit in der Zentrik wird so durchgeführt, wie es in Kapitel 9 dieser Anleitung beschrieben wurde. Mit dem Abschluß des Einschleifens sollte die vertikale Dimension in zentrischer Relation derjenigen in zentrischer Okklusion genau entsprechen (der Inzisalstift bleibt in zentrischer Relation, in zentrischer Okklusion und dazwischen in dauerndem Kontakt mit dem Teller).

Inzisalführung

Der Long-Centric-Stift (FC), die Neigung des Inzisaltellers (und die der Seitenflügel) sowie der Offset-Stift werden, wie im Kapitel 3, Seite 72, beschrieben, eingestellt, so daß 1 mm Freiheit in der Zentrik entsteht. Das Ausmaß der lateralen Freiheit in der Zentrik wird auch durch das okklusale Einschleifen bestimmt. Das *Schuyler*-Stift- und -Teller-System verlangt unter Umständen eine Individualisierung, um volle Führung für die Freiheit in der Zentrik zu erlangen.

Vorbereitung und Präparation der Pfeilerzähne

Wenn ein erster Unterkiefermolar verlorengegangen ist und ein zweiter Molar vorhanden ist, wird eine Brücke vom zweiten Prämolaren auf den zweiten Molaren konstruiert, um den fehlenden Molaren zu ersetzen. Der vordere Pfeiler kann eine ganze oder eine Dreiviertelkrone und der distale Pfeiler eine volle Krone benötigen. Die Reduktion der Pfeilerzähne sollte unter Beachtung des Raumes für das Zwischenglied erfolgen.

Bevor man die okklusalen Flächen abträgt, werden die Stellen der unterstützenden Höcker auf den okklusalen Flächen der Oberkieferzähne markiert.

Die okklusalen Flächen der Zähne werden mit einem Fissurenbohrer, einem grünen Steinchen oder einem scharfen Messer reduziert. Die Fläche so weit herunterschleifen, bis ca. 2 mm Zwischenraum zwischen den Höckern und Fossae für alle Bereiche besteht. Das Maß der Reduktion beträgt vier Dicken des grünen Plattenwachses. Die allgemeinen morphologischen Eigenschaften sollten dabei beachtet werden. Die bukkalen axialen Flächen des Prämolaren sollen so geneigt werden, daß der Rand der Restauration in der Zentrik oder im Seitbiß keinen Kontakt hat.

Zwischenglied

Aus autopolymerisierendem Akrylat wird ein Zwischenglied modelliert. Nachdem der

Aufwachsen der funktionellen Okklusion – 2

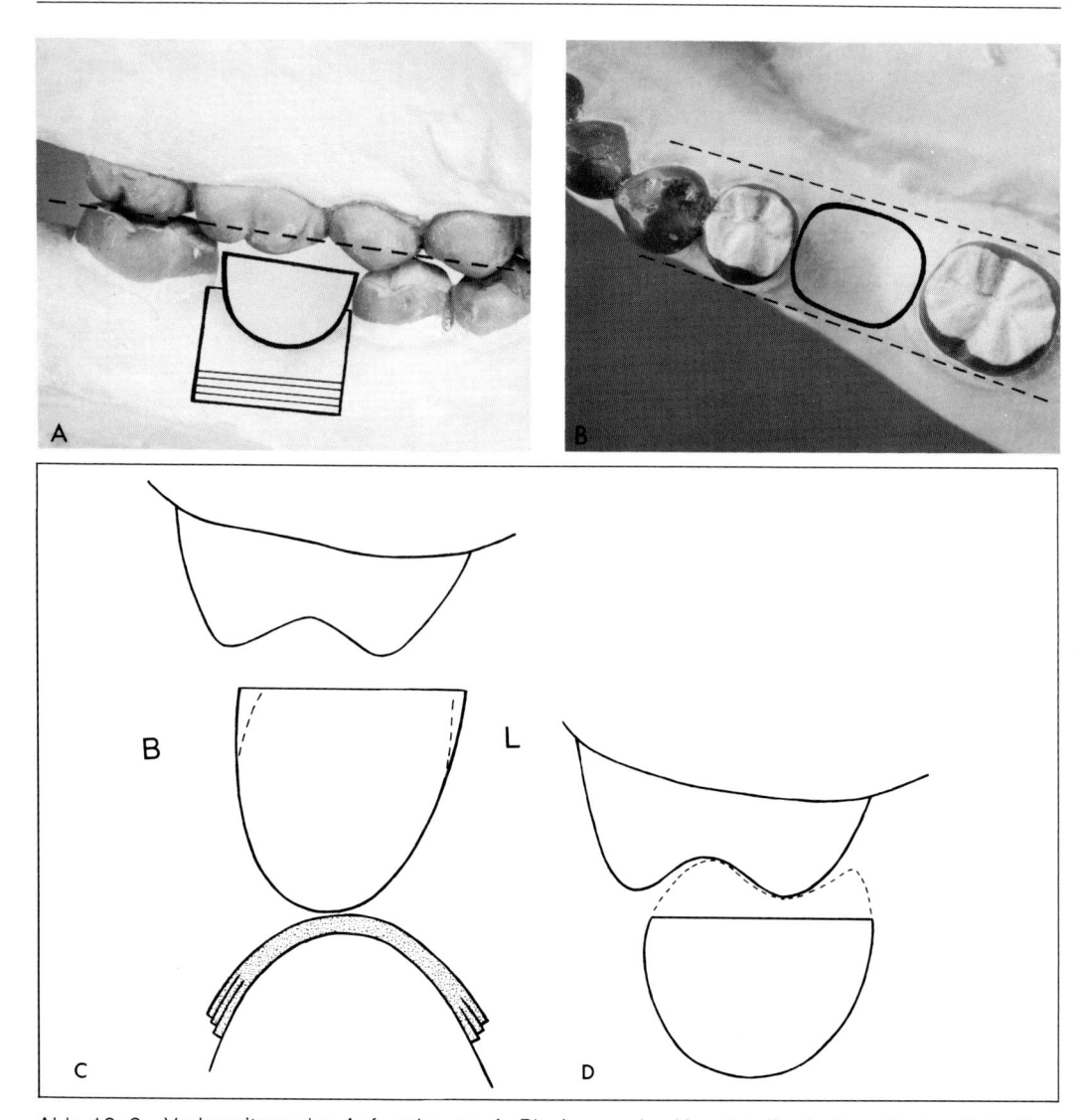

Abb. 12–2 Vorbereitung des Aufwachsens. A: Plazierung des Kunststoffzwischengliedes; B: bukkolinguale Lage des Zwischengliedes; C: Zwischenglied auf drei Lagen Wachs. Es wird entlang den gestrichelten Linien beschliffen, damit die axialen Konturen richtig aufgewachst werden können. D: Wachszugabe (B: bukkal; L: lingual).

Kunststoff abgebunden hat, beschleift man das Zwischenglied auf die korrekte Größe für die interdentale Lage. Drei Schichten des grünen Wachses werden über das zahnlose Kammgebiet gelegt, um den Kontakt des Zwischengliedes mit dem Gewebe zu vermeiden.

Das Zwischenglied wird in Relation zur Okklusion der antagonistischen Zähne und zur Lage der Pfeilerzähne plaziert (Abb. 12–2A und B). Es wird auf der lingualen und bukkalen Seite beschliffen, um die axialen Flächen später durch Wachsauflagen richtig konturieren zu können (Abb. 12–2C und D). Die Konturen sollen den benachbarten Zähnen entsprechen. Das Zwischenglied wird in seine Lage gebracht und festgewachst, und die Stellen der unterstützenden Höcker werden markiert.

Lokalisation der Höcker und zentrischen Stops

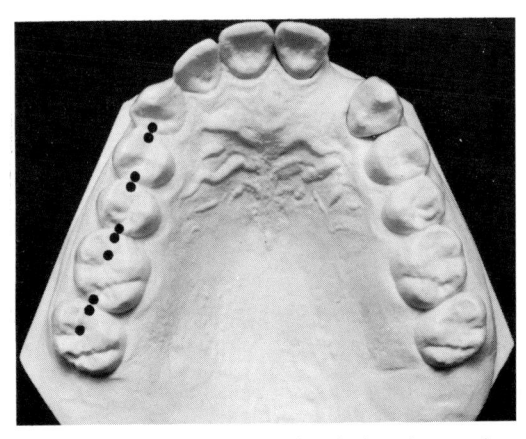

Abb. 12–3 Vorbereitung des Aufwachsens. Lage der zentrischen Stops.

Der erste Schritt der Entwicklung einer funktionellen Okklusion besteht in einer Analyse der okklusalen Beziehungen für die optimale Plazierung von unterstützenden Höckern und zentrischen Stops. Ohne die möglichen Orte von unterstützenden Höckern auf der geplanten Restauration (dreigliedrige Brücke) zu betrachten, werden die Stellen für zentrische Stops auf den Oberkieferzähnen für eine normale Okklusion bestimmt. Ob die unterstützenden Höcker der geplanten Restauration die in Abbildung 12–3 gezeigten zentrischen Stops treffen können oder sollten, hängt von den folgenden Faktoren ab: 1. okklusale Stabilität, 2. Freiheit in der Zentrik, 3. Arbeitsfunktion, 4. Vermeidung von Interferenzen und 5. akzeptable Zahnmorphologie. Das allgemeine Prinzip, das befolgt werden soll, lautet: Man plaziert die unterstützenden Höcker in Beziehung zu den zentrischen Stops, die man in einer normalen Okklusion findet – das heißt, wenn die Anordnung der Zähne normal ist, werden mit dieser Plazierung keine Interferenzen erzeugt, und die Ähnlichkeit zur Zahnmorphologie ist in einem vernünftigen Maß vorhanden.

Okklusale Stabilität hängt vom Zusammenspiel aller Komponenten des Kausystems ab, nicht nur von den Kontaktbeziehungen der Zähne. Allerdings sind die Kontaktbeziehungen in der zentrischen Relation, in der zentrischen Okklusion und in den verschiedenen Exkursionen sowohl in der Funktion als auch in der Parafunktion für die okklusale Stabilität bedeutungsvoll. Die Anwendung des Grundsatzes einer normalen oder nahezu normalen Anordnung in der Höcker-zu-Fossa- und Höcker-zu-Randleisten-Okklusion beruht auf der Konservierung von Zahnsubstanz und auf der okklusalen Stabilität.

Die Bedeutung der Kenntnis der Bewegungsbahnen für Höcker in bezug auf die Leisten- und Furchenrichtung wurde bereits betont. Die Entwicklung der Leisten- und Furchenrichtung in der Restauration und die Anpassung der Freiheit in der Zentrik müssen unter Berücksichtigung der Bewegungen aus der zentrischen Okklusion und der zentrischen Relation erfolgen (Abb. 12–4). Die Linie der triangulären Leisten und die Richtung der zentralen Furchen sollten mit den Bewegungsbahnen des Unterkiefers in Beziehung zu den unterstützenden Höckern zusammenfallen oder parallel dazu sein. Das Vorhandensein einer Freiheit in der Zentrik, z. B. 0,5 × 0,5 mm, weist darauf hin, daß die funktionellen Furchen etwas weiter sein sollten.

Die schräge Leiste des ersten Oberkiefermolaren (Zahn 16) sollte nicht groß sein. Sie sollte niedrig, distal plaziert und ohne Interferenzen mit dem distobukkalen Höcker des ersten Unterkiefermolaren, Zahn 46, sein und in der distalen Furche des Zwischengliedes oder ersten Molaren liegen (Abb. 12–5). Diese Furche muß etwas weiter sein, um die Freiheit in der Zentrik zu erlauben und die Bahn des mesiopalatinalen Höckers des ersten Oberkiefermolaren bei der Balancebewegung freizugeben. Der distopalatinale Höcker sollte so konturiert sein, daß er distale Randleisten überquert (gestrichelte Linie) und mit der mesialen Randleiste des zweiten Unterkiefermolaren in Kontakt tritt.

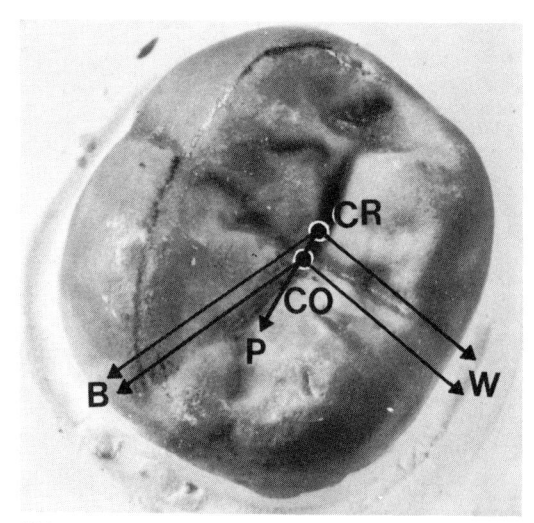

Abb. 12–4 Bewegungsbahnen. CR: zentrische Relation; CO: zentrische Okklusion; P: Protrusion; B: Balancebewegung; W: Arbeitsbewegung.

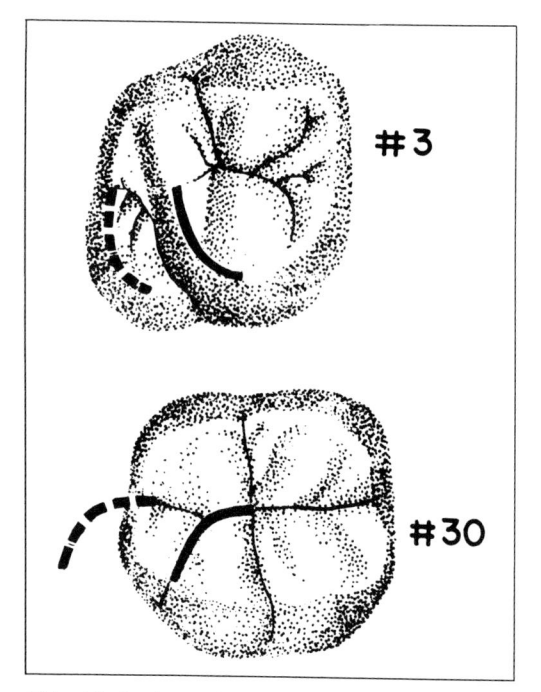

Abb. 12–5 Lage der Leisten. Beziehungen der schrägen Leiste des ersten oberen rechten Molaren (Zahn 16) zur distobukkalen Furche des ersten rechten Unterkiefermolaren (Zahn 46) in zentrischer Okklusion.

Funktionelles Aufwachsen

Das Aufwachsen wird schrittweise durchgeführt, so daß unterstützende Höcker in der stabilsten Lage plaziert und okklusale Elemente in Beziehung zu den Unterkieferbewegungen angefügt werden können.

Schritt 1: Plazieren von unterstützenden Höckern und zentrischen Stops

Die optimalen Stellen für die unterstützenden Höcker werden visualisiert und mit Bleistift markiert (Abb. 12–6). Beim vorausgegangenen okklusalen Einschleifen wurde die Freiheit in der Zentrik von der zentrischen Okklusion bis zur zentrischen Relation geschaffen, und zwar in allen Gebieten

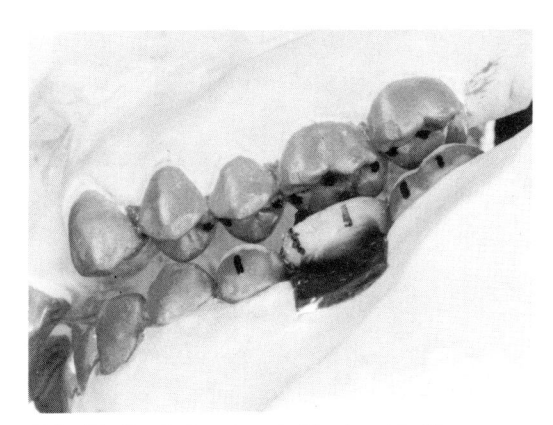

Abb. 12–6 Aufwachsschritt 1. Markierungen der unterstützenden Höcker und der zentrischen Stops.

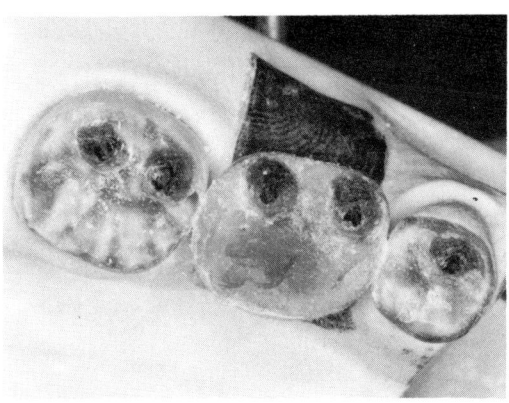

Abb. 12–7 Aufwachsschritt 2. Unterstützende Höcker werden mit Zinkstearat geprüft.

mit Ausnahme des linken oberen ersten Molaren, dem Zahn gegenüber der Zahnlücke. Das einzige Gebiet, das ein zusätzliches Einschleifen in der Zentrik verlangen wird, ist die zentrale Fossa dieses ersten Oberkiefermolaren, weil der unterstützende Höcker des zweiten Prämolaren und die mesiobukkalen Höcker des Zwischenglieds und des zweiten Unterkiefermolaren auf den gegenüberliegenden Randleisten okkludieren. Mit der Entwicklung des Höckerkegels, der in der zentralen Fossa des Zahnes 26 (linker erster Oberkiefermolar) zu liegen kommt, muß die schräge Leiste distalwärts des vorgesehenen Stops beschliffen werden, um Freiheit in der Zentrik zu erreichen.

Bevor man zum Schritt 2 übergeht, muß sichergestellt werden, daß für jeden vorgesehenen Höcker auf den bukkalen Flächen der präparierten Unterkieferzähne Bleistiftmarken angebracht sind, die den Ort des Beginns des Aufwachsens der Höckerkegel bezeichnen. Auf den Oberkieferzähnen müssen Bleistiftmarkierungen für jeden gegenüberliegenden Höcker, geeignet für lange Zentrik oder Freiheit in der Zentrik, angebracht sein. Es muß auch überprüft werden, ob die vorgesehenen zentrischen Stops mit den geplanten Bewegungsbahnen vereinbar sind und keine Interferenzen existieren.

Schritt 2: Aufbau der unterstützenden Höcker

Mit dem PKT-Instrument Nr. 1 werden die unterstützenden Höckerkegel in der zentrischen Okklusion mit elfenbeinfarbenem Wachs* entwickelt, bis okklusaler Kontakt hergestellt ist (mit Zinkstearat-Pulver den Kontakt feststellen). Der Artikulator wird auf die Arbeitsseite, die Balanceseite und in Protrusion bewegt. Dabei müssen unerwünschte Kontakte erkannt werden (Abb. 12–7). Unterstützende Höcker dürfen in keiner Stellung außer in der Zentrik Kontakt aufweisen, also nur in zentrischer Okklusion, zentrischer Relation und dazwischen, wie in Abbildung 12–8B gezeigt wird.

---

* Kerr Manufacturing Co., Romulus, MI 48174, USA

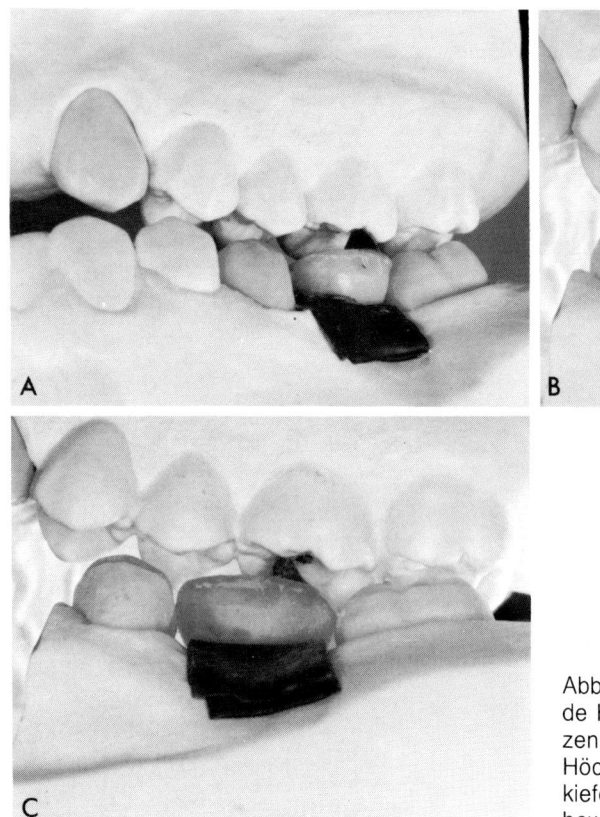

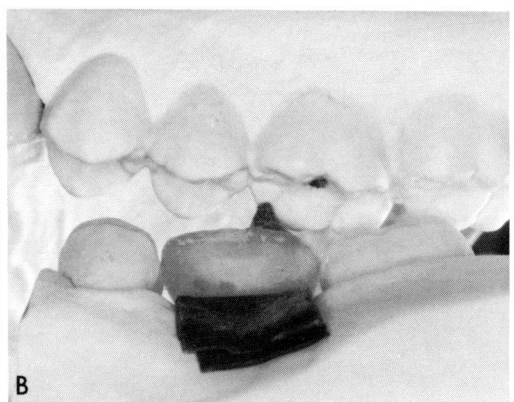

Abb. 12–8 Bewegungsmuster. Unterstützende Höcker dürfen keine okklusalen Interferenzen sein. A: Beziehung des distobukkalen Höckerkegels zur bukkalen Furche des Oberkiefermolaren; B: Beziehung in der Balancebewegung; C: Beziehung in der Protrusion.

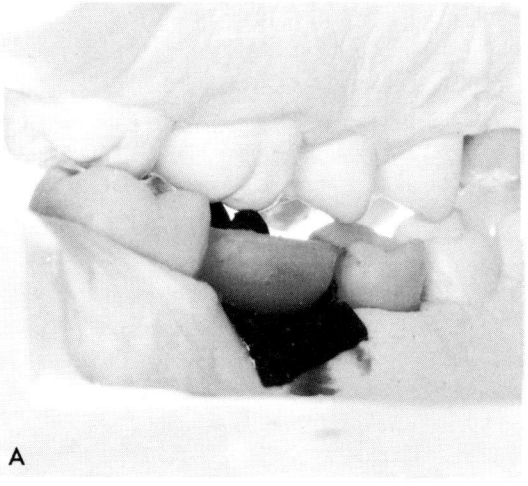

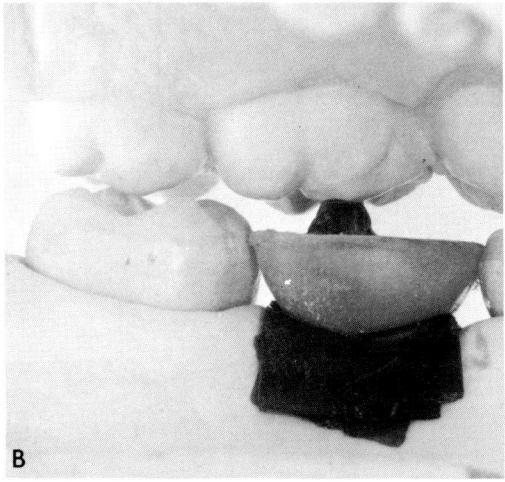

Abb. 12–9 Aufwachsschritt 3. Zentrische Stops auf den Unterkieferzähnen. A: Plazierung des Stops für den mesiopalatinalen Höcker des Oberkiefermolaren; B: linguale Ansicht der Lage des Stops.

In zentrischer Relation wird der Kondylarstop auf Null bewegt, um die simulierte zentrische Relation zu erzeugen. Aus der zentrischen Relation werden laterale und protrusive Bewegungen ausgeführt. Dabei wird auf Verschiebungen des Wachses geachtet. Falls Interferenzen vorhanden sind, muß man in Betracht ziehen, den unterstützenden Höcker an einer anderen Stelle aufzubauen.

Man vergewissert sich, daß die folgenden Anforderungen erfüllt sind, bevor man mit Schritt 3 beginnt:

1. Der Inzisalstift muß mit dem FC-Stift in Kontakt stehen (mit Shim-stock-Folie prüfen), wenn die Zähne in zentrischer Okklusion sind.
2. Jeder Höckerkegel muß in der zentrischen Okklusion einen positiven Kontakt zeigen (geprüft mit Shim-stock-Folie).
3. Der Inzisalstift muß den FC-Stift in zentrischer Relation berühren (Kontakt mit Shim-stock-Folie prüfen).
4. Es sollte kein posteriorer Höckerkegelkontakt in Protrusion existieren.
5. Es sollte keinen Höckerkegelkontakt bei der Exkursion auf die Balanceseite geben.
6. Auf der Arbeitsseite sollten mehrere Zähne in Kontakt treten. Falls es nur ein einzelner ist, sollte es der Eckzahn sein.

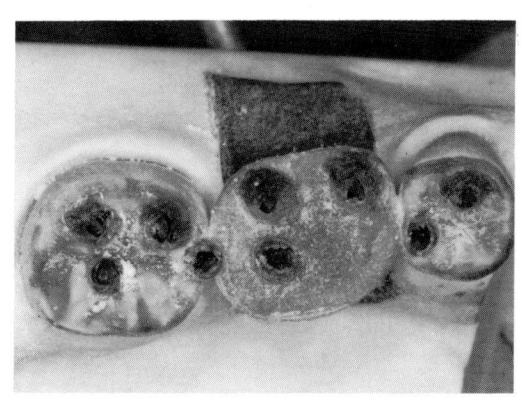

Abb. 12–10 Kontakte in der Zentrik. Sie werden mit Zinkstearat geprüft.

Schritt 3: Aufbau der zentrischen Stops für die unterstützenden Oberkieferhöcker

Das Ziel des Schrittes 3 besteht darin, auf den zwei Ankerzähnen und auf dem Zwischenglied die zentrischen Stops für die unterstützenden Oberkieferhöcker zu entwickeln, das heißt für die palatinalen Höcker des zweiten oberen Prämolaren und die mesio- und distopalatinalen Höcker des ersten und zweiten Oberkiefermolaren. Der Kondylarstop wird in die Stellung der zentrischen Okklusion gebracht. Für jeden unterstützenden Höcker der Oberkieferzähne wird die Höckerspitze verifiziert. Mit Bleistift wird die Lage der zukünftigen Kegel für die zentrischen Stops auf den Pfeilerzähnen und auf dem Zwischenglied eingezeichnet. Jetzt werden nur die zentrischen Stops für den Oberkieferprämolaren und die mesiopalatinalen Höcker der Molaren aufgebaut. Die anderen Stops werden ergänzt, wenn die Randleisten entwickelt sind. Der Aufbau der zentrischen Stops wird auf dem Zwischenglied gegenüber dem mit Bleistift markierten unterstützenden Höcker des Zahnes 26 mit elfenbeinfarbenem Wachs begonnen. Wachs wird bis zum Erreichen des Kontakts aufgetragen (Abb. 12–9). Während das Wachs noch geschmolzen ist, wird der obere Artikulatorteil zwischen der zentrischen Okklusion und der zentrischen Relation hin und her bewegt, bis im Wachs ein Gebiet der Freiheit in der Zentrik (langen Zentrik) ausgeformt ist. Die Höhe des zentrischen

Aufwachsen der funktionellen Okklusion – 2

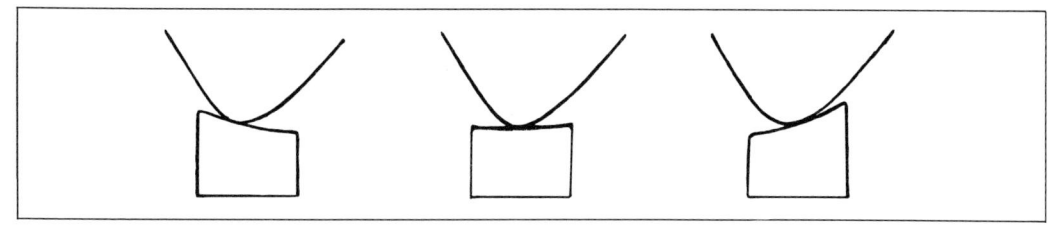

Abb. 12–11 Form der zentrischen Stops. Höckerspitzen sollten nicht auf einer schiefen Ebene Kontakt haben. Die Höckerspitzen sollten den Kontakt wie in der mittleren Zeichnung herstellen.

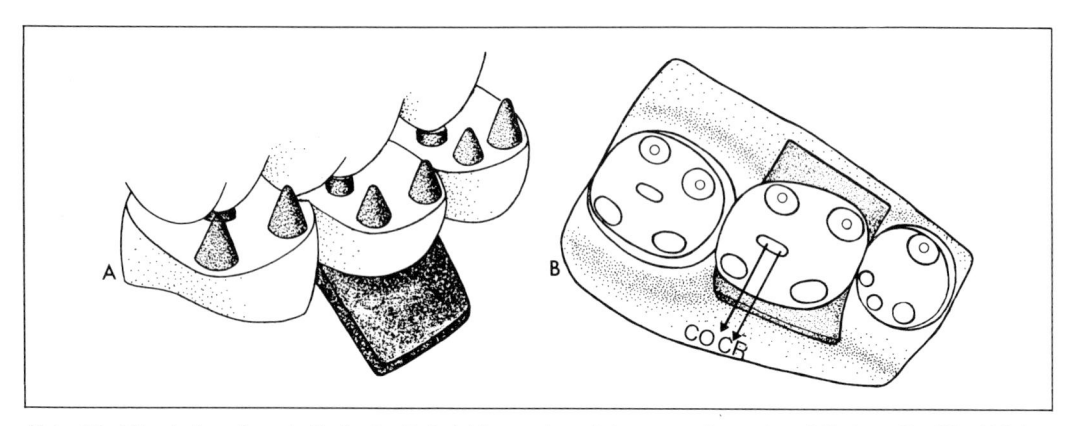

Abb. 12–12 Aufwachsschritt 4. A: Entwicklung der nichtunterstützenden Höcker. B: Die Höcker sollten so plaziert werden, daß sie Kontakte bei Bewegungen von CO (zentrische Okklusion) nach CR (zentrische Relation) vermeiden.

Stops kann festgelegt werden, indem man zuerst Zinkstearat-Pulver aufträgt (Abb. 12–10) und dann den Artikulator schließt. Shim-stock-Folie kann bei diesem Vorgehen auch verwendet werden. Die gesamte Markierung zwischen zentrischer Okklusion und zentrischer Relation sollte vorhanden sein.

Um die Form der zentrischen Stops auf Stabilität zu prüfen, wird Zinkstearat-Pulver verwendet. Abbildung 12–11 zeigt Querschnitte (BL) von zentrischen Stops und unterstützenden Höckern, die stabile und instabile Relationen aufweisen. Der stabile Stop ist relativ flach, ausgenommen an den Rändern, wo die bukkalen und palatinalen schiefen Ebenen der Höcker die zentrischen Stops berühren.

Bevor man zum Schritt 4 übergeht, muß folgendes überprüft werden: Jeder unterstützende Höckerkegel kontaktiert den aufgewachsten Stop in der zentrischen Okklusion und der zentrischen Relation (mit Shim-stock-Folie prüfen). Die Form der zentrischen Stops muß einen stabilen Halt ergeben.

Schritt 4: Aufbau der nichtunterstützenden Höcker

Das Ziel dieses Schritts besteht darin, die

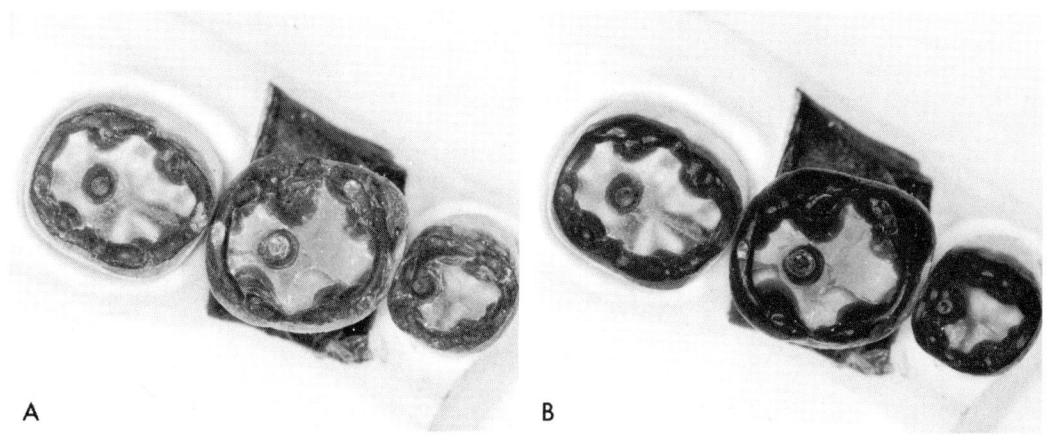

Abb. 12–13 Aufwachsschritt 5. Entwicklung der Höckerleisten und axialen Konturen. A: Mit Zinkstearat werden die zentrischen Stops bestimmt und Interferenzen lokalisiert. B: Zentrische Stops bleiben auf den Marginalleisten erhalten.

nichtunterstützenden Höcker auf dem zweiten unteren Prämolaren, dem Zwischenglied und dem zweiten unteren Molaren zu entwickeln (Abb. 12–12).
Den Artikulatoroberteil auf die linke Arbeitsseite bewegen. Die nichtunterstützenden Unterkieferhöcker müssen so plaziert werden, daß die unterstützenden Höcker des zweiten Oberkieferprämolaren und des ersten und zweiten Oberkiefermolaren umgangen werden. Zum Beispiel darf der distopalatinale Höcker des ersten linken Oberkiefermolaren (Zahn 26) mit den lingualen Höckerkegeln auf dem Zwischenglied keinen Kontakt haben.
Die Positionen der mesialen und distolingualen Höcker der Pfeilerzähne und des Zwischengliedes werden angezeichnet. Die nichtunterstützenden Höcker des linken unteren ersten Molaren (Zahn 36) sollten plaziert werden: 1. genügend weit mesial und distal, um den mesiopalatinalen Höcker des Zahnes 26 frei vorbeigehen zu lassen, 2. genügend weit lingual, um Kontakt mit dem mesialen Abhang der triangulären Leiste des distopalatinalen Höckers des Zahnes 26 zu vermeiden. Die Höcker sollten hoch genug sein, um Zungenbeißen zu verhindern. Dies kann erreicht werden, wenn die Höckerhöhe den Nachbarzähnen angepaßt wird. Die Höhe des unbeschliffenen Zahnes dient als Richtlinie. Auch homologe Zähne auf der gegenüberliegenden Seite des Zahnbogens können als Höhenmaß verwendet werden.
Bevor Schritt 5 unternommen wird, muß folgendes überprüft werden: Die nichtunterstützenden Höcker sollten in seitlichen und protrusiven Bewegungen nicht interferieren. Darüber hinaus sollten die nichtunterstützenden Höcker relativ klein sein und näher an den lingualen Grenzen der Okklusalfläche liegen als die unterstützenden Höcker.

Schritt 5: Aufbau der Höcker- und Randleisten und der axialen Konturen

Die Ziele des Schrittes 5 sind, 1. die Höcker- und Randleisten so zu entwickeln, daß

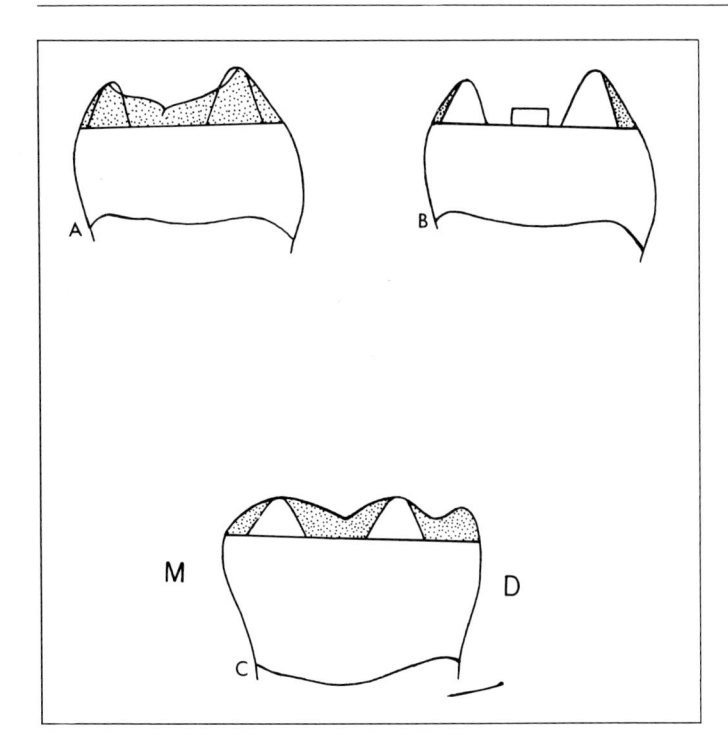

Abb. 12–14 Aufwachsschritt 5. Das Wachs wird zuerst von den Höckerspitzen aus aufgetragen und dann auf die axialen Flächen und mesialen und distalen Kontaktgebiete ausgedehnt.
A: Randleiste;
B: axiale Kontur;
C: bukkale Fläche (M: mesial, D: distal).

okklusale Interferenzen bei Unterkieferbewegungen vermieden werden, und 2. für die distopalatinalen Höcker des ersten und zweiten Oberkiefermolaren zentrische Stops an den Randleisten aufzubauen. In kleinen Portionen wird Wachs aufgetragen und mit Zinkstearat-Pulver bestäubt (Abb. 12–13). Man prüft eventuelle Interferenzen in den Exkursionen.

Auf die Peripherie der okklusalen Flächen der Unterkieferzähne wird grünes Wachs gebracht, um die Höcker- und Randleisten und die axialen Flächen zu formen (Abb. 12–14A bis C). Auf die Spitzen der Höckerkegel der unterstützenden und nichtunterstützenden Höcker darf kein Wachs kommen. Der zentrale Teil der Okklusionsfläche sollte bei der Entwicklung der Höcker- und Randleisten offen bleiben. Die zentrischen Stops für die distopalatinalen Höcker der Oberkieferzähne werden aufgebaut.

Beim Ausformen der axialen Flächen sollte darauf geachtet werden, daß sie nicht überkonturiert werden, weil diese Flächen für den Schutz der Gingiva und für gute Arbeitsseitenkontakte, falls sie indiziert sind, Bedeutung haben.

Bevor mit Schritt 6 fortgefahren wird, müssen alle folgenden Anforderungen erfüllt sein:

1. In der Protrusionsstellung dürfen keine posterioren Kontakte existieren.
2. Es dürfen nur der Eckzahn oder, falls indiziert, hintere Zähne bei Arbeitsbewegungen aus der zentrischen Okklusion, der zentrischen Relation oder dazwischenliegenden Positionen in Kontakt treten.

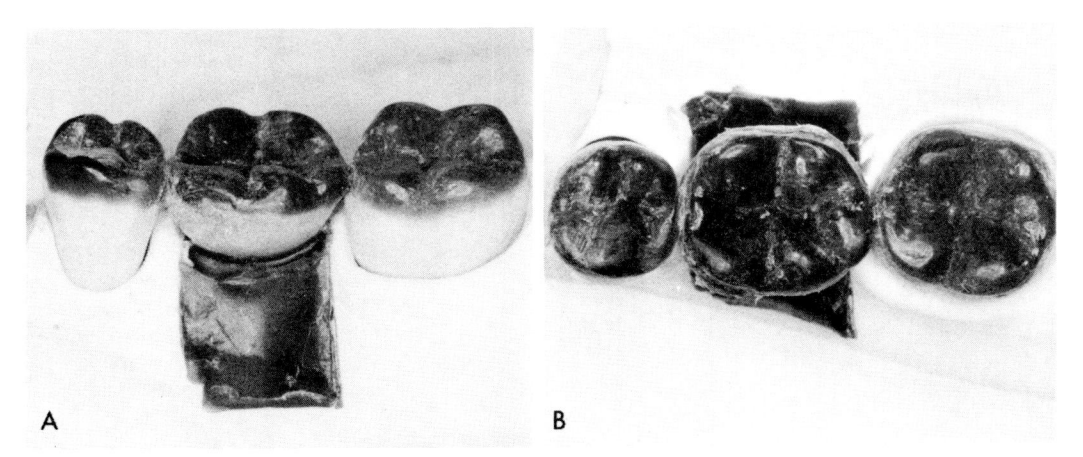

Abb. 12–15 Aufwachsschritt 6. Entwicklung von Leisten und Furchen. A: Ansicht von bukkal; B: Ansicht von okklusal. Zentrische Stops müssen aufrechterhalten bleiben. Zinkstearat erlaubt bessere Beobachtung.

3. Auf der Balanceseite darf es keine Kontakte der hinteren Zähne geben, weder bei Unterkieferbewegungen aus der zentrischen Okklusion, noch aus der zentrischen Relation oder aus einer Zwischenstellung heraus.
4. Vorhanden sein müssen eine ausreichende Länge der zentrischen Stops von der zentrischen Okklusion bis in die zentrische Relation für antero-posteriore Freiheit in der Zentrik und eine ausreichende Breite der zentrischen Stops von der zentrischen Okklusion in die zentrische Relation. Beim Schließen in die Zentrik dürfen keine Interferenzen vorhanden sein.

Schritt 6: Aufbau der triangulären Leisten und der Furchen

Das Ziel des Schrittes 6 besteht darin, trianguläre Leisten und (entwicklungsbedingte) Furchen aufzubauen, die keine Interferenzen im Seitbiß und in der Protrusion aufweisen und mit denen die Freiheit in der Zentrik aufrechterhalten wird (Abb. 12–15A und B). Die triangulären Leisten werden durch Auftragen von grünem Wachs ausgebildet. Weder die Höhe der Höcker noch die Lage der Höckerspitzen oder die Dimensionen der Freiheit in der Zentrik dürfen verändert werden (Abb. 12–16A und B). Die triangulären Leisten (TR) werden schrittweise zugefügt. Es wird darauf geachtet, daß der zentrische Stop (C) für die Freiheit in der Zentrik, nachdem er einmal gebildet wurde, nicht mehr verändert wird. Der mesiolinguale Höcker (MLC) ist vom distolingualen Höcker weit entfernt. Auch ist der distolinguale Höcker stark distal plaziert, um dem mesiopalatinalen Höcker des Oberkiefermolaren eine interferenzfreie Funktion bei der Arbeitsseitenbewegung zu erlauben. Ein Querschnitt bei der gestrichelten Linie (X) zeigt die bukkolingualen Charakteristika der Freiheit in der Zentrik (C). Zwischen den okklusalen Flächenteilen der triangulären Leisten und dem Stop mit Freiheit in der Zentrik besteht ein fließender Übergang. Die Richtung der

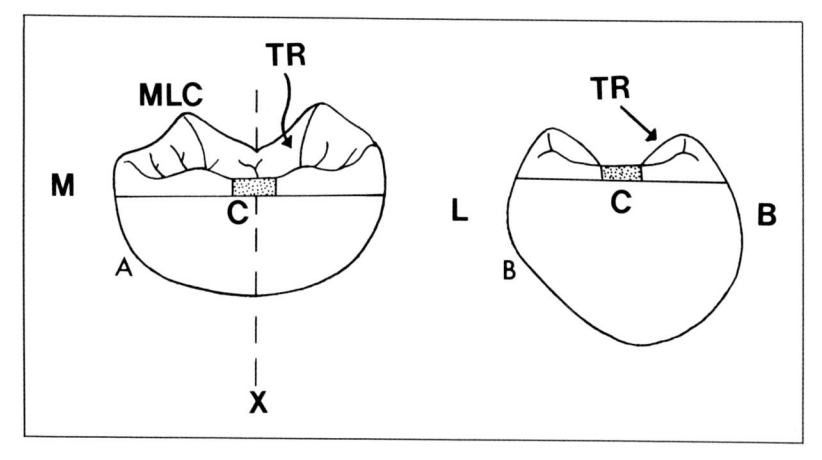

Abb. 12–16 Aufwachsschritt 6. A: Aufbau der triangulären Leisten (TR) auf dem mesiolingualen Höcker (MLC) und dem distolingualen Höcker (C: zentrischer Stop; L: lingual; B: bukkal); B: Ansicht des Zwischengliedes im Querschnitt durch die gestrichelte Linie X.

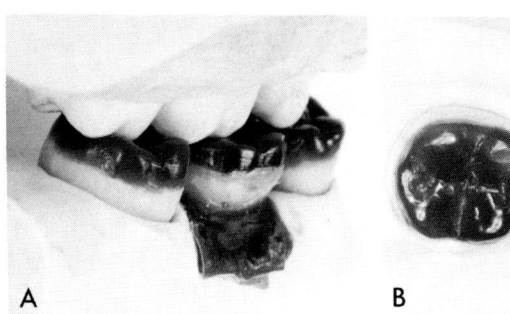

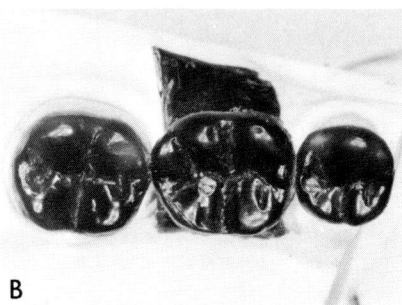

Abb. 12–17 Aufwachsschritt 6. Politur aller Oberflächen, nachdem alle Arbeits-, Balance- und Protrusionsbewegungen aus der zentrischen Okklusion und der zentrischen Relation korrekt möglich sind. A: Ansicht von lingual; B: okklusale Ansicht.

Leisten und Furchen sollte den Unterkieferbewegungen folgen, um die Möglichkeit auftretender Interferenzen auf den Restaurationen minimal zu halten.

Um die restlichen okklusalen Flächen zu vervollständigen, wird eine kleine Menge grünen Wachses aufgetragen. Die Furchen und Fissuren werden so geformt, daß die okklusalen Flächen normalen Zähnen ähnlich werden (nach den Richtlinien der Zahnanatomie). Dazu kann man Nachbarzähne, aber auch homologe Zähne auf der Gegenseite als Muster benützen. Gebiete der okklusalen Fläche, die durch Kontakte während der Bewegungen und durch Schnitzen abgeflacht worden sind, sollten wieder abgerundet werden. Mit der erhitzten Spitze des Wachsinstruments Nr. 1 werden diese Gebiete wieder kurz geschmolzen. Beim Abkühlen des Wachses wird die Fläche wieder rund. Man muß aber erneut Zinkstearat-Pulver auftragen und die Situation auf freie seitliche Bewegungen, das heißt auf die Interferenzfreiheit hin prüfen. Das Instrument Nr. 3 dient zur feinen Ausarbeitung und zum Glanzschleifen der Furchen der aufgewachsten Okklusion. Die aufgewachsten Restaurationen (Abb. 12–17A und B) müssen nochmals fein überarbeitet und poliert werden. Die zentrischen Stops dürfen nicht verlorengehen. Vor dem Fertigstellen ist es gut, einen Lehrer oder Instruktor zu bitten, das Resultat zu überprüfen. Einige weitere Änderungen können notwendig werden.

Das endgültige Aufwachsen der Furchen kann nun durchgeführt werden. Entwicklungsbedingte Furchen werden zwischen den Höckerlappen geformt, um Durchgänge für die unterstützenden Höcker in Seitbißstellungen zu bilden. Dazu müssen die Winkel der Furchen in Beziehung zur Funktion der unterstützenden Höcker um die Kondylardeterminanten stehen. Sie müssen weit und tief genug für die Passagen der Höckerspitzen sein. Mit dem Wachsinstrument Nr. 3 werden die Furchenfissuren scharf eingezeichnet.

Zusätzliche Furchen sind kleine Furchen auf beiden Seiten der triangulären Leisten, die die Okklusalflächen in eine Reihe von kleineren Leisten aufteilen. Damit werden große Oberflächen unterteilt. Diese Furchen reduzieren die Gesamtfläche der okkludierenden Elemente und schaffen weiter gestaltete Furchen für bessere Durchgangswege. Die Effizienz beim Kauen hängt ebenso von Gebieten mit Nahkontakt wie von Gebieten mit Kontakt ab.

Das Aufwachsen ist beendet, wenn alle folgenden Anforderungen erfüllt sind:

1. Der Inzisalstift berührt den FC-Stift immer noch in zentrischer Relation und zentrischer Okklusion.
2. Die unterstützenden Höcker stehen in Kontakt mit den zentrischen Stops in zentrischer Relation und zentrischer Okklusion.
3. Sämtliche aufgewachsten Bereiche stehen in der Protrusion frei und sind ohne Kontakt (mit Zinkstearat-Pulver prüfen).
4. Alle aufgewachsten Bereiche stehen auf der Balanceseite frei und sind ohne Kontakt (mit Zinkstearat-Pulver prüfen).
5. Auf der Arbeitsseite muß auf anderen als den aufgewachsten Zähnen Kontakt vorhanden sein (mindestens auf dem Eckzahn).
6. Die unterstützenden Höcker und die Stops mit Freiheit in der Zentrik sind die einzigen Orte, die in der Zentrik Kontakt herstellen (mit Zinkstearat-Pulver prüfen).

Übungen zu Kapitel 12

1. Was ist okklusale Stabilität?

2. Was ist Freiheit in der Zentrik?

3. Warum werden die unterstützenden Höcker vor den nichtunterstützenden Höckern aufgewachst?

4. Kann in einer individuellen Restauration Freiheit in der Zentrik inkorporiert werden? Wenn ja, wann?

5. Was muß in der klinischen Situation an hinteren Zähnen ohne Antagonisten bei der Vorbereitung für eine Brücke und beim Aufwachsen zur Freiheit in der Zentrik ausgeführt werden?

6. Sollte der Inzisalstift mit dem Inzisalteller in der zentrischen Relation in Kontakt stehen? Wenn ja, warum?

7. Welche Bereiche sollten auf der Arbeitsseite Kontakt haben?

8. Welche Bereiche haben in der Zentrik Kontakt?

9. Worin besteht die besondere Hilfe bei der Additionsaufwachstechnik in bezug auf die unterstützenden Höcker?

10. Was bestimmt die seitliche Dimension der Freiheit in der Zentrik?

Test zu Kapitel 12
1. Ein oberes und ein unteres Modell sind in zentrischer Okklusion einartikuliert. Auf diesen Modellen wird eine Vollgußmolarenkrone in der zentrischen Okklusion aufgewachst. Wird nun in der zentrischen Relation einartikuliert und der Artikulator in zentrischer Relation geschlossen, so kann das Resultat das folgende sein:
   a) vorzeitiger Kontakt auf anderen Zähnen als auch dem aufgewachsten Molaren
   b) vorzeitiger Kontakt auf dem aufgewachsten Molaren
   c) a und b
   d) fehlen von zentrischen Stops in der zentrischen Relation, wenn die Krone im Munde eingesetzt wird.
   e) a, b und d
2. Beim Aufwachsen einer Krone auf einen ersten Unterkiefermolaren
   a) würde der mesiopalatinale Höcker des ersten Oberkiefermolaren in der zentrischen Okklusion in der zentralen Fossa stehen.
   b) wäre die zentrische Relationsstellung des mesiopalatinalen Höckers des ersten Oberkiefermolaren die mesiale Fossa.
   c) a und b
   d) wird für den Kontakt in zentrischer Relation ein Platz distalwärts der zentrischen Okklusion geschaffen.
   e) a und d
3. Bei einer normalen Okklusion sind die Beziehungen oder zentrischen Stops und unterstützenden Höcker:
   a) Höcker-Fossa
   b) Höcker-Fossa, Höcker-Leiste
   c) Höcker-Fossa, Höcker-Randwulst
   d) Höcker-Fossa, Höcker-Fossa, Höcker-Leiste
   e) keines des Erwähnten
4. Mit der Freiheit in der Zentrik kann ein Patient Bewegungen ausführen:
   a) von der zentrischen Relation zur zentrischen Okklusion ohne Einschränkung
   b) von der zentrischen Okklusion etwa 0,5 mm seitwärts
   c) a und b
   d) in zentrische Okklusion oder zentrische Relation aus der Ruhelage ohne Behinderung
   e) a, b und d

5. Das Ausmaß der Freiheit in der Zentrik wird bestimmt durch:
   a) das Ausmaß der lateralen Komponente der Abgleitbewegung vor dem okklusalen Einschleifen
   b) die Größe der antero-posterioren Komponenten der Abgleitbewegung in die Zentrik
   c) a und b
   d) die Steilheit der Höckerspitzen
   e) a, b und d

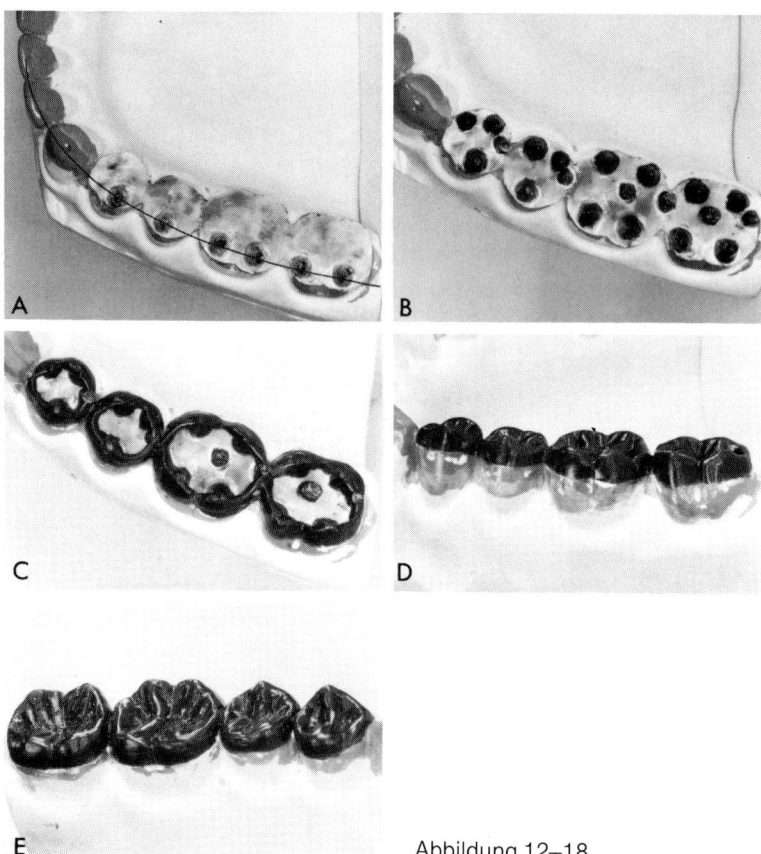

Abbildung 12–18

6. Welcher Aufwachsschritt wird in Abbildung 12–18A gezeigt?
   a) Schritt 1
   b) Schritt 2
   c) Schritt 3
   d) Schritt 4
   e) Schritt 5

7. Welcher Aufwachsschritt wird in Abbildung 12–18B gezeigt?
   a) Schritt 2
   b) Schritt 3

c) Schritt 4
   d) Schritt 5
   e) Schritt 6
8. Welcher Aufwachsschritt wird in Abbildung 12–18C gezeigt?
   a) Schritt 2
   b) Schritt 3
   c) Schritt 4
   d) Schritt 5
   e) Schritt 6
9. Welcher Aufwachsschritt wird in Abbildung 12–18D gezeigt?
   a) Schritt 2
   b) Schritt 3
   c) Schritt 4
   d) Schritt 5
   e) Schritt 6
10. Welcher Aufwachsschritt wird in Abbildung 12–18E gezeigt?
    a) Schritt 2
    b) Schritt 3
    c) Schritt 4
    d) Schritt 5
    e) Schritt 6

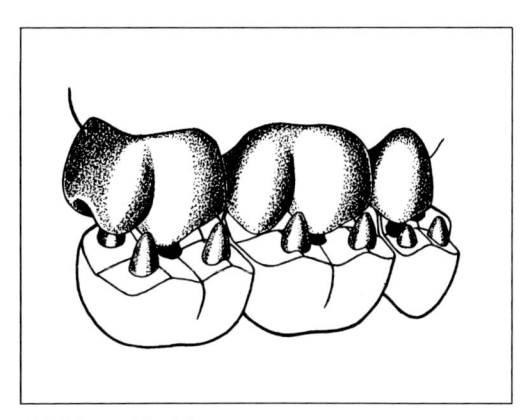

Abbildung 12–19

11. Welcher Aufwachsschritt wird in Abbildung 12–19 gezeigt?
    a) Schritt 3
    b) Schritt 4
    c) Schritt 5
    d) Schritt 6
    e) Schritt 7

Abbildung 12–20

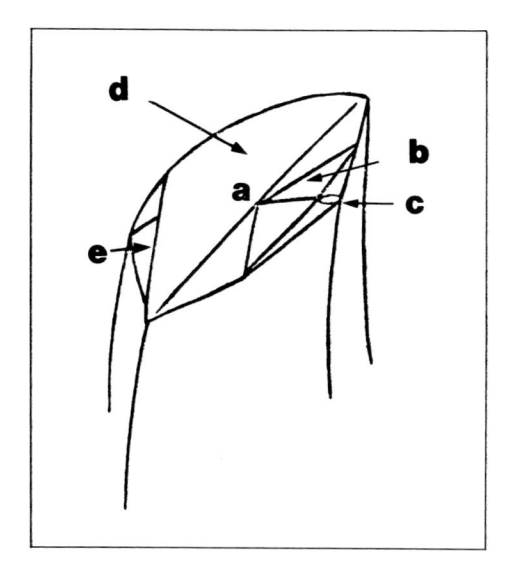

12. Abbildung 12–20 ist eine Aufsicht auf die *Posselt*-Figur der Grenzbewegungsbahnen. Welches ist das Gebiet der Freiheit in der Zentrik?

Antworten zu den Übungen und Tests

Kapitel 1: Übungen

1. sie durch Veränderungen während des Zahndurchbruchs, Zahnverlust, erhöhte Zahnbeweglichkeit etc. beeinflußt wird.
2. die vertikale Dimension bei Zahnkontakt.
3. Scharnierachse; Einartikulieren; zentrische Relation
4. Körperhaltungs- oder posturale Position; vertikalen; interokklusalen; den posterioren Zähnen
5. balancierten
6. oberen Rand des Porion; unteren Rand des Orbitale; ist nicht
7. Kondylus
8. physikalische (oder mechanische); Prothesen; natürliche; Artikulator; natürlichen
9. Anordnung; Zähne
10. Grenzen (envelope)
11. in der zentralen Fossa des ersten Unterkiefermolaren
12. bukkalen

Kapitel 1: Test

1. d
2. a
3. c
4. a
5. a
6. a
7. e
8. c
9. e
10. e
11. d (Sagittalebene)
12. c
13. a
14. b
15. c

Kapitel 2: Übungen

1. Wenn der Teller höher gestellt wird, (von 0 auf +1 oder mehr), resultiert eine Zunahme der vertikalen Dimension und ein Verlust von okklusalen Kontakten. Die Protrusionsbewegung kann bei extremen Bewegungen unmöglich werden.
2. eine Erhöhung vertikaler Dimension
3. Es könnte okklusale Interferenzen erzeugen oder auch Verlust von funktionellen Kontakten.
4. Die PR-Einstellung und die obere Fixationsstellung des Stiftes
5. die Beziehung zwischen dem Kondylarschaftgehäuse und den Kondylarelementen
6. ein vorzeitiger Kontakt in der Zentrik (eine zu hohe Füllung oder Krone im Munde)
7. Restaurationen für Patienten, die keine Mittelwert-Kondylardistanz besitzen, würden unkorrekte Kamm- und Grubenrichtungen aufweisen.
8. A: Kondylarschlitz
   B: Kondylarelement
   C: Kondylarstop
   D: Nullkerbe
   E: Abstandhalter
   F: Kondylarführung
   G: Zentrikriegel
   H: Ohrolivenhaltestift
9. a) Der Stützstift ist nicht in antero-posteriorer Richtung zentriert.
   b) An den Kondylarelementen sind die Zentrikstops nicht auf Null gestellt.
10. a) Der Kondylarstop ist auf der einen Seite nicht auf Null gestellt.
    b) Das Kondylarschaftgehäuse ist auf beiden Seiten ungleich eingestellt.
11. a) Die Zentrikstops der Kondylarführung sind nicht auf Null gestellt.
    b) verbogener Inzisalstift, falsch eingestellte Kondylarpfosten, Fabrikationsfehler

c) unkorrekte Länge oder Lage des Inzisalstifts oder unkorrekte Höhe des Inzisaltellers
12. Die Kondylarelemente oder die Achse sind nicht für alle Neigungen der Kondylarführung zentriert.

Kapitel 2: Test

1. e
2. e
3. a (Es sollte nicht „fest", sondern „leicht" heißen.)
4. e
5. c
6. c
7. e
8. b
9. b
10. e

Kapitel 3: Übungen

1. die Inzisalkanten der Schneidezähne, den Einfluß der Kondylenbahnneigung, die Steilheit der Okklusionsebene etc.
2. So, daß die posterioren Zähne bei Protrusion und Lateroprotrusion diskludieren.
3. Sie übernehmen beim Aufwachsen von Restaurationen die Führung und verhindern, daß sich die Gipsmodelle abradieren (die vertikale Kontaktdimension wird aufrechterhalten).
4. Immer wenn die Führung durch Inzisalstift- und -teller nicht so eingestellt werden kann, daß alle Kontaktbeziehungen hergestellt werden können.
5. Indem man den FC-Stift für Kontakt von der zentrischen Relation in die zentrische Okklusion einstellt.
6. Im natürlichen Gebiß ist die Freiheit in der Zentrik nicht vorhanden, es sei denn, ein okklusales Einschleifen ist durchgeführt worden und in den Modellen festgehalten. Ist dies nicht der Fall, wird die vertikale Kontaktdimension in der zentrischen Relation nicht dieselbe sein wie in der zentrischen Okklusion, und der Inzisalstift wird den Kontakt mit dem FC-Stift des *Schuyler*-Inzisaltellers verlieren. Demzufolge würde beim Aufwachsen keine flache Long centric (lange Zentrik) oder Freiheit in der Zentrik entstehen.
7. Bevor die Abdrücke für die Arbeitsmodelle genommen werden.
8. Die Freiheit in der Zentrik beim Aufwachsen abschätzen.
9. 1 mm
10. Bis zum gleichen Ausmaß, wie im Munde des Patienten.

Kapitel 3: Test

1. a
2. c
3. e
4. c
5. c
6. e
7. e
8. b
9. e
10. c

Kapitel 4: Übungen

1. Es hat, mindestens im Bereich von 16 mm ober- und unterhalb der mittleren Rille auf dem Inzisalstift, keinen Einfluß.
2. Beim Anheben des dritten Referenzpunktes wird die horizontale Kondylarneigung flacher, wenn der Wachsbiß in Protrusion zum Einstellen des Artikulators verwendet wird.
3. Wenn die Inzisalführung nicht verändert wird, beträgt der Fehler auf der Balanceseite ca. 0,2 mm.
4. die mechanischen Grenzen des Artikulators, das heißt seine Größe
5. Die Möglichkeit eines Fehlers wie in Frage 3 soll damit vermieden werden.
6. Die Übertragung mit dem Gesichtsbogen wird durch die Unterstützung der hinteren Referenzpunkte vereinfacht und die arbiträre Scharnierachse wird automatisch registriert.
7. Ja, wenn der Gesichtsbogen am Patienten und am Artikulator zentriert ist.
8. 5 bis 6 mm; ± 0,5 mm.
9. a) Damit kann ein dritter Referenzpunkt innerhalb der mechanischen Gegebenheiten des Artikulators zum Einrichten der Modelle etabliert werden.

b) Man erhält einen Referenzpunkt für eine mögliche Duplikation der Modellage.
c) Es wird eine sinnvolle Beziehung zwischen dem Modell und der Inzisal- und der Kondylarführung hergestellt.
d) Er dient als Referenzpunkt zur Neigung der Kondylenführung, zur Okklusionsebene und zum Winkel der Inzisalführung.
10. Nein. Es gibt Patienten mit deutlichen Kieferasymmetrien.
11. Mit den Modellen können unter Umständen keine seitlichen Exkursionen durchgeführt werden, weil die Kondylenführung Arbeitsseitenkontakte verhindert.
12. Wenn man die Modelle im Zentrum des Artikulators statt in der richtigen Lage einartikuliert hat, kann die Zahnführung verstärkt werden, indem man die Haltemutter des Oberkiefermodells löst und Zahnkontakte erlaubt. Auch die Kondylenführung kann so verändert werden, daß maximale Kontakte in der latero-protrusiven Exkursion möglich sind.

Kapitel 4: Test

1. b
2. b
3. e
4. a
5. d
6. c
7. c
8. d
9. e
10. e

Kapitel 5: Übungen

1. erhöhte vertikale Kontaktdimension
2. im Munde zu hoch
3. ist nicht
4. Man muß Modelle mit der vollständigen Zahnreihe verwenden und ohne interokklusalen Wachsbiß arbeiten.
5. Indem man die axialen Konturen der lingualen Höcker reduziert und freie Bahnen für Höcker schafft, vorbei an den Höckerleisten der palatinalen Höcker der Oberkiefermolaren.

6. Nein, es ist nicht möglich. Kieferstellungen, okklusale Kontaktbeziehungen und Kieferbewegungen sind zu komplex, um derart genau aufwachsen zu können.
7. Fehler in der vertikalen Dimension bei Zahnkontakt
8. Einen normalgroßen Artikulator verwenden, eventuell eine funktionell generierte Bahnmethode und einen Wachsbiß in zentrischer Relation. Dies ist bisweilen nicht allzu praktisch.
9. Es ist nicht immer praktisch oder notwendig.
10. Man bezieht sich auf die Höckerhöhe benachbarter Zähne. Ohne die Möglichkeit der Lateralbewegung ist es aber unmöglich, die richtigen Kontaktbeziehungen vorauszusehen.

Kapitel 5: Test

1. c
2. a
3. e
4. c
5. a
6. c
7. c
8. b
9. c
10. e

Kapitel 6: Übungen

1. a) Fehlen von zentrischen Stops
   b) Vorhandensein oder Fehlen von Balancekontakten
   c) Vorhandensein von Balanceinterferenzen
   d) Vorhandensein von Arbeitsseiteninterferenzen
   e) Vorhandensein von protrusiven Interferenzen
   f) Lage des Kontakts in zentrischer Relation
   g) Schliffacetten und Kontakte in exzentrischen Stellungen
   h) erhöhte Beweglichkeit von Zähnen.
2. Weil mit ihnen festgestellt werden kann, ob die Modelle richtig einartikuliert wurden, weil durch sie mögliche Probleme, die richtiges Einartikulieren der Modelle verhindern, erkannt werden können und weil man durch

Antworten zu den Übungen und Tests

sie Hinweise auf das Einstellen der Kondylarführung bekommt.
3. Die einartikulierte Situation kann unter Umständen die okklusalen Beziehungen beim Patienten wegen Funktionsstörungen falsch wiedergeben. Der Artikulator kann eventuell den Anforderungen nicht genügen. Die Okklusion kann sich verändert haben.
4. Die Abdrücke können nicht die genaue Stellung der Zähne in jeder Situation perfekt wiedergeben, und die Modelle sind in Gips fixiert. Es ist zum Beispiel möglich, daß ein einzelner Zahn bei der Abdrucknahme vom Abdruckmaterial verschoben wird.
5. Arbeitsseiteninterferenz
6. Ja, in einer stabilen Okklusion. Veränderungen treten als Folge von Kiefergelenk-Muskel-Dysfunktionen, okklusalen oder oralen Parafunktionen oder Gewohnheiten, neuen Füllungen, orthodontischen Behandlungen etc. auf.
7. a) er durch eine neue Füllung entstanden ist,
   b) er eine Wanderung des Zahnes bewirkt,
   c) der Zahn in starker Funktion steht,
   d) der Zahn wegen Parodontitis erhöhte Beweglichkeit aufweist.
8. a) eine Veränderung der Okklusion als Folge einer Parodontalerkrankung
   b) Kiefergelenk-Muskel-Dysfunktion
   c) restaurative Zahnbehandlung
9. a) Die Modelle wurden falsch einartikuliert.
   b) Der Artikulator ist nicht richtig eingestellt, oder ein mangelhafter Artikulator wurde verwendet.
   c) Der Abdruck war fehlerhaft.
10. Restaurationen sollten nicht angefertigt werden, wenn die okklusalen Beziehungen gestört sind.

Kapitel 6: Test

1. e
2. c
3. a
4. e
5. d
6. e
7. e
8. c
9. e
10. e

Kapitel 7: Übungen

1. a) Damit die Kontaktbeziehungen der Zähne auf dem Artikulator und im Munde verglichen werden können.
   b) Damit beobachtet werden kann, welche Auswirkungen bestimmte Artikulatoreinstellungen auf die Kontaktbeziehungen der Zähne haben.
2. a) Die Distanz zwischen den posterioren Zähnen vermindert sich.
   b) Die aufgebauten Höckerabhänge könnten zu steil werden und so als okklusale Interferenzen die Bewegungen in die Protrusion diktieren.
3. a) Die Distanz zwischen den Molaren verringert sich auf der Balanceseite.
   b) Keine Veränderung.
   c) Am Patienten würde man eine größere Distanz (lichte Weite) beobachten, weil flachere Führungen kürzere und flachere Höcker bewirken.
4. a) 1. Die Distanz zwischen den Molaren verringert sich.
      2. Die Distanz zwischen den Molaren verringert sich.
   b) 1. Leichte Verminderung der Distanz zwischen den Molaren.
      2. Die Distanz zwischen den Molaren wird reduziert.
5. a) Das Oberkiefermodell bewegt sich nach unten und seitlich nach rechts. Der Abstand zwischen Schaftgehäuse und Kondylarelement verringert sich.
   b) Das Schaftgehäuse bleibt in Kontakt mit dem Kondylarelement. So erfolgt keine *Bennett*-Bewegung.
   c) Ein unter diesen Bedingungen geformter Höcker kann zu steil oder zu hoch sein. Die richtige Lateralbewegung würde kürzere, flachere Höcker vorschreiben.
   d) Die Leisten- und Furchenrichtung wird betroffen mit möglichen Interferenzen bei den seitlichen Exkursionen.
6. Bei protrusiven und/oder lateralen Exkursionen können Interferenzen (posteriore Kontakte) als Folge der flacheren Führungen des Patienten auftreten.
7. Die Kondylarneigung sollte für den *Hanau*-Ohroliven-Gesichtsbogen 70° betragen; die Abstützung für die Bißplatte fehlt.
8. Es wird zu Studienzwecken eingesetzt, bevor der Patient betroffen ist, und wird bei Laborkursen praktiziert; es dient dazu, eine

Schiene aufzuwachsen, wenn die zentrische Relation beim Patienten wegen Muskelverspannungen nicht erreicht werden kann; es kann eingesetzt werden, wenn Kiefergelenk-Muskel-Schmerzen eine Registrierung der zentrischen Relation verhindern.
9. der möglichen Kurvatur der Kondylenbahn; dem anterioren und posterioren Abstand der Modelle durch den Wachsbiß
10. Das Einstellen der Kondylenneigung ist heikler (und schwieriger), als wenn die Eckzähne posteriore Disklusion bewirken würden.
11. 25° sowohl bei der simulierten zentrischen Relation als auch bei Verwendung eines Wachsbisses in zentrischer Relation
12. Je weiter die Kondylarelemente und die Achse des Artikulators vom Zentrum der Kondylarführung entfernt sind, um so größer ist der Einfluß auf die Lage des Oberkiefermodells in zentrischer Okklusion und in den exzentrischen Stellungen. Für die Herstellung einer möglichst guten Zahnführung ist es nötig, das richtige Maß an Zahnkontakten in der Zentrik und in exzentrischen Stellungen zu prüfen. Z. B. muß sichergestellt sein, daß anteriore und posteriore Kontakte bei der eingestellten Kondylenneigung vorhanden sind.

Kapitel 7: Test

1. a
2. b
3. a
4. d
5. c
6. c
7. a
8. b
9. c
10. e
11. e
12. c

Kapitel 8: Übungen

1. Abwesenheit von zentrischen Stops in der zentrischen Okklusion. Die Modelle bewegen sich aus der zentrischen Okklusion heraus, wenn man die Fixationsmutter am oberen Artikulatorteil anzieht.
2. Eine Balanceinterferenz, eine zu flach eingestellte Kondylenneigung oder beides.
3. Weil der Fixationspunkt des *Hanau*-Gesichtsbogens nicht auf der Artikulatorachse liegt. Nur ein dritter Referenzpunkt sichert die richtige Beziehung des Oberkiefermodells zur Artikulatorachse.
4. Der antero-posteriore Fehler wäre theoretisch gleich Null.
5. Das optimale Maß liegt zwischen der Protrusion, die erforderlich ist, um ein leichtes Kippen mit der Veränderung der Kondylenneigung zu erreichen, und einer Protrusion, die gerade noch innerhalb des Bereichs der geraden Kondylarbewegung und des funktionellsten Bereichs der Kondylarbewegung bleibt.
6. Funktionelle Störungen. Muskelverspannung und Kiefergelenksdysfunktion verhindern jedoch in der Regel ein genaues Einartikulieren der Modelle in zentrischer Relation.
7. Durch erneutes Einartikulieren der Modelle in zentrischer Relation. Vorher die möglichen Fehler beim Vorgehen durchdenken.
8. Ungenaue Lage der Höcker und Fossae in der zentrischen Relation; mögliche vorzeitige Kontakte in zentrischer Relation
9. Vergrößerte vertikale Dimension. Sie hat zu hohe Restaurationen im Munde des Patienten zur Folge.
10. Dies ist nicht von Bedeutung, wenn solche Arbeitsseitenkontakte auch im Munde fehlen. Falls Arbeitsseitenkontakte im Munde vorhanden sind, aber auf den einartikulierten Modellen fehlen, wird das Aufwachsen bis zum okklusalen Kontakt zu einer Arbeitsseiteninterferenz im Munde führen. Wenn Kontakte auf den Modellen vorhanden sind, im Munde aber fehlen, wird eine Restauration keine Interferenz, aber auch keinen Kontakt aufweisen.

Kapitel 8: Test

1. a
2. e
3. e
4. b
5. a

6. e
7. c
8. d
9. e
10. c

Kapitel 9: Übungen

1. alle erwähnten Punkte erfüllt sind
2. alle erwähnten Bedingungen erfüllt sind
3. eine gleichmäßige laterale Bewegung mit optimalen Arbeitskontakten möglich ist
4. höchstens leichter oder gar kein Kontakt auf der Balanceseite vorhanden ist und optimale Arbeitsseitenkontakte an den Eckzähnen und seitlichen Schneidezähnen vorhanden sind
5. optimale Arbeitsseitenkontakte
6. alle erwähnten Punkte
7. gleichmäßige Gleitkontakte bestehen und die Zähne sich bei protrusiver Exkursion nicht bewegen
8. Eine solche Beziehung verlangt Stabilisierung durch neue Restaurationen.
9. liegt kein Problem vor, solange keine klinischen Anhaltspunkte für die Notwendigkeit therapeutischer Maßnahmen existieren
10. der mesiopalatinale Höcker des ersten Oberkiefermolaren

Kapitel 9: Test

1. d
2. d
3. c
4. e
5. b
6. e
7. e
8. b
9. b
10. d

Kapitel 10

Seite 213
1. a) Eigene Beobachtungen angeben.
   b) Die folgenden Punkte und ihre Wirkung auf die Protrusionsbahnen sind zu vermeiden: unrichtige protrusive und anteriore Führungen, zu große Höckerhöhen und -winkel, unkorrekte Plazierung von antero-posterioren Furchen und falsches Legen von Leisten.

Seite 214
2. Eigene Beobachtungen angeben.
3. Eigene Beobachtungen angeben.

Seite 214 und 215
1. a) Eigene Beobachtungen angeben.
   b) Die triangulären Leisten sollten nicht zu massiv aufgewachst werden. Die axialen Konturen müssen vernünftige Dimensionen haben. Die anatomischen Formen sollen den benachbarten Zähnen entsprechen.
   c) Eigene Beobachtungen angeben.

Seite 215 und 216
2. a) Eigene Beobachtungen angeben.
   b) Für Balancebahnen sollte Platz zur Verfügung stehen. Die mesialen und distalen Höckerleisten sollten minimal gestaltet und die axialen Flächen der lingualen Höcker nicht überkonturiert werden.
   c) Eigene Beobachtungen angeben.

Seite 216 bis 218
1., 2., 3., 4. Eigene Beobachtungen angeben.

Seite 219 oben
1. Eigene Beobachtungen angeben.

Seite 219 Mitte
1. Ein okklusales Einschleifen ist erforderlich, um vollständiges Schließen in die zentrische Relation und Freiheit für die Gleitbewegung von dort in die zentrische Okklusion zu schaffen. Außerdem müssen Arbeitsseiten-, Balanceseiten- und Protrusionsinterferenzen entfernt werden.
2. Okklusale Flächen können, ohne dabei okklusale Interferenzen zu erzeugen, aufgewachst werden.

Antworten zu den Übungen und Tests

Kapitel 10: Übungen

2. und 4. (vgl. Abb. 10–19)

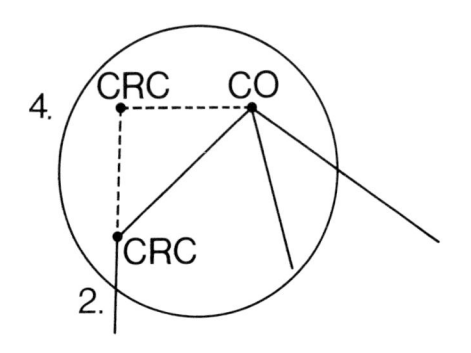

3. Abgleitbewegung in die Zentrik
5. a) auf einer Ebene: Freiheit in der Zentrik
   b) an einem Punkt: Punktzentrik
6. auf der gleichen Höhe wie in zentrischer Okklusion
7. auf der gleichen Höhe wie in zentrischer Okklusion
8. vorzeitiger Kontakt in der zentrischen Relation (d. h. eine okklusale Interferenz beim vollständigen Schließen)
9. Balanceseiten- und Arbeitsseiteninterferenzen
10. okklusale Interferenzen auf den Restaurationen

Kapitel 10: Test

1. e
2. c
3. c
4. d
5. a
6. d
7. d
8. c
9. b
10. c
11. b
12. b
13. c
14. c
15. a

Kapitel 11: Übungen

1. Stabilisations; funktionellen; weichem, flexiblen
2. der Isolierung der Kontaktbeziehungen der Zähne vom Kausystem, ohne störende Einflüsse einzuführen.
3. a) stabile Kontaktbeziehungen bewirken,
   b) den Lippenschluß falls möglich erlauben und
   c) den Schluckvorgang nicht stören.
4. a) glatte, ebene Okklusalflächen
   b) Freiheit in der Schienenzentrik
   c) Eckzahnführung
   d) keine Schneidezahnführung
   e) okklusale Stabilität
5. Keine Schneidezahnführung auf der Schiene.
6. Behandlung von Kiefergelenk-Muskel-Schmerz-Dysfunktion und Behandlung des Knirschens
7. Dicke; Eckzahnführung
8. zentrische Relation, zentrische Okklusion, offene vertikale Beziehung
9. auf der bukkalen Seite durch den Äquator und die Interproximalräume der Molaren und Prämolaren
10. Es hat den Zweck, etwas schwächeren Kontakt auf der schmerzhaften Seite zu erlauben.

Kapitel 11: Test

1. d
2. e
3. a
4. c
5. c
6. e
7. b
8. a
9. c
10. e

Kapitel 12: Übungen

1. Ein Zustand der Homöostase, in dem die funktionellen und strukturellen Veränderungen innerhalb des Normbereichs für das Kausystem liegen.
2. Freiheit des Unterkiefers, ohne Interferenzen in der zentrischen Okklusion, der zentrischen Relation und dazwischen in Kontakt zu treten.
3. Um diese wichtigen Höcker richtig plazieren zu können, ohne um die nichtunterstützenden Höcker herumsehen zu müssen.
4. Ja, vorausgesetzt, daß okklusales Einschleifen vorausging oder man die Ausdehnung abschätzt.
5. Der Ort der Freiheit in der Zentrik wird gewöhnlich zum Zeitpunkt des okklusalen Einschleifens bestimmt.
6. Ja. Die vertikale Dimension sollte die gleiche sein wie in der zentrischen Okklusion.
7. Eckzahn zu Eckzahn; unterstützende Höcker des Unterkiefers und nichtunterstützende Höcker des Oberkiefers; Molaren und Prämolaren; mindestens die Eckzähne sollten in Kontakt stehen.
8. nur die unterstützenden Höcker und die zentrischen Stops
9. Es ist möglich, alle Teile der aufzuwachsenden Restaurationen von Kontakt in der Seitbiß- und Vorbißbewegung auszuschließen und trotzdem Kontakt in der Zentrik aufrechtzuerhalten.
10. Das Ausmaß der Freiheit, die beim okklusalen Einschleifen oder beim Aufwachsen einer Gesamtrekonstruktion etabliert wurde.

Kapitel 12: Test

1. c
2. a
3. c
4. e
5. e
6. b
7. c
8. d
9. e
10. e
11. b
12. Siehe Abbildung (vgl. Abb. 12–20)

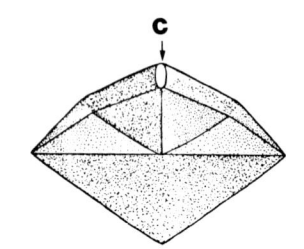

Sachregister

A

Abdrucknahme	127, 128
Abgleitbewegung	13, 24, 25, 117, 163, 182
Abrasion	110
–, Facetten	110, 115, 119
Arbeitsinterferenz	17
Arbeitsseite	15, 17
Arcon-Artikulator	53
Artikulationspapier	50, 117, 193, 216
Artikulator	13, 15, 22, 29, 37
–, Arcon-, Non-Arcon-	37, 39
–, Aufwachsvorbereitung	194
–, *Bennett*-Bewegung	43
–, Bewegung	206
–, Dimension	15
–, einfacher	23, 27, 103
–, Einschränkungen	105
–, einstellbarer	38
–, Einstellung	45
–, Fehler beim Gebrauch	105, 107ff.
–, Funktionen	37ff.
–, Größe	15, 37, 106, 107, 108
–, halbeinstellbarer	37, 63ff., 179
–, Inzisalführung	63
–, Mittelwert	32
–, Nullstellung	47
–, Programmierung	31
–, Protrusiv-Retrusiv-Mechanismus (PR)	45
–, Scharnierachse	41
–, Seitenflügel	45
–, Teile	37ff.
–, volleinstellbarer	27, 45, 170, 179
Artikulatorteil	
–, oberer	43, 50
–, unterer	50
Artikulatortypen	37ff.
Artikulieren	161
–, Modelle	161
Aufwachsen	79, 195
–, der funktionellen Okklusion	261
–, diagnostisches	261
–, direktes	190
–, funktionelles	266ff.
–, Restaurationen	79, 118
–, Schritte	199ff., 206, 262ff.
–, Ziele	193
–, zur Funktion	203ff.
Aufwachsinstrumente	191, 195
Aufwachsmethode	
–, additive	190
Aufwachssysteme	189
Aufwachstechniken	190ff.
Ausblocken	
–, Unterschnitte	245
Ausgießen	
–, Abdrücke	128

B

Balanceinterferenz	17, 170
Balanceseite	15, 17
Befundaufnahme	
–, Okklusion	115
Bennett-Bewegung	13, 31, 42, 166, 169
Bereich	
–, funktioneller	183
Bewegung	
–, Arbeitsseite	207
–, Balanceseite	207
–, protrusive	207
Bezahnung	
–, natürliche	29
Biofeedback	255
Bißgabel	92, 134
Bißplatte	134

C

Checkbiß	22, 39, 73, 170
–, Fehler	117
–, in zentrischer Relation	142, 168
–, protrusiver	168

D

Denar Artikulator	53, 54, 66
Dentatus Artikulator	53, 55, 66
Determinanten	31
–, kondyläre	169
–, okklusale	17, 28, 30, 109

Sachregister

Dimension	
–, vertikale, okklusale	13, 23, 24, 75, 227
Disklusion	
–, anteriore	119
–, Arbeitsseite	178
–, Eckzahn	117
Dysfunktion	13, 23, 24, 144
–, Kiefer-Gelenk-Muskel	23

E

Eckzahnführung	27, 64, 229
–, Fehlen	109
Einartikulieren	15, 37, 91, 115, **127**
–, Fehler	161ff.
– für zentrische Relation	145
–, in simulierter Zentrik	144
–, Modelle für Aufwachsen	194, 262
–, Modelle für Okklusionsschiene	242
Einschleifen	
–, Abschluß	188
–, Entscheidungen	179
–, Grundsätze	182
–, okklusales	25, 77, 79, **175ff.**, 263
–, selektives	177
–, Theorie	177
Eminenz	
–, knöcherne	29, 40
Erhaltungstherapie	255
Extrusion	
–, Zahn	23

F

Farbbandstreifen	193
FC-Stift	72, 77
–, Einstellung	79
Fehler	
–, Artikulatorgebrauch	103
–, Einartikulieren	162
–, okklusale	105
„Fluchtwege"	204
Food impaction	178, 183
Formel	
–, laterale Kondylenführung	42
Freiheit in der Zentrik	13, 24ff. 79, 191, 218, 275
–, Breite	86
–, Länge	86
–, seitliche Komponente	86, 229
Frontzahnführung	27, 230
Führung (guidance)	13, 27
–, anteriore	18, 63
–, Bestimmung	66
–, individualisierte	66, 70
–, inzisale	63, 65
–, okklusale	27

Führungsstift	
–, anteriorer	64
Führungsteller	
–, anteriorer	65
–, inzisaler	45, 64, **75**
Füllungen	20, 30
Füllungsrand	180
Funktion	13, 15
Funktionsmuster	30
Funktionsstörung	14, 23, 64
Furchen	211
–, entwicklungsbedingte	211
–, zusätzliche	211

G

Gegenbiß	180
Gelenkführung	31
Gesichtsbogen	39, 40, **91**
–, Bißgabel	91
–, Denar	93
–, Dentatus	93
–, einfacher	91
–, Funktion	91
–, Hanau	93, 131, 165
–, kinematischer	39, 91
–, Ohrolive	91
–, Orbitalzeigestift	91
–, Registrierung	131
–, selbstzentrierender	92
–, Teile, Bestandteile	91, 92, 93
–, Vorgehen, Anwendung	95ff.
–, Whip-Mix	93
Gesichtsbogenübertragung	39, 96, 129ff. 137, 138, 170
Gleitbewegung	13, 227
Gnathic Relator	170
Gotischer Bogen	18, 73, 93
Gradmarken	
–, Artikulator	50
Grenzbewegungen	13, 15, 16, 17
–, horizontale	16
–, sagittale	16
Grenzbewegungsbahn	15
Gruppenfunktion	27, 64, 118
Gruppenkontakt	(27), 177

H

Haltepunkte	
–, zentrische (Stops)	13, 21
Hanau-H2-PR-Artikulator	37ff., 40, 53, 262
Hanau-Quinte	29
Höcker	
–, nicht unterstützende	208
–, unterstützende	20, 179, 182, 199ff., 205, 266
Höckerkegel	267

Höckerleiste	202, 203	–, Einstellung	148
Höckersteilheit	29	Kondylenstellung	15, 20
Horizontale		Kondylenwinkel	
–, Frankfurter	28	–, Einstellung	147ff.
–, Standard-	28	–, horizontaler	148
Hüllkurve	16	–, lateraler	148, 152
		Kontaktbeziehungen	163
		–, funktionelle	15
I		–, optimale	15
Infraokklusion	170	Kontaktdimension	
Infraorbitalzeigestift	28	–, vertikale	20, 21
Instabilität		Kontakte	
–, okklusale	20	–, approximale	178
Instrumente		–, Arbeitsseite	115
–, Aufwachsen	191, 262	–, Balanceseite	115, 118
Interferenz		–, posteriore	30
–, Arbeitsseite	17, 118	–, protrusive	115
–, Balanceseite	17, 118	–, retrusive	23
–, okklusale	17, 179, 182	–, unterstützende	179
–, Protrusion	17	–, vorzeitige	24, 117, 170, 216
Interkondylardistanz	17, 30	Konturen	
Interkuspidallage	19, 24,	–, axiale	210
Interkuspidation	19	Kräfte	
–, maximale	19, 20	–, okklusale	25, 64, 178, 183
Intrusion	23	Kunststoffverarbeitung	252, 262
–, Zahn,	23	Kurzzeitbehandlung	156
Inzisalführung	29, 37, 40		
–, individualisierte	70	**L**	
Inzisalstift	24, 47	Langzeitbehandlung	255
–, Rändelschraube	47	Leisten	
Inzisalteller	24	–, trianguläre	187, 203, 211, 273
–, Einstellung	69	Lippenschluß	227, 228
K		**M**	
Kauen	64, 213	Markiermaterial	
Kieferbewegung	15	–, okklusales	193
Kieferstellung	15	Maßnahmen	
Klappartikulator	37, 103	–, restaurative	179
Knirschen	180, 225, 255	Mittelwertartikulator	32
Kompensationskurve	28	Modelle	127
Kondylarartikulator	53	Mundschutz	225
Kondylarelement	40, 41	Muskelverspannung	121, 144
Kondylarführung	40, 41, 50, 56		
Kondylarpfosten	40, 50		
Kondylarschaft	43, 45	**N**	
Kondylarschlitz	41, 50		
Kondylarstop	41	Nachsorge	255
Kondylenbahn	27, 29, 166	Nachtschiene	225
–, gekrümmte	166, 168	Nahkontakt	211
–, gerade	166	Neigung	
–, wirkliche	40	–, Kondylenführung	40
Kondylenbewegung	18	Neigungswinkel	28, 29, 41
–, Seiten	19	Nullstellung	
Kondylenführung	27, 29, 40, 166	–, Artikulator	47, 48, 49
–, Fehler	167	–, *Hanau*-H2-PR	50, 51
Kondylenneigung	29	–, unkorrekte	52

O

Offset-Stift (OP)	73, 74, 79
Ohroliven	91, 136
Ohrolivenhaltestift	41
Okklusalebene	29, 96, 240
Okklusalflächen	195, 229
Okklusalindikatorwachs	162, 163
Okklusion	13
–, balancierte	13, 29
–, Determinanten	17
–, eckzahngeschützte	27, 177
–, funktionelle	13, 14, 189ff., 265
–, ideale	14
–, natürliche	19
–, normale (Klasse I)	13, 21
–, zentrische	13, 19, 20, 27, 168
Okklusionsanalyse	115, 144
–, aus der zentrischen Okklusion	213
–, aus der zentrischen Relation	216
–, einartikulierte Modelle	161
–, klinische	115
Okklusionskonzept	13, 14, 24, 27, 32
–, einheitliches	14
–, praktisches	14
Okklusionsschiene	225ff.
–, Anforderungen	227
–, Ausdehnung	244
–, Biomechanik	233
–, Einschleifen	252ff.
–, Einsetzen	252
–, Indikation	225
–, Randgestaltung	239
–, Retention	228
–, Therapie	226
–, Tragen	232
–, vertikale Dimension	231
–, Wachsmodellierung	143
–, Wirkung	226
Orbitalzeigestift	92
Orientierungsebene	28
Overjet	208
Overlap	208

P

Pantograph	18, 146
Parafunktion	29, 119, 189
Pfad	
–, funktionell generierter	109, 170
Pfeilwinkel	18
Phantombiß	20, 256
P.-K.-Thomas-Instrumente	191, 262
Posselt-Diagramm	218
PR-Einstellung	37, 47
Prothesen	29
Protrusion	
–, Interferenz	17

Protrusionsbewegung	29, 30
Protrusiv-Retrusiv-Mechanismus	45
PR-Skala	50
Punktzentrik	177

R

Randgestaltung	
–, Okklusionsschiene	239
Randleisten	183, 210
Referenzpunkt	
–, dritter	97, 165
Registrat	
–, funktionelles	146
–, interokklusales	168, 169, 170
–, protrusives	146, 168
Registrierung	23, 24
–, Gesichtsbogen	134, 136
–, Scharnierachse	39
–, zentrische Relation	149
Rekonstruktion	24, 30
–, totale	20, 72
Relation	
–, simulierte zentrische	23, 144, 168
–, zentrische	13, 16, 21, 216
Remontage	145
Restaurationen	189, 257
Retention (Schiene)	247
Ruhelage	15, 227

S

Seitenflügel	45, 70, 77, 83, 84, 85
Seitverschiebung	42
–, unmittelbare	42
Shim stock	117, 120, 161, 193
Simulationsmethode	143
Simulator (Artikulator)	15, 67
Spee-Kurve	13, 24, 28, 29, 167, 237
Split-Cast-Modell (Trennsockelmethode)	129, 139, 242
Sprechen	227
Stabilität	20
–, okklusale	20, 23, 179, 190, 225, 230, 265
Stops	
–, zentrische	161, 162, 208
Störung	
–, funktionelle	175
Studienmodelle	178
–, Aufwachsen	262
–, Einschleifen	178
Stützkontakte	117
–, zentrische	117

Sch

Scharnierachse	22, 24, **39**
–, arbiträre	22, 24, 91, 131

–, Bestimmung	39, 131, 132
–, terminale	13, 22, 39, 131
–, wahre	164
Scharnierachsenlokalisator	41, 91, 131
Scharnierachsenschließbewegung	169
Schiene	144
–, diagnostische	257
Schienenmaterial	231
Schienentypen I – IV	241
Schienenzentrik	247
Schließbewegung	15, 19
Schliffacetten	109, 110, 162, 189
Schlucken	19, 64, 227
Schuyler-Stift	63, 78
Schuyler-Stift-und-Teller-System	87, 262
Schuyler-Teller	70, 78

T

Thielemann-Formel	29
TMJ-Artikulator	66, 67
Totalprothesen	29, 30
Tragen	
–, der Okklusionsschiene	232

U

Unterkieferbewegung	18

W

Wachs	192, 262
Wachsbiß	105
–, zentrische Relation	141
Wachskegel	197
Wachsverarbeitung	195
Wangenbeißen	194
Whip-Mix-Artikulator	53, 55
Wilson-Kurve	247

Z

Zahnbeweglichkeit	117
–, erhöhte	178
Zahnbogen	187
Zahnrotation	187
Zahnsubstanz	
–, Einschleifen	178, 179
Zentrik	13, 25
–, lange (long)	26
–, weite (wide)	25
Zentrikverriegelung	40, 41, 45
Zingulum	208
Zink-Stearat-Pulver	192, 206, 211, 249
Zungenbeißen	194

H. Böttger (Hrsg.)

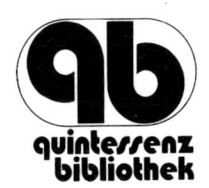

Funktionelle Okklusion

Gleitbahnbezogene Diagnostik und Therapie

H. Böttger / K. Kolndorffer / R. Marxkors / E. Pfütz / P. Riethe / U. Stüttgen

In diesem Buch behandeln die Autoren alle erforderlichen Arbeitsgebiete in Klinik und Technik, bezogen auf die Grundsätze des gleitbahnbezogenen Vorgehens, die der Erhaltung oder Verbesserung bzw. Wiederherstellung einer funktionsgerechten Okklusion dienen.
Zahnarzt und Zahntechniker sind in der Lage, die vorgestellten Arbeitsgänge unmittelbar auf die Praxis zu übertragen. Der Sinn des Buches ist nicht, komplizierte und aufwendige Arbeitsverfahren zu empfehlen, sondern ist aus der Praxis für die tägliche Praxis gedacht. Dabei wird das gleitbahnbezogene Vorgehen vorwiegend als eine geistige Leistung verstanden.
Sowohl durch die vorgestellten Erkenntnisse in Theorie und Praxis, wie auch durch ihre bereits bewiesene universelle Anwendbarkeit unterscheidet sich daher dieses Werk grundlegend von den meisten anderen vergleichbaren Veröffentlichungen.

Aus dem Inhalt:
- Einführung in die funktionelle Okklusion
- Das praktische Vorgehen im Gleitbahnartikulator Gnathomat
- Von der Modellherstellung bis zur individuellen Justierung der mechanischen Bewegungssteuerung
- Die mundgeschlossene Abformung bei Patienten mit weniger als vier Stützzonen
- Zahnersatz für Teilbezahnte
- Funktionelle Rehabilitation des Kauorgans mit Goldgußarbeiten
- Die totale Prothese

428 Seiten mit 627 zum größten Teil vierfarbigen Abbildungen, Format 17,5 × 24,5 cm.
Leineneinband mit Goldprägung und Schutzumschlag.
ISBN 3 87652 365 6

Quintessenz Verlag · Ifenpfad 2–4 · Postfach 42 04 52 · D-1000 Berlin 42